U0359221

中醫典籍叢刊

證類本草箋釋

〔宋〕唐慎微 撰

王家葵　蔣　淼 箋釋

六

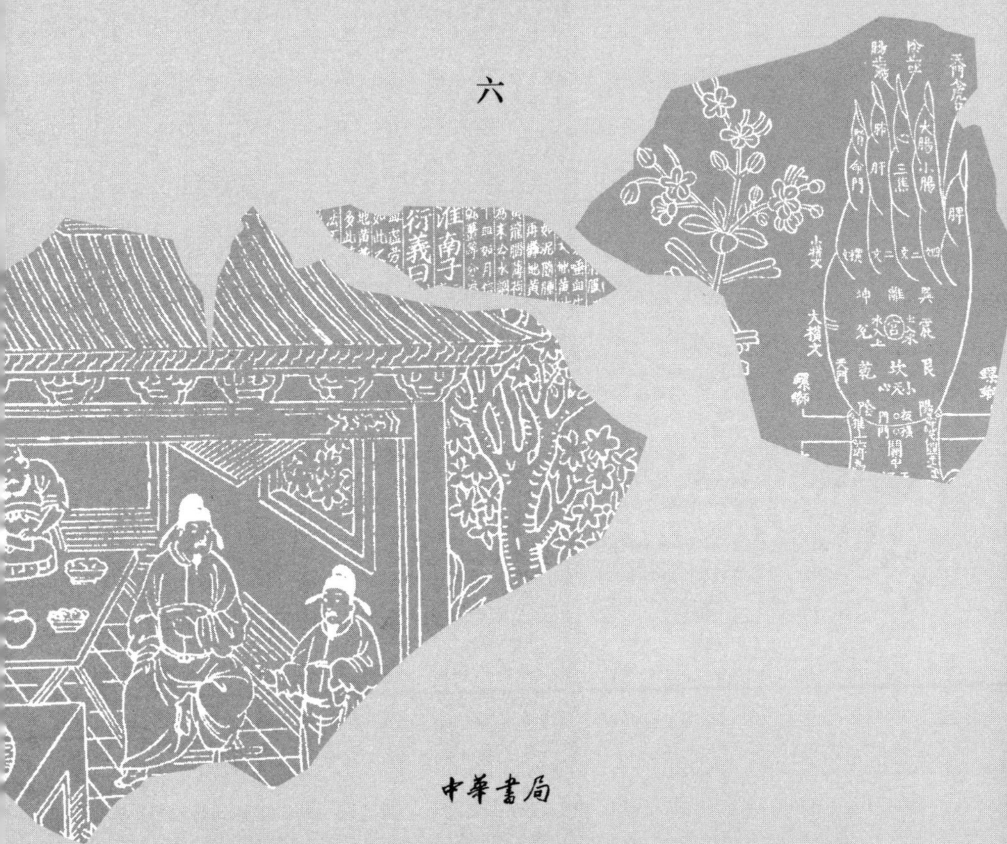

中華書局

本册目録

重修政和經史證類備用本草卷第二十三

果部三品總五十三種

九種神農本經白字。

一十五種名醫别録墨字。

二種唐本先附注云"唐附"。

一十四種今附皆醫家嘗用有效,注云"今附"。

一十三種陳藏器餘

凡墨蓋子已下並唐愼微續證類

上品

豆蔻豆蔻花、山薑花、枸櫞(續注)。

藕實莖石蓮子(附)。荷鼻、花、葉(續注)。

橘柚自木部,今移。核、筋、膜(續注)。

大棗生棗及葉(附)。

仲思棗今附。苦棗(續注)。

栗

覆盆子莓子(續注)。

橙子今附。

葡萄

蓬虆力軌切。

芰音伎。實菱角也。

櫻桃

雞頭實

中品

梅實葉、根、核人(續注)。　木瓜榠楂(續注)。

柿蔕(續注)。　芋葉(續注)。

烏芋茨菰、凫茨(續注)。　枇杷葉子(續注)。

荔枝子今附。　乳柑子今附。

石蜜乳糖也。唐附。　甘蔗音柘。

沙糖唐附。　椑音卑。柿今附。

下品

桃核人花、梟、毛蠹、皮、葉、膠、實(附)。

杏核人花、實(附)。　安石榴根、殼(附)。

梨鹿梨(附)。　林檎今附。

李核人根、實(附)。　楊梅今附。

胡桃今附。　獼猴桃今附。

海松子今附。　柰

菴羅果今附。　橄欖音覽。核中人(附)。今附。

榅桲今附。　榛子今附。

一十三種陳藏器餘

靈床上果子　無漏子　都角子　文林郎子　木威子

摩厨子　懸鉤　鉤栗　石都念子　君遷子

韶子　棎子　諸果有毒

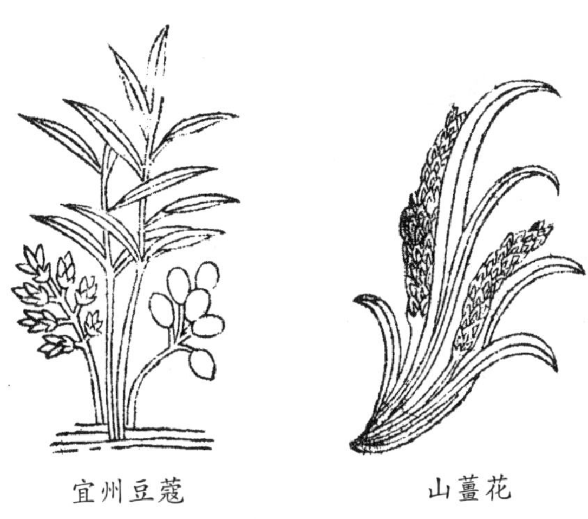

宜州豆蔻　　山薑花

上品

豆蔻　味辛，温，無毒。主温中，心腹痛，嘔吐，去口臭氣。生南海。

陶隱居云：味辛烈者爲好，甚香，可常含之。其五和糁素感切。中物皆宜人：廉薑，温中下氣；益智，熱；枸音矩。橼，音沿。温；甘蕉、麂音几。目，並小冷爾。唐本注云：豆蔻，苗似山薑，花黄白，苗、根及子亦似杜若。枸橼，性冷，陶云温，誤爾。今注：此草豆蔻也，下氣止霍亂。臣禹錫等謹按，蜀本圖經云：苗似杜若。春花在穗端，如芙蓉，四房，生於莖下，白色，花開即黄。根似高良薑，實若龍眼，而無鱗甲，中如石榴子。莖、葉、子皆味辛而香。十月收。今苑中亦種之。藥性論云：草豆蔻可單用，能主一切冷氣。陳藏器云：山薑，味辛，温。去惡氣，温中，中惡霍亂，心腹冷痛，功用如薑。南人食之。根及苗並如薑，而大作樟木臭。又有獠子薑，黄色，緊，辛辣。破血氣，殊强此薑。又云：枸橼生嶺南，大葉,甘橘屬也。子大如盞。味辛、酸,性温。皮,去氣,除心頭痰水,無别功。日華子云:豆蔻花,熱,無毒。下氣,止嘔逆,除霍亂,調中補胃氣,消酒毒。又云:山薑花,暖,無毒。調中下氣,消食,殺酒毒。

圖經曰:豆蔻即草豆蔻也,生南海,今嶺南皆有之。苗似蘆,葉似山薑、杜若輩,根似高良薑。花作穗,嫩葉卷之而生,初如芙蓉,穗頭深紅色,葉漸展,花漸出,而色漸淡,亦有黄白色者。南人多採以當果,實尤貴。其嫩者,并穗入鹽同淹治,疊疊作朵不散落;又以朱槿花同浸,欲其色紅耳。其作實者,若龍眼子而鋭,皮無鱗甲,中子若石榴瓣,候熟採之,暴乾。根、苗微作樟木氣。其山薑花,莖、葉皆薑也,但根不堪食,足與豆蔻花相亂而微小耳。花生葉間,作穗如麥粒,嫩紅色。南人取其未大開者,謂之含胎花,以鹽水淹藏入甜糟中,經冬如琥珀色,香辛可愛,用其鱠醋,最相宜也。又以鹽殺治暴乾者,煎湯服之,極能除冷氣,止霍亂,消酒食毒,甚佳。

【**雷公云:**凡使,須去蒂并向裏子後,取皮,用茱萸同於鏊上緩炒,待茱萸微黄黑,即去茱萸,取草豆蔻皮及子,杵用之。

千金方:治心腹脹滿,短氣:以草豆蔻一兩,去皮爲末,以木瓜生薑湯下半錢。

海藥云:豆蔻,生交趾,其根似益智,皮殼小厚,核如石榴,辛且香。蒳草,樹也,葉如芄蘭而小。三月採其葉,細破陰乾之。味近苦而有甘。

衍義曰:豆蔻,草豆蔻也,氣味極辛,微香。此是對肉豆蔻而名之,若作果,則味不和,不知前人之意,編入菓部有何意義。

性温而調散冷氣力甚速。花性熱,淹置京師,然味不甚美,微苦。必爲能消酒毒,故爲果。花乾則色淡紫。

〔箋釋〕

《名醫别録》謂豆蔻"生南海",南海當指南海郡,在今廣州一帶。陶弘景注:"味辛烈者爲好,甚香,可常含之。"此爲薑科植物的果實無疑,從分佈來看,肯定不會是白豆蔻 *Amomum kravanh*,但是否就一定是今之草豆蔻 *Alpinia katsumadai*,也不敢輕易斷言。據劉逵注《文選・吴都賦》"藿蒳豆蔻"句引《異物志》云:"豆蔻生交趾,其根似薑而大,從根中生,形似益智,皮殼小厚,核如石榴,辛且香。"按其描述,似更接近於草果 *Amomum tsao-ko*,而非草豆蔻或白豆蔻之任何一種。其實,直到明代李時珍,依然不太能分辨草果與草豆蔻,如《本草綱目》集解項云:"草豆蔻、草果雖是一物,然微有不同。今建寧所産豆蔻,大如龍眼而形微長,其皮黄白,薄而稜峭,其仁大如砂仁而辛香氣和。滇、廣所産草果,長大如訶子,其皮黑厚而稜密,其子粗而辛臭,正如斑蝥之氣。"

陶注提到"五和糝"。按,《禮記・内則》云:"糝,取牛羊之肉,三如一,小切之。與稻米二,肉一,合以爲餌,煎之。"此爲肉羹之類,所用廉薑、益智、枸櫞、鬼目等氣皆辛香,調味用。《嘉祐本草》因爲此條陶弘景注釋提到枸櫞,遂將《本草拾遺》枸櫞的内容附注在此,屬於考慮不周。

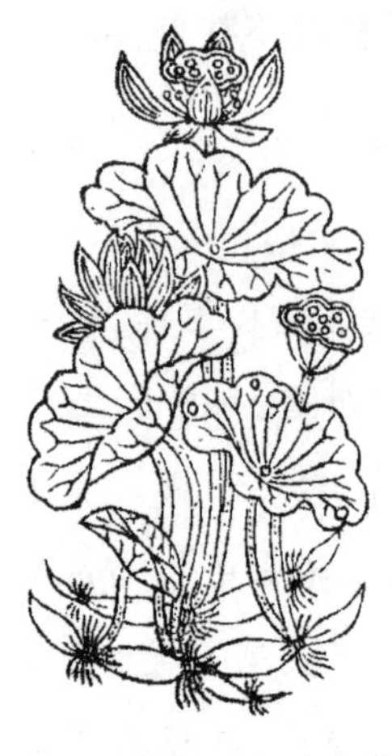
藕實

藕實莖　味甘，平、寒，無毒。主補中養神，益氣力，除百疾。久服輕身耐老，不飢延年。一名水芝丹，一名蓮。生汝南池澤。八月採。

陶隱居云：此即今蓮子，八月、九月取堅黑者乾擣破之。花及根並入神仙用。今云莖，恐即是根，不爾不應言甘也。宋帝時，太官作血𧖴，音勘。庖人削藕皮，誤落血中，遂皆散不凝，醫乃用藕療血，多効也。唐本注云：《别録》云：藕，主熱渴，散血，生肌。久服令人心懽。臣禹錫等謹按，蜀本圖經云：此生水中，葉名荷，圓徑尺餘。《爾雅》云"荷，芙蕖。其莖茄，其葉蕸，其本蔤，其華菡萏，其實蓮，其根藕，其中的，的中薏"是也。《爾雅》釋曰："芙蕖，其總名也，別名芙蓉，江東人呼荷。菡萏，蓮葉[①]也。的，蓮實也。薏，中心也。"郭云："蔤，莖下白蒻在泥中者。今江東人呼荷華爲芙蓉，北方人便以藕爲荷，亦以蓮爲荷。蜀人以藕爲茄，或用其母爲華名，或用根子爲母葉號。此皆名相錯，習俗傳誤，失其正體也。"陸機疏云："蓮，青皮裹白，子爲的，的中有青爲薏，味甚苦，故里語云苦如薏是也。"藥性論云：藕汁亦單用，味甘，能消瘀血不散。節擣汁，主吐血不止，口鼻並皆治之。孟詵云：藕，生食之，主霍亂後虛渴、煩悶、不能食。其産後忌生冷物，惟藕不同生冷，爲能破血故也。又蒸食甚補五藏，實

① 葉：據《爾雅》"其華菡萏"，故"葉"似當爲"華"之訛。

下膲。與蜜同食,令人腹藏肥,不生諸蟲。亦可休糧,仙家有貯石蓮子及乾藕經千年者,食之至妙矣。又云:蓮子,性寒,主五藏不足,傷中氣絶,利益十二經脉血氣。生食微動氣,蒸食之良。又熟去心,爲末,蠟蜜和丸,日服三十丸,令人不飢,此方仙家用爾。又鴈腹中者,空腹食十枚,身輕,能登高涉遠。鴈食,糞於田野中,經年尚生;又或於山巖之中止息,不逢陰雨,經久不壞。又諸鳥、猿猴不食,藏之石室内,有得三百餘年者,逢此食,永不老矣。其房、荷葉,皆破血。**陳藏器**云:藕實,蓮也。本功外,食之宜蒸,生則脹人腹。中薏,令人吐,食當去之。經秋正黑者名石蓮,入水必沈,惟煎鹽鹵能浮之。石蓮,山海間經百年不壞,取得食之,令髮黑不老。藕,本功外,消食,止洩,除煩,解酒毒,壓食,及病後熱渴。**又云:**荷鼻,味苦,平,無毒。主安胎,去惡血,留好血,血痢,煑服之。即荷葉蔕也。又,葉及房,主血脹腹痛,産後胎衣不下,酒煑服之。又主食野菌毒,水煮服之。鄭玄云:"芙蕖之莖曰荷。"的中薏,食之令人霍亂。**陳士良**云:蓮子心,生取爲末,以米飲調下三錢,療血、渴疾。産後渴疾,服之立愈。**日華子**云:藕,温。止霍亂,開胃消食,除煩止悶,口乾渴疾。止怒,令人喜。破産後血悶,生研服亦不妨。擣罯金瘡并傷折,止暴痛。蒸煮食,大開胃。節,冷。解熱毒,消瘀血。産後血悶,合地黄生研汁,熱酒并小便服,並得。**又云:**蓮子,温,并石蓮,益氣止渴,助心,止痢,治腰痛,治泄精,安心,多食令人喜,又名蓮的。蓮子心,止霍亂。**又云:**蓮花,暖,無毒。鎮心,輕身,益色,駐顔。入香甚妙。忌地黄、蒜。**又云:**荷葉,止渴,落胞,殺蕈毒,并産後口乾,心肺燥,煩悶,入藥炙用之。

圖經曰：藕實莖生汝南池澤，今處處有之，生水中，其葉名荷。謹按，《爾雅》及陸機疏謂：荷爲芙蕖，江東呼荷。其莖茄；其葉蕸；加、遐二音，或作葭。其本蔤；土筆切。莖下白蒻音若。在泥中者；其華未發爲菡萏，已發爲芙蓉；其實蓮，蓮謂房也；其根藕，幽州人謂之光旁，至深益大，如人臂；其中的，蓮中子，謂青皮白子也；中有青，長二分，爲薏，中心苦者是也。凡此數物，今人皆以中藥。藕，生食其莖，主霍亂後虚渴煩悶，不能食及解酒食毒。花，鎮心，益顔色，入香尤佳。荷葉，止渴，殺蕈毒。今婦人藥多有用荷葉者。葉中蔕，謂之荷鼻，主安胎，去惡血，留好血。實，主益氣。其的至秋表皮黑而沈水者，謂之石蓮。陸機云：可磨爲豉，如米飯，輕身益氣，令人强健。醫人炒末以止痢，治腰痛。又治噦逆：以實人六枚，炒赤黄色，研末，冷熟水半盞，和服，便止。惟苦薏不可食，能令霍亂。大抵功用主血多效，乃因宋太官作血䘓，庖人削藕皮，誤落血中，遂散不凝，自此醫家方用主血也。

【**聖惠方**：治時氣煩渴：用生藕汁一中盞，入生蜜一合，令匀，分爲二服。　**又方**：治食蟹中毒：以生藕汁，或煑乾蒜汁，或冬瓜汁，並佳。　**又方**：治撲打墜損，惡血攻心，悶亂疼痛：以火乾荷葉五斤，燒令煙盡，細研，食前以童子熱小便一小盞，調三錢匕，日三服。　**又方**：益耳目，補中，聰明强志：蓮實半兩，去皮心細研，先煑令熟，次以粳米三合作粥，候熟，入蓮實，攪匀食之。

千金方：治墜馬，積血心腹，唾血無數：乾藕根末，酒服方寸匕，日三。

肘後方：令易産：蓮華一葉，書"人"字吞之，立産。

經驗後方:主吐血咯血:以荷葉焙乾爲末,米湯下二錢匕。

梅師方:治産後餘血不盡,奔上衝心,煩悶腹痛:以生藕汁二升飲之。

孫真人:蓮子不去心食,成霍亂。

食醫心鏡:藕實,味甘,平,無毒。主補中養神,益氣力,除百病。久服令人歡心,止渴去熱,輕身耐老,不飢延年。其根止熱渴,破留血,生肌,久服令人悦澤矣。

救急方:治産後血不盡,疼悶心痛:荷葉熬令香,爲末,煎水下方寸匕。

集驗方:治漆瘡:取蓮葉乾者一斤,水一斗,煮取五升,洗瘡上,日再,差。

詩疏:的,五月中生蓮脆,至秋表皮黑,的成可食,可摩以爲飯,如粟飯。輕身養氣,令人强健。又可爲粥。

唐書:姜撫言服常春藤,使白髮還鬒,則長生可致。藤生太湖最良,終南往往有之,不及也。帝遣使者至太湖,多取以賜中朝老臣。又言終南山有旱藕,餌之延年。狀類葛粉,帝作湯餅賜大臣。右驍衛將軍甘守誠能訂藥石,曰:常春者,千歲藟也;旱藕,牡蒙也。方家久不用,撫易名以神之。

太清諸草木方:七月七日採蓮花七分,八月八日採根八分,九月九日採實九分,陰乾擣篩,服方寸匕,令人不老。

華山記:華山頂有池,生千葉蓮花,服之羽化。

衍義曰:藕實,就蓬中乾者爲石蓮子,取其肉,於砂盆中乾擦去浮上赤色,留青心爲末,少入龍腦爲湯點,寧心志,清神。然亦有粉紅千葉、白千葉者,皆不實。如此是有四等也。其根惟白蓮爲佳。今禁中又生碧蓮,亦一瑞也。

〔箋釋〕

蓮花爲睡蓮科植物蓮 *Nelumbo nucifera*,種植歷史悠久,植株的不同部位在《爾雅》中皆有專名,《爾雅·釋草》云:"荷,芙蕖。其莖茄,其葉蕸,其本蔤,其華菡萏,其實蓮,其根藕,其中的,的中薏。"芙蕖應該是此植物的總名,故《説文》"蕅,夫渠根","荷,夫渠葉","茄,夫渠莖","蔤,夫渠本"。江淹《蓮華賦》"若其華實各名,根葉異辭,既號芙渠,亦曰澤芝",仍以"芙蕖"爲主要名稱。此外,"荷"本是芙蕖葉的專名,"蓮"是芙蕖實的專名,也用爲芙蕖的總名。

但《本草經》爲何以"藕實莖"立條,頗爲費解,陶弘景亦表示疑惑説:"今云莖,恐即是根。"意即此三字斷句爲"藕實、莖",而"莖"又指根,分别指代蓮子與藕兩物。

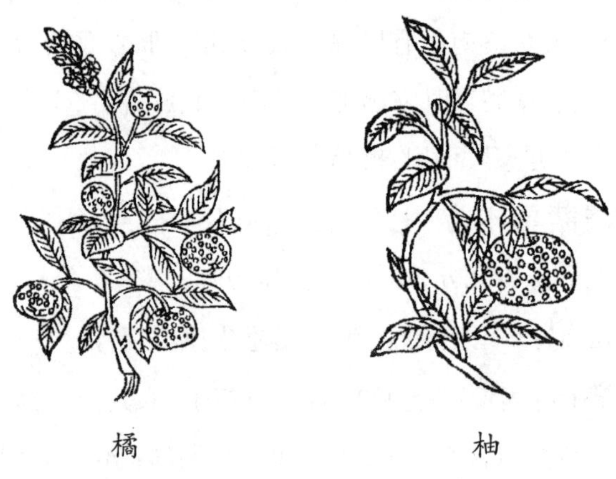

橘　　柚

橘柚　味辛，温，無毒。主胸中瘕熱逆氣，利水穀，下氣，止嘔欬，除膀胱留熱，停水，五淋，利小便，主脾不能消穀，氣衝胸中，吐逆，霍亂，止洩，去寸白。久服去臭，下氣通神，輕身長年。一名橘皮。生南山川谷，生江南。十月採。

陶隱居云：此是説其皮功爾。以東橘爲好，西江亦有而不如。其皮小冷，療氣，乃言勝橘。北人亦用之，並以陳者爲良。其肉味甘酸，食之多痰，恐非益也。今此雖用皮，既是果類，所以猶宜相從。柚子皮乃可服，而不復入藥。用此應亦下氣。唐本注云：柚皮厚，味甘，不如橘皮味辛而苦。其肉亦如橘，有甘有酸，酸者名胡甘。今俗人或謂橙爲柚，非也。按，《吕氏春秋》云："果之美者，有雲夢之柚。"郭璞云："柚似橙，而大於橘。"孔安國云"小曰橘，大曰柚"，皆爲甘也。今注：自木部，今移。臣禹錫等謹按，藥性論云：橘皮，臣，味苦、辛。能治胸膈間氣，開胃，主氣痢，消痰涎，治上氣欬嗽。陳藏器云：橘柚，本功外，中實冷，酸者聚痰，甜者潤肺。皮堪入藥，子非宜人。其類有朱柑、乳柑、黄柑、石柑、沙柑。橘類有朱橘、乳橘、塌橘、山橘、黄淡子。此輩皮皆去氣調中，實總堪食。就中以乳柑爲上。本經合入果部，宜加"實"字，入木部非也。嶺南有柚，大如冬瓜。孟詵云：橘，止泄痢。食之下食，開胸膈痰實結氣，下氣不如皮。穰不可多食，止氣。性雖温，止渴。又，乾皮一斤，擣爲末，蜜爲丸，每食前酒下三十丸，治下膲冷氣。又，取陳皮一斤，和杏人五兩，去皮、尖熬，加少蜜爲丸，每日食前飲下三十丸，下腹藏間虚冷氣。脚氣衝心，心下結硬，悉主之。日華子云：橘，味甘、酸。止消渴，開胃,除胸中隔氣。**又云:**皮,暖,消痰止嗽,破癥瘕痃癖。**又云:**核,治腰痛,膀胱氣,腎疼,炒去殼,酒服,良。橘囊上筋膜,治渴及吐酒,炒,煎湯飲,甚驗也。**又云:**柚子,無毒。治姙孕人喫食少并口淡,去胃中惡氣,消食,去腸胃氣。解酒毒,治飲酒人口氣。

圖經曰:橘柚生南山川谷及江南,今江浙、荆襄、湖嶺皆有之。木高一二丈,葉與枳無辨,刺出於莖間。夏初生白花,六月、七月而成實,至冬而黄熟,乃可噉。舊説小者爲橘,大者爲柚。又云柚似橙而實酢,大於橘。孔安國注《尚書》"厥包橘柚",郭璞注《爾雅》柚條皆如此説。又閩中、嶺外、江南皆有柚,比橘黄白色而大;襄、唐間柚色青黄而實小,皆味酢,皮厚,不堪入藥。今醫方乃用黄橘、青橘兩物,不言柚,豈青橘是柚之類乎。然黄橘味辛,青橘味苦,本經二物通云味辛。又云"一名橘皮",又云"十月採",都是今黄橘也。而今之青橘似黄橘而小,與舊説大小、苦辛不類,則别是一種耳。收之,並去肉,暴乾。黄橘以陳久者入藥良。古今方書用之最多,亦有單服者,取陳皮擣末,蜜和丸,食前酒吞三十丸,梧子大,主下焦積冷。亦可并杏子人合丸,治腸間虚冷,脚氣衝心,心下結硬者,悉主之。而青橘主氣滯,下食,破積結及膈氣方用之,與黄橘全别。凡橘核皆治腰及膀胱腎氣,炒去皮,酒服之良。肉不宜多食,令人痰滯。又乳柑、橙子性皆冷,並其類也,多食亦不宜人。今人但取其核作塗面藥,餘亦稀用,故不悉載。又有一種枸音矩,亦音鉤。橼,音沿。如小瓜狀,皮若橙而光澤可愛,肉甚厚,切如蘿蔔,雖味短而香氛,大勝柑橘之類,置衣笥中,則數日香不歇。古作五和糝素感切。所用,陶隱居云“性温宜人”。今閩、廣、江西皆有，彼人但謂之香櫞子，或將至都下，亦貴之。

【**雷公曰**：凡使，勿用柚皮、皺子皮，其二件用不得。凡脩事，須去白膜一重，細剉，用鯉魚皮裹一宿，至明出用。其橘皮，年深者最妙。

肘後方：治卒失聲，聲咽不出：橘皮五兩，水三升，煮取一升，去滓頓服。　**又方**：治食魚中毒：濃煮橘皮，飲汁。

經驗後方：治膈下冷氣及酒食飽滿：常服青橘皮四兩，鹽一兩，分作四分。一分無用湯浸青橘皮一宿，漉出去穰，又用鹽三分，一處拌和匀，候良久，銚子内炒微焦，爲末，每服一錢半，茶末半錢，水一盞，煎至七分，放温常服。不用入茶，煎沸湯點亦妙。　**又方**：治婦人産後氣逆：以青橘皮爲末，葱白、童子小便煎服之。

食醫心鏡云：主胸中大熱，下氣消痰，化食：橘皮半兩，微熬作末，如茶法，煎呷之。　**又方**：治卒食噎：以陳皮一兩，湯浸去穰，焙爲末。以水一大盞，煎取半盞，熱服。　**又方**：治吹妳，不癢不痛，腫硬如石：以青橘皮二兩，湯浸去穰，焙爲末，非時温酒下，神驗。

孫尚藥方：治諸吃噫：橘皮二兩，湯浸去瓤，剉，以水一升，煎之五合，通熱頓服。更加枳殻一兩，去瓤炒，同煎之，服，效。

集驗方：治腰痛不可忍：橘子人炒，研爲末，每服一錢，酒一盞，煎至七分，和滓空心服。

列子：吴楚有大木，名櫾碧樹，而冬生實，丹而味酸，食皮汁,止憒厥之疾。

尚書注:小曰橘,大曰柚。揚州者爲善,故錫貢也。

衍義曰:橘、柚自是兩種,故曰一名橘皮,是元無"柚"字也。豈有兩等之物,而治療無一字别者?即知"柚"一字爲誤。後人不深求其意,謂[①]"柚"字所惑,妄生分别,亦以過矣。且青橘與黄橘,治療尚别,矧柚爲别種也。郭璞云"柚似橙而大於橘",此即是識橘、柚者也。今若不如此言之,恐後世亦以柚皮爲橘皮,是貽無窮之患矣。去古既遠,後之賢者亦可以意逆之耳。橘惟用皮與核。皮,天下甚所須也,仍湯浸去穰,餘如經與注。核、皮二者須自收爲佳。有人患氣嗽將朞,或教以橘皮、生薑焙乾,神麴等分爲末,丸桐子大,食後、夜卧米飲服三五十丸。兼舊患膀胱,緣服此偕愈。然亦取其陳皮入藥,此六陳中一陳也。腎疰,腰痛,膀胱氣痛,微炒核,去殼爲末,酒調服,愈。

〔箋釋〕

芸香科柑橘屬的果實,是古人很早就認識的水果。橘柚爲兩物,果實也很容易區别。《説文》"橘,果,出江南","柚,條也。似橙而酢"。《本草經》橘柚駢聯,當是沿用舊説,而非《本草衍義》説是"橘皮"之訛。《尚書·禹貢》有"厥苞橘柚"之説,段玉裁《説文》柚字注云:"《爾雅·釋木》柚條,郭云似橙,實酢,生江南。《列子》曰:吴楚之國有大木焉,其名爲櫾,碧樹而冬生,實丹而味酸,食其皮汁,已憒厥之疾。按,今橘、橙、柚三果,莫大於柚,莫酢於橙

① 謂:據文意,似當作"爲"。

汁，而橙皮甘可食。《本草經》合橘柚爲一條，渾言之也。”

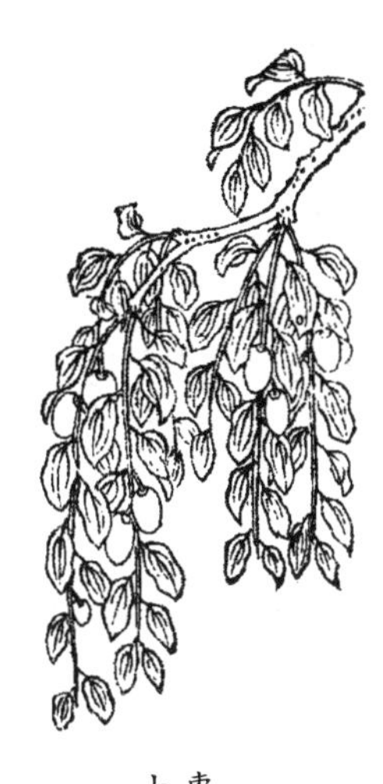
大棗

大棗　味甘，平，無毒。主心腹邪氣，安中養脾，助十二經，平胃氣，通九竅，補少氣，少津液，身中不足，大驚，四肢重，和百藥，補中益氣，强力，除煩悶，療心下懸，腸澼。久服輕身長年，不飢神仙。一名乾棗，一名美棗，一名良棗。八月採，暴乾。

三歲陳核中人燔音煩。**之，味苦。主腹痛，邪氣。**

生棗　味甘、辛。多食令人多寒熱，羸瘦者不可食。

葉覆麻黄，能令出汗。生河東平澤。殺烏頭毒。

陶隱居云：舊云河東猗氏縣棗特異，今青州出者，形大、核細、多膏，甚甜。鬱州互市亦得之，而鬱州者亦好，小不及爾。江東臨沂金城棗，形大而虚，少脂，好者亦可用。南棗大惡，殆不堪噉。道家方藥以棗爲佳餌。其皮利，肉補虚，所以合湯皆擘之也。唐本注云：《别録》云：棗葉散服使人瘦，久即嘔吐。揩熱痱瘡良。臣禹錫等謹按，孟詵云：乾棗，温。主補津液，强志。三年陳者核中人，主惡氣，卒疰忤。又，療耳聾，鼻塞，不聞音聲、香臭者：取大棗十五枚，去皮核，萆麻子三百顆，去皮，二味和擣，綿裹塞耳鼻。日一度易，三十餘日聞聲及香臭。先治耳，後治鼻，不可並塞之。又方：巴豆十粒，去殼生用，松脂同擣，綿裹塞耳。又云：洗心腹邪氣，和百藥毒，通九竅，補不足氣。生者食之過多，令人腹脹。蒸煮食，補腸胃，肥中益氣。第一青州，次蒲州者好。諸處不堪入藥。小兒患秋痢，與蟲棗食，良。日華子云：乾棗，潤心肺，止嗽，補五藏，治虚勞損，除腸胃癖氣，和光粉燒，治疳痢。牙齒有病人切忌啖之。凡棗亦不宜合生葱食。又云：棗葉，温，無毒。治小兒壯熱，煎湯浴，和葛粉裛痱子佳，及治熱瘤也。

圖經曰：大棗，乾棗也。生棗並生河東，今近北州郡皆有，而青、晉、絳州者特佳；江南出者，堅燥少脂。謹按，棗之類最多。郭璞注《爾雅》"棗，壺棗"云："今江東呼棗大而鋭上者爲壺，壺猶瓠也。""邊，腰棗"云："子細腰，今謂之鹿盧棗。""櫅，子兮切。白棗"云："即今棗子，白乃熟。""樲，酸棗"云："木小實酢者。""遵，羊棗"云："實小而圓，紫黑色，今俗呼之爲羊矢棗。""洗，大棗"云："今河東猗氏縣出大棗，子如雞卵。""蹶泄，苦棗"云："子味苦者。""晳，無實棗"云："不著子者。""還味，稔而審切。棗"云："還味，短味也。"而酸棗自見别條，其餘種類非一，今園圃皆種蒔之，亦不能盡别其名。又其極美者，則有水菱棗、御棗之類，皆不堪入藥。蓋肌實輕虚，暴服之則枯敗。惟青州之種特佳，雖晉、絳大實，亦不及青州者之肉厚也。並八月採，暴乾。南都人煮而後暴，及乾，皮薄而皺，味更甘於它棗，謂之天蒸棗，然不堪入藥。又有仲思棗，大而長，有一二寸者，正紫色，細文小核，味甘重。北齊時有仙人仲思得之，因以爲名。隋大業中，信都郡嘗獻數顆，近世稀復有之。又廣州有一種波斯棗，木無傍枝，直聳三四丈，至巔四向，共生十餘枝，葉如椶櫚。彼土亦呼爲海椶木。三五年一著子，都類北棗，但差小耳。舶商亦有攜本國生者至南海，與此地人食之，云味極甘，似此中天蒸棗之類，然其核全別，兩頭不尖，雙卷而圓，如小塊紫礦。種之不生，疑亦蒸熟者。近亦少有將來者。

【**食療云**：棗和桂心、白瓜人、松樹皮爲丸，久服香身，并衣亦香。軟棗，温。多食動風，發冷風并欬嗽。

聖惠方：令髮易長：東行棗根三尺，横安甑上蒸之，兩頭汗出，收之傅髮即長。　**又方**：治傷中筋脉急，上氣欬嗽：用棗二十枚去核，以酥四兩微火煎，入棗肉中泣盡酥，常含一枚，微微嚥之。

外臺秘要：痔發疼痛：肥大棗一枚，剥去皮，取水銀掌中，以唾研令極熟，傅棗瓤上，内下部，差。

肘後方：主下部蟲癢：蒸大棗取膏，以水銀和捻，長三寸，以綿裹，宿内下部中，明日蟲皆出。

梅師：治姙娠四五月，忽腹絞痛：以棗十四枚，燒令焦，爲末，以小便服。

孫真人云：脾病宜食。　**又方**：生棗食之，令人氣滿脹，作寒熱。

服氣精義云：常含棗核受氣，令口行津液，佳。令人愛①氣生津液。

何晏九州論曰：安平好棗，中山好栗，魏郡好杏，河内好稻，真定好梨。

吴氏本草：棗，主調中，益脾氣，令人好顔色，美志氣。

① 愛：據上文，疑當作“受”。

神異經曰：北方荒中，有棗林焉，其高五丈，敷張枝條一里餘，子長六七寸，圍過其長，熟赤如朱，乾之不縮，氣味甘潤，殊於常棗，食之可以安軀，益氣力。

衍義曰：大棗，今先青州，次晉州，此二等可煞暴入藥，益脾胃，爲佳，餘止可充食用。又御棗甘美輕脆，後衆棗熟，以其甘，故多生蟲，今人所謂撲落酥者是。又有牙棗，先衆棗熟，亦甘美，但微酸，尖長。此二等，止堪啗，不堪收暴。今人將乾棗去核，於鐺鍋中微火緩逼，乾爲末，量多少，入生薑末爲湯，點服，調和胃氣。又將煮棗肉，和治脾胃丸藥尤佳。又青州棗去皮核，焙乾爲棗圈，達都下，爲奇果。

〔箋釋〕

棗即鼠李科植物棗 *Ziziphus jujuba*，栽培品種甚多。棗爲常見經濟植物，主要産於北方，以青州所出最佳。宋代禪僧經常以青州棗、鄭州梨拈作話頭。如齊己的偈頌："是也好，鄭州梨勝青州棗。非也好，象山路入蓬萊島。"通理禪師偈子："等閑摘個鄭州梨，放手元是青州棗。"妙倫禪師偈子："今朝事已周，寒山逢拾得，把手話來由。且道話個什麼，梨出青州，棗出鄭州。"則又故意顛倒爲青州梨、鄭州棗。

棗以北地出者爲佳，陶弘景時代南北暌隔，兩地貨物通過互市交易，故注釋中提到"鬱州互市亦得之"。按，鬱州在今江蘇連雲港，與北朝交界，《梁書·張稷傳》云："鬱州接邊陲，民俗多與魏人交市。"除本條外，《本草經集注》防風條亦説："（防風）今第一出彭城、蘭陵，即近琅邪者。鬱州互市亦得之。"

仲思棗　味甘，温，無毒。主補虚益氣，潤五藏，去痰嗽，冷氣。久服令人肥健，好顔色，神仙不飢。形如大棗，長一二寸，正紫色，細文，小核。味甘重。北齊時有仙人仲思得此棗，因以爲名。隋大業中，信都郡獻數顆。又有千年棗，生波斯國，亦稍温補，非此之儔也。今附。

臣禹錫等謹按，爾雅云：棗，壺棗；邊，要棗；櫅，白棗；樲，酸棗；楊徹，齊棗；遵，羊棗；洗，大棗；煮，填棗；蹶泄，苦棗；皙，無實棗；還味，稔棗。釋曰："壺棗者，棗形似壺也。"郭云："今江東呼棗大而鋭上者爲壺，壺猶瓠也。"邊大而腰細者，名邊要棗。郭云："子細腰，今謂之鹿盧棗。"棗子白熟者名櫅。實小而味酢者名樲棗。遵，一名羊棗。郭云："實小而員，紫黑色，今俗呼之爲羊矢棗。"洗，最大之棗名也。郭云："今河東猗氏縣出大棗，子如雞卵。"蹶泄者，味苦之棗名也。皙者，無實之棗名也。還味者，短味也。徹、煑，並未詳。陳士良云：苦棗，大寒，無毒。棗中苦者是也。人多不食，主傷寒熱伏在藏府，狂蕩煩滿，大小便秘澀，取肉煑研爲蜜丸藥佳。今處處有。

〔箋釋〕

《太平御覽》引《大業拾遺録》云："二年八月，信都獻仲思棗四百枚。棗長四寸，五寸圍，紫色細文，文皺，核肥，有味，勝於青州棗。北齊時有仙人仲思得此棗種之，亦名仙棗。時海内惟有數樹。"本條正文即據此而來。

葡萄　味甘，平，無毒。主筋骨濕痺，益氣倍力，强

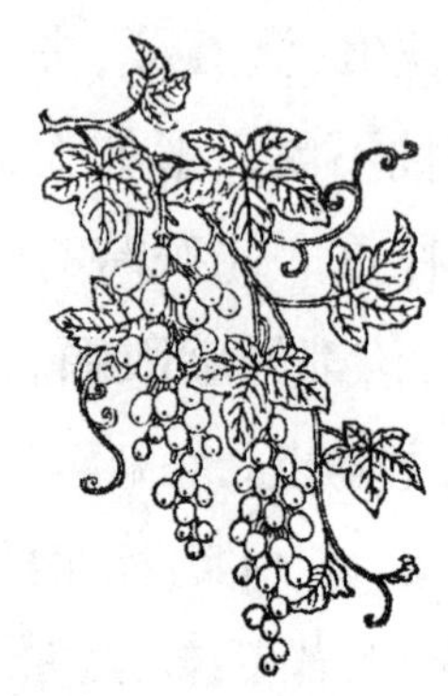

葡萄

志，令人肥健，耐飢，忍風寒。久食輕身不老延年。可作酒。逐水，利小便。生隴西五原、燉煌山谷。

陶隱居云：魏國使人多齎來，狀如五味子而甘美，可作酒，云用其藤汁殊美好。北國人多肥健耐寒，蓋食斯乎。不植淮南，亦如橘之變於河北矣。人説即此間蘡於庚切。薁，於六切。恐如彼之枳類橘耶。唐本注云：蘡薁與葡萄相似，然蘡薁是千歲虆。葡萄作酒法，總收取子汁，釀之自成酒。蘡薁、山葡萄，並堪爲酒。陶云"用藤汁爲酒"，謬矣。臣禹錫等謹按，蜀本圖經云：蔓生，苗葉似蘡薁而大。子有紫、白二色，又有似馬乳者，又有圓者，皆以其形爲名。又有無核者。七月、八月熟。子釀爲酒及漿，别有法。謹按，蘡薁是山葡萄，亦堪爲酒。孟詵云：葡萄，不問土地，但收之釀酒，皆得美好。或云子不堪多食，令人卒煩悶，眼闇。根濃煑汁，細細飲之，止嘔噦及霍亂後惡心。妊孕人，子上衝心，飲之即下，其胎安。藥性論云：葡萄，君，味甘、酸。除腸間水氣，調中，治淋，通小便。段成式酉陽雜俎云：葡萄有黄、白、黑三種，成熟之時，子實逼側也。

圖經曰：葡萄生隴西五原、燉煌山谷，今河東及近京州郡皆有之。苗作藤蔓而極長大，盛者，一二本綿被山谷間。花極細而黄白色。其實有紫白二色，而形之圓鋭亦二種，又有無核者，皆七月、八月熟。取其汁，可以釀酒。謹按，《史記》云：大宛以葡萄爲酒，富人藏酒萬餘石，久者十數歲不敗。張騫使西域，得其種而還,種之,中國始有。蓋北果之最珍者。魏文帝詔群臣.說葡萄云:"醉酒宿醒,掩露而食,甘而不飴,酸而不酢,冷而不寒,味長汁多,除煩解悁,他方之果寧有匹之者?"今太原尚作此酒,或寄至都下,猶作葡萄香。根、苗中空相通,圃人將憤之,欲得厚利,暮溉其根,而晨朝水浸子中矣。故俗呼其苗爲木通,逐水利小腸尤佳。今醫家多暴收其實,以治時氣。發瘡瘮不出者,研酒飲之甚效。江東出一種,實細而味酸,謂之蘡薁子。

衍義曰:葡萄,先朝西夏持師子來獻,使人兼賫葡萄遺州郡。比中國者皆相似,最難乾,不乾不可收,仍酸澌不可食。李白所謂"胡人歲獻葡萄酒"者是此。瘡疱不出,食之盡出。多食皆昏人眼。波斯國所出,大者如雞卵。

〔箋釋〕

葡萄本寫作"蒲陶",《史記·大宛列傳》云:"宛左右以蒲陶爲酒,富人藏酒至萬餘石,久者數十歲不敗。俗嗜酒,馬嗜苜蓿。漢使取其實來,於是天子始種苜蓿、蒲陶肥饒地。"《本草經》記葡萄"生隴西五原、燉煌山谷",知東漢時葡萄在漢地已經引種成功。

葡萄爲葡萄科植物葡萄 *Vitis vinifera*,非中國原産,中國産者爲蘡薁,同屬山葡萄(蘡薁)*Vitis adstricta* 之類,即《詩經·豳風》"食鬱及薁"之"薁"。蘡薁植株與葡萄相似,果實較小而酸澀,故文獻談論葡萄時,經常以蘡薁爲比喻。

《本草衍義》引"胡人歲獻葡萄酒",乃是唐代詩人鮑防的《雜感》,非李白詩,全詩爲:"漢家海内承平久,萬國戎王皆稽首。天馬常銜苜蓿花,胡人歲獻葡萄酒。五月荔枝初破顔,朝離象郡夕函關。雁飛不到桂陽嶺,馬走先過林邑山。甘泉御果垂仙閣,日暮無人香自落。遠物皆重近皆輕,雞雖有德不如鶴。"但《全芳備祖》苜蓿條引"天馬常銜苜宿花"亦作李白,則宋人確有將此詩歸李白名下者。

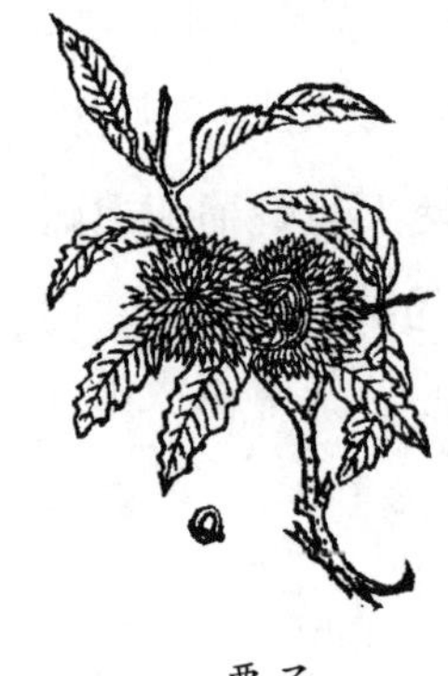

栗子

栗　味鹹,温,無毒。主益氣,厚腸胃,補腎氣。令人耐飢。生山陰。九月採。

陶隱居云:今會稽最豐,諸暨音既。栗形大,皮厚不美;剡時冉切。及始豐,皮薄而甜。相傳有人患脚弱,往栗樹下食數升,便能起行。此是補腎之義,然應生噉之,若餌服,故宜蒸暴之。唐本注云:栗作粉,勝於菱、芡。音儉。嚼生者塗瘡上,療筋骨斷音段。碎,疼痛腫瘀血,有效。其皮名扶,擣爲散,蜜和塗肉,令急縮。毛殼,療火丹,療毒腫。實飼孩兒,令齒不生。樹白皮水煑汁,主溪毒。臣禹錫等謹按,蜀本圖經云:樹高二三丈,葉似櫟,花青黄色,似胡桃花。實大者如拳,小如桃李。又有板栗、佳栗,二樹皆大。又有茅栗,似板栗而細。其樹雖小,然葉與諸栗不殊,惟春生、夏花、秋實、冬枯。今所在有之。孟詵云:栗子,生食治腰脚,蒸炒食之,令氣擁,患風水氣,不宜食。又,樹皮,主瘭瘡毒。謹按,宜日中暴乾,食即下氣補益,不爾猶有木氣,不補益。就中吴栗大,無味,不如北栗也。其上薄皮,研,和蜜塗面,展皺。又,殼煮汁飲之,止反胃,消渴。今所食生栗,可於熱灰火中煨令汗出,食之良。不得通熱，熱則擁氣。生即發氣，故火煨殺其木氣耳。陳士良云：栗有數種，其性一類。三顆一毬，其中者，栗楔也，理筋骨風痛。日華子云：栗楔生食，破冷痃癖，日生喫七箇。又生嚼罯，可出箭頭，亦罯惡刺，并傅瘰癧、腫毒痛。樹皮煎汁，治沙蝨，溪毒。殼煑治瀉血。

圖經曰：栗，舊不著所出州土，但云生山陰，今處處有之，而兖州、宣州者最勝。木極類櫟，花青黄色，似胡桃花。實有房彙若拳，中子三五，小者若桃李，中子惟一二，將熟則罅拆子出。凡栗之種類亦多。《詩》云"樹之莘音榛。栗"，陸機疏云：栗，五方皆有之，周、秦、吴、揚特饒，吴越被城表裏皆栗，惟濮陽及范陽栗甜美味長，他方者悉不及也。倭、韓國諸島上，栗大如雞子，亦短味不美。桂陽有莘而叢生，實大如杏子中人，皮、子形色與栗無異也，但差小耳。又有奥栗，皆與栗同，子圓而細，或云即莘也。今此色惟江湖有之。又有茅栗、佳栗，其實更小，而木與栗不殊，但春生、夏花、秋實、冬枯爲異耳。栗房當心一子，謂之栗楔，治血尤效，今衡山合活血丹用之。果中栗最有益。治腰脚宜生食之，仍略暴乾，去其木氣。惟患風水氣不宜食，以其味鹹故也。殼煑汁飲，止反胃及消渴。木皮主瘡毒，醫家多用。

【**外臺秘要**：治小兒疳瘡：栗子嚼傅之。

肘後方：丹者，惡毒之瘡，五色無常。治之，煑栗皮有刺者，洗之佳。　**又方**：治熊、虎爪甲所傷：嚼栗傅之。

經驗後方：治腎虚，腰脚無力：生栗袋盛，懸乾，每日平明喫十餘顆，次喫猪腎粥。

孫真人云：栗，味鹹，腎病宜食。

勝金方:治馬汗入肉血瘡:用栗肉嚼傅之。

衍義曰:栗欲乾莫如曝,欲生收莫如潤沙中藏,至春末夏初,尚如初收摘。小兒不可多食,生者難化,熟即滯氣,隔食,生蟲,往往致小兒病,人亦不知。所謂補腎氣者,以其味鹹,又滯其氣爾。湖北路有一種栗,頂圓末尖,謂之旋栗。《圖經》引《詩》言"莘音榛。栗"者,謂其象形也。

〔箋釋〕

栗是重要經濟植物,種仁澱粉含量高,可以充飢,故《名醫别録》説"令人耐飢",杜甫詩"園收芋栗未全貧"也是這個意思。《本草綱目》集解項説:"栗但可種成,不可移栽。按《事類合璧》云:栗木高二三丈,苞生多刺如彙毛,每枝不下四五箇苞,有青、黄、赤三色。中子或單或雙,或三或四。其殼生黄熟紫,殼内有膜裹仁,九月霜降乃熟。其苞自裂而子墜者,乃可久藏,苞未裂者易腐也。其花作條,大如箸頭,長四五寸,可以點燈。栗之大者爲板栗。中心扁子爲栗楔。稍小者爲山栗。山栗之圓而末尖者爲錐栗。圓小如橡子者爲莘栗。小如指頂者爲茅栗,即《爾雅》所謂栭栗也,一名栵栗,可炒食之。"其主流品種爲殼斗科植物栗 *Castanea mollissima*。

需要注意的是,"匯"與"彙"今天都簡化爲"汇",兩字在表示聚集、匯合概念時,意思相等;但"彙"的本義乃是刺蝟,《爾雅·釋獸》"彙,毛刺",郭注:"彙,今蝟,狀似鼠。""彙"取刺蝟義時,若籠統簡化爲"汇",混淆字源。《本草圖經》説栗"實有房彙若拳",其中"房彙"爲一個詞,不應該點破。《本草綱目》轉引本句,即寫作:"實有房彙,大者若拳。"據《爾雅·釋木》"櫟,其實梂",郭璞注:"有梂彙自裹。"邢昺疏:"梂,盛實之房也。"郝懿行義疏:"櫟實外有裹橐,形如彙毛,狀類毬子。"故"房彙"即是"梂彙"。《本草圖經》還有兩處使用"梂彙",卷九紅藍花條説:"下作梂彙,多刺,花蕊出梂上。"卷十四橡實條:"其實橡也,有梂彙自裹。"按,紅藍花即菊科紅花 *Carthamus tinctorius*,頭狀花序生於莖枝頂端,爲苞葉圍繞,苞片密生針刺;而《爾雅》櫟,本草橡、栗,都是殼斗科植物,其果實外有殼斗包裹,殼斗上有密集的短刺;"梂彙""房彙"中的"彙",都是形容密刺如刺蝟狀。

成州蓬蘽

蓬蘽力軌切。 **味酸、鹹,平,無毒。主安五藏,益精氣,長陰令堅,强志倍力,有子。又療暴中風,身熱大驚。久服輕身不老。一名覆盆,一名陵蘽,一名陰蘽。生荆山平澤及冤句。**

陶隱居云:李云即是人所食莓音茂。爾。今注:是覆盆苗莖也。陶言"蓬蘽",是根名,乃昌容所服以易顔者。蓋根、苗相近爾。李云"莓"也,按《切韻》莓是覆盆草也。又"蘽"者,藤也。今據蓬蘽之名,明其藤蔓也。唐本注云"蓬蘽、覆盆,一物異名,本謂實,而非根",此亦誤矣。亦如蜀漆與常山異條,芎藭與蘼蕪各用。今此附入果部者,蓋其子是覆盆也。臣禹錫等謹按,陳士良云：諸家本草皆説是覆盆子根，今觀採取之家，按草木類所説，自有蓬蘽，似蠶莓子，紅色。其葉似野薔薇，有刺，食之酸甘。恐諸家不識，誤説是覆盆也。

圖經曰：蓬蘽，覆盆苗莖也，生荆山平澤及冤句。覆盆子，舊不著所出州土，今並處處有之，而秦、吴地尤多。苗短不過尺，莖、葉皆有刺，花白，子赤黄，如半彈丸大，而下有莖承如柿蔕狀。小兒多食其實。五月採其苗，葉採無時。江南人謂之莓，然其地所生差晚，三月始有苗，八九月花開，十月而實成。功用則同，古方多用。亦笮其子取汁，合膏，塗髮不白。挼[1]葉絞汁滴目中，去膚赤，有蟲出如絲線便效。昌容服之以易顔，其法：四五月候甘實成採之，暴乾，擣篩，水服三錢匕。安五藏，益精，强志，倍力，輕體不老，久久益佳。崔元亮《海上方》著此三名，一名西國草，一名畢楞伽，一名覆盆子。治眼暗不見物，冷淚浸淫不止及青盲、天行目暗等，取西國草，日暴乾，擣令極爛，薄綿裹之，以飲男乳汁中浸，如人行八九里久，用點目中，即仰卧，不過三四日，視物如少年。禁酒、油、麪。

【陳藏器云：變白不老。佛説云蘇蜜那花點燈，正言此花也。笮取汁，合成膏，塗髮不白。食其子，令人好顔色。葉挼絞取汁，汁滴目中，去膚赤，有蟲出如絲線。其類有三種，四月熟，甘美如覆盆子者是也，餘不堪入藥，今人取茅莓當覆盆誤矣。

唐本餘：耐寒濕，好顔色。

衍義曰：蓬蘽非復盆也，自别是一種，雖枯敗而枝梗[2]不

① 挼：底本作"按"，據上下文改。

② 梗：底本作"便"，據文意改。

散，今人不見用。此即賈山策中所言者，是此也。

〔箋釋〕

蓬蘽與覆盆子的關係歷代意見不統一，但皆是薔薇科懸鉤子屬 *Rubus* 植物，則毫無問題。據《本草綱目》釋名項解釋説："蓬蘽與覆盆同類，故《别録》謂一名覆盆。此種生於丘陵之間，藤葉繁衍，蓬蓬累累，異於覆盆，故曰蓬蘽、陵蘽，即藤也。其實八月始熟，俚人名割田藨。"從《本草圖經》所繪成州蓬蘽來看，應該就是植物蓬蘽 *Rubus hirsutus*。

《開寶本草》説昌容服蓬蘽的故事見於《列仙傳》："昌容者，常山道人也。自稱殷王子。食蓬蘽根，往來上下，見之者二百餘年，而顔色如二十許人。能致紫草，賣與染家，得錢以遺孤寡。歷世而然，奉祠者萬計。"《本草衍義》説蓬蘽"即賈山策中所言者"，賈山見《漢書》，"孝文時，言治亂之道，借秦爲喻，名曰《至言》"。通檢此策，並没有出現蓬蘽，與之相關的句子疑爲："爲葬埋之侈至於此，使其後世曾不得蓬顆蔽塜而托葬焉。"此斥責秦始皇陵墓奢侈。其中"蓬顆"，諸家注釋爲土塊、小墳，顔師古云："諸家之説皆非。顆謂土塊；蓬顆，言塊上生蓬者耳。舉此以對塜上山林，故言蓬顆蔽塜也。"按，"蓬"是蒿類，按照顔師古的意思，此處泛指荒草。寇宗奭將"蓬顆"指認爲蓬蘽，不知是何依據，或許是錯看誤本的緣故。

覆盆子　味甘，平，無毒。主益氣輕身，令髮不白。

五月採。

陶隱居云：蓬虆是根名，方家不用，乃昌容所服以易顔者也。覆盆是實名，李云是莓子，乃似覆盆之形，而以津汁爲味，其核微細。藥中用覆盆子小異，此未詳孰是。唐本注云：覆盆，蓬虆，一物異名，本謂實，非根也。李云莓子，近之矣。其根不入藥用。然生處不同，沃地則子大而甘，瘠地則子細而酸。此乃子有甘酸，根無酸味。陶景①以根酸子甘，將根入果，重出子條，殊爲孟浪。今注：蓬虆乃覆盆之苗也，覆盆乃蓬虆之子也，陶注、唐注皆非。今用覆盆子補虚續絶，强陰建陽，悦澤肌膚，安和藏腑，温中益力，療勞損風虚，補肝明目。臣禹錫等謹按，蜀本注：李云是蓬虆子也，陶云蓬虆子津味與覆盆子小異，而云未審，乃慎之至也。蘇云"覆盆、蓬虆一物也"，而云剩出此條者，亦非也。今據蓬虆即莓也。按《切韻》莓，音茂，其子覆盆也。又按，虆者，藤也。今此云覆盆子，則不言其蔓藤也。前云蓬虆，則不言其子實也。猶如芎藭與蘼蕪異條，附子與烏頭殊用。藥性論云：覆盆子，臣，微熱，味甘、辛。能主男子腎精虚竭，女子食之有子。主陰痿，能令堅長。孟詵云：覆盆子，味酸，五月於麥田中得之，良。採得及烈日曬乾，免爛不堪。江東亦有，名懸鉤子，大小形異，氣味、功力同。北土即無懸鉤，南地無覆盆，是土地有前後生，非兩種物耳。陳藏器云：笮取汁，合成膏，塗髮不白。食其子，令人好顔色。葉挼絞取汁，滴目中，去膚赤，有蟲出如絲線。陳士良云：蓬虆似蠶莓大，覆盆小，其苗各別。日華子云：莓子，安五藏，益顔

① "景"上疑脱"弘"字。

色，養精氣，長髮，强志，療中風身熱及驚。又有樹莓，即是覆盆子。

圖經：文具蓬蘽條下。

【**雷公云**：凡使，用東流水淘去黄葉并皮、蒂盡了，用酒蒸一宿，以東流水淘兩遍，又曬乾方用，爲妙也。

衍義曰：覆盆子長條，四五月紅熟，秦州甚多，永興、華州亦有。及時，山中人採來賣。其味酸甘，外如荔枝，櫻桃許大，軟紅可愛。失採則就枝生蛆。益腎藏，縮小便，服之當覆其溺器，如此取名。食之多熱，收時五六分熟便可採。烈日曝，仍須薄綿蒙之。今人取汁作煎爲果，仍少加蜜，或熬爲稀湯，點服，治肺虚寒。採時着水則不堪煎。

〔箋釋〕

覆盆子應該是根據果實形狀得名，即陶弘景引李當之的意見，其果實"乃似覆盆之形"；《本草衍義》則説是因爲"縮小便"的療效得名，故言"服之當覆其溺器"。《本草綱目》集解項李時珍説："蓬蘽子以八九月熟，故謂之割田藨。覆盆以四五月熟，故謂之插田藨，正與《别録》五月採相合。二藨熟時色皆烏赤，故能補腎。其四五月熟而色紅者，乃薅田藨也，不入藥用。陳氏所謂以茅莓當覆盆者，蓋指此也。"從《本草綱目》所繪圖例來看，構圖與所繪蓬蘽近似，但作複葉，傘房花序，所表現的大約是插田泡 *Rubus coreanus* 之類。

芰音伎。**實**　味甘，平，無毒。主安中，補五藏，不

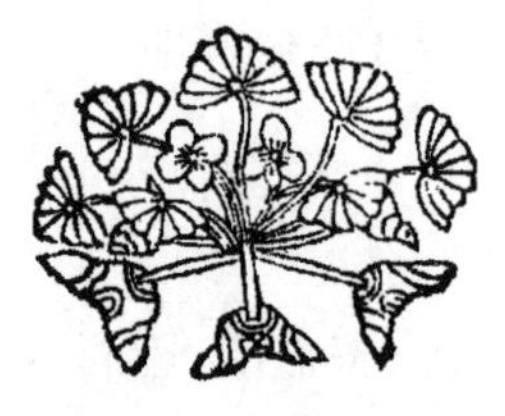

芰實

飢輕身。一名菱。音陵。

陶隱居云：廬江間最多，皆取火燔以爲米充糧。今多蒸暴，蜜和餌之，斷穀長生。水族中又有菰音孤。首，性冷，恐非上品。被霜後食之，令陰不强。又不可雜白蜜食，令生蟲也。唐本注云：芰作粉，極白潤，宜人。臣禹錫等謹按，蜀本圖經云：生水中，葉浮水上，其花黄白色，實有二種：一四角，一兩角。孟詵云：菱實，仙家蒸作粉，蜜和食之，可休糧。水族之中，此物最不能治病。又云：令人藏冷，損陽氣，痿莖。可少食。多食令人腹脹滿者，可煖酒和薑飲一兩盞，即消矣。

圖經曰：芰，菱實也。舊不著所出州土，今處處有之。葉浮水上，花黄白色，花落而實生，漸向水中乃熟。實有二種：一種四角，一種兩角。兩角中又有嫩皮而紫色者，謂之浮菱，食之尤美。江淮及山東人曝其實人以爲米，可以當糧。道家蒸作粉，蜜漬食之，以斷穀。水果中此物最治病，解丹石毒。然性冷，不可多食。

【**食療**：神仙家用，發冷氣。人含吴茱萸，嚥其津液，消其腹脹矣。

周禮疏：屈到嗜芰。即菱角也。

衍義曰：芰，今世俗謂之菱角，所在有。煑熟取人，食之代糧，不益脾。又有水菱，亦芰也，但大而脆，可生食。和合治療，未聞其用。有人食生芰多則利及難化，是亦性冷。

〔箋釋〕

《國語·楚語》"屈到嗜芰",芰實載於《名醫别録》,一名菱。《酉陽雜俎》云:"今人但言菱芰,諸解草木書亦不分别,唯王安貧《武陵記》言:四角、三角曰芰,兩角曰菱。"《本草綱目》集解項李時珍説:"芰菱有湖濼處則有之。菱落泥中,最易生發。有野菱、家菱,皆三月生,蔓延引葉浮水上,扁而有尖,光面如鏡。葉下之莖有股如蝦股,一莖一葉,兩兩相差,如蝶翅狀。五六月開小白花,背日而生,晝合宵炕,隨月轉移。其實有數種:或三角、四角,或兩角、無角。野菱自生湖中,葉、實俱小。其角硬直刺人,其色嫩青老黑。嫩時剥食甘美,老則蒸煮食之。野人暴乾,剁米爲飯爲粥,爲糕爲果,皆可代糧。其莖亦可暴收,和米作飯,以度荒歉,蓋澤農有利之物也。家菱種於陂塘,葉、實俱大,角軟而脆,亦有兩角彎卷如弓形者,其色有青、有紅、有紫。嫩時剥食,皮脆肉美,蓋佳果也。老則殼黑而硬,墜入江中,謂之烏菱。冬月取之,風乾爲果,生熟皆佳。夏月以糞水澆其葉,則實更肥美。"芰實爲菱科植物,種類較多,果實爲堅果狀,革質或木質,有刺狀角 1-4 個,一般以 *Trapa bispinosa* 對應爲菱,是常見的栽培品種,刺狀角二枚。至於四角菱,則如野菱 *Trapa incisa*、四角菱 *Trapa quadrispinosa* 之類。觀察《本草圖經》所繪芰實,仍然是兩角,並没有遵循《酉陽雜俎》的説法。

橙子皮　味苦、辛,温。作醬醋香美,散腸胃惡氣,

消食,去胃中浮風氣。其瓤味酸,去惡心,不可多食,傷肝氣。又,以瓤洗去酸汁,細切,和鹽、蜜煎成煎,食之去胃中浮風。其樹亦似橘樹而葉大,其形圓,大於橘而香,皮厚而皺。八月熟。今附。

臣禹錫等謹按,陳士良云:橙子,暖,無毒。行風氣,發虚熱,療癭氣,發瘰癧,殺魚蟲毒。不與獱肉同食,發頭旋、惡心。

圖經:文具橘柚條下。

【**食療**:温。去惡心,胃風。取其皮,和鹽貯之。又,瓤,去惡氣,和鹽、蜜細細食之。

衍義曰:橙子皮,今人止爲果,或取皮合湯待賓,未見入藥。宿酒未醒,食之速醒。

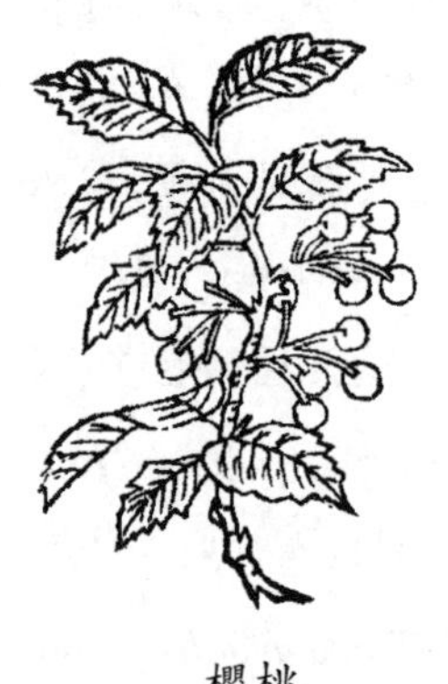

櫻桃

櫻桃　味甘。主調中,益脾氣,令人好顔色,美志。

陶隱居云:此即今朱櫻,味甘酸可食,而所主又與前櫻桃相似,恐醫家濫載之,未必是今者爾。又,胡頹子淩冬不凋,子亦應益人。或云寒熱病不可食。唐本注云:葉擣傅蛇毒。絞葉汁服,防蛇毒内攻。臣禹錫等謹按,孟詵云:櫻桃,熱。益氣,多食無損。又云:此名櫻,非桃也。不可多食,令人發闇風。東行根,療寸白、蚘蟲。陳士良云:櫻桃,平,無毒。日華子云:櫻桃,微毒,多食令人吐。

圖經曰：櫻桃，舊不著所出州土，今處處有之，而洛中南都者最勝。其實熟時深紅色者，謂之朱櫻；正黄明者，謂之蠟櫻。極大者，有若彈丸，核細而肉厚，尤難得也。食之調中益氣，美顏色，雖多無損，但發虚熱耳。惟有闇風人不可噉，噉之立發。其葉可擣傅蛇毒，亦絞汁服。東行根亦殺寸白①、蚘蟲。其木多陰，最先百果而熟，故古多貴之。謹按，書傳引《吴普本草》曰"櫻桃，一名朱②茱，一名麥甘酣"，今本草無此名，乃知有脱漏多矣。又《爾雅》云"楔，吉黠切。荆桃"，郭璞云："今之櫻桃。"而孟詵以爲櫻非桃類，未知何據。

【**食療**云：温。多食有所損。令人好顏色，美志。此名櫻桃，俗名李桃，亦名奈桃者是也。甚補中益氣，主水穀痢，止泄精。東引根，治蚘蟲。

司馬相如賦：山朱櫻，即櫻桃也。

禮記：謂之含桃。

爾雅：謂之荆桃。

衍義曰：櫻桃，孟詵以爲櫻非桃類。然非桃類，蓋以其形肖桃，故曰櫻桃，又何疑焉。謂如木猴梨、胡桃之類，亦取其形相似爾。古謂之唅桃，可薦宗廟，《禮》云"先薦寢廟"者是此。唐王維詩云"纔是寢園春薦後，非干御苑鳥銜殘"。小兒食之，纔過多，無不作熱。此果在三月末、四月初間熟，得正陽之氣，先諸果熟，性故熱。今西洛一種紫櫻，至熟時正紫色，皮裏間有細碎

① 寸白：底本作"白寸"，據文意乙正。
② 朱：劉甲本作"味"。

黄點，此最珍也。今亦上供朝廷，藥中不甚須。

〔箋釋〕

《爾雅·釋木》“楔，荆桃”，郭璞注：“今櫻桃。”櫻桃載於《名醫别録》，陶弘景稱之爲“朱櫻”。《救荒本草》云：“櫻桃樹，處處有之。古謂之含桃。葉似桑葉而狹窄，微軟，開粉紅花，結桃似郁李子而小，紅色鮮明。味甘，性熱。”《本草綱目》集解項説：“櫻桃樹不甚高。春初開白花，繁英如雪。葉團，有尖及細齒。結子一枝數十顆，三月熟時須守護，否則鳥食無遺也。鹽藏、蜜煎皆可，或同蜜擣作糕食，唐人以酪薦食之。林洪《山家清供》云：櫻桃經雨則蟲自内生，人莫之見。用水浸良久，則蟲皆出，乃可食也。試之果然。”此即薔薇科植物櫻桃 *Prunus pseudocerasus*，果實爲常見水果。《名醫别録》還載有嬰桃，《新修本草》退入有名未用中，陶弘景本條注“所主又與前櫻桃相似”，即指“嬰桃”。此即同屬植物山櫻桃 *Prunus tomentosa*，《救荒本草》名野櫻桃，有云：“樹高五六尺，葉似李葉更尖，開白花，似李子花，結實比櫻桃又小，熟則色鮮紅。味甘、微酸。”

諸家都説櫻桃藥性温熱，王維《敕賜百官櫻桃》詩專門及此：“芙蓉闕下會千官，紫禁朱櫻出上闌。纔是寢園春薦後，非關御苑鳥銜殘。歸鞍競帶青絲籠，中使頻傾赤玉盤。飽食不須愁内熱，大官還有蔗漿寒。”

雞頭實 味甘，平，無毒。主濕痺，腰脊膝痛，補中，除暴疾，益精氣，强志，令耳目聰明。久服輕身不飢，耐

老，神仙。一名鴈喙實，一名芡。音儉。**生雷澤池澤。八月採。**

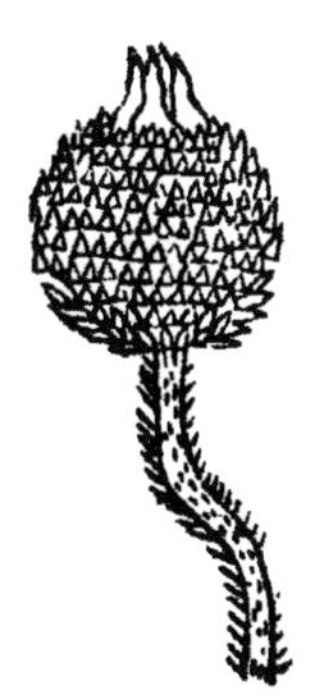
雞頭實

陶隱居云：此即今蔿音葦。子，形[①]上花似雞冠，故名雞頭。仙方取此并蓮實合餌，能令小兒不長。正爾食之，亦當益人。唐本注云：此實去皮作粉，與菱音陵。粉相似，益人勝菱。臣禹錫等謹按，蜀本圖經云：此生水中，葉大如荷，皺而有刺，花、子若拳大，形似雞頭，實若石榴，皮青黑，肉白，如菱米也。孟詵云：雞頭作粉食之，甚妙。是長生之藥，與小兒食，不能長大，故駐年耳。生食動風冷氣，蒸之，於烈日曬之，其皮即開。亦可舂作粉。陳士良云：此種雖生於水，而有軟根名葰菜，主小腹結氣痛，宜食。日華子云：雞頭，開胃助氣。根可作蔬菜食。

圖經曰：雞頭實生雷澤，今處處有之，生水澤中。葉大如荷，皺而有刺，俗謂之雞頭盤。花下結實，其形類雞頭，故以名之。其莖荍之嫩者名蔿荍，人採以爲菜茹。八月採實。服餌家取其實并中子，擣爛暴乾，再擣下篩，熬金櫻子煎，和丸服之，云補下益人，謂之水陸丹。經傳謂其子爲芡。

【經驗後方：治益精氣，强志意，聰利耳目：以雞頭實三合，煑令熟，去殼，研如膏，入粳米一合煑粥，空心食之。

淮南子云：雞頭已瘻頸疾，幽人謂之鴈頭。

莊子：《徐無鬼篇》有雞雍，疏云：雞雍，雞頭草也，服之

① 形：底本如此，《本草綱目》引用作"莖"，其説可參。

延年。

周禮:加籩之實,菱、芡、栗脯。

衍義曰:雞頭實,今天下皆有之,河北沿溏濼居人採得,春去皮,搗人爲粉,蒸渫作餅,可以代糧。食多,不益脾胃氣,兼難消化。

〔箋釋〕

雞頭實,今通名芡實,《説文》"芡,雞頭也"。此即睡蓮科水生植物芡 *Euryale ferox*。《本草綱目》集解項李時珍説:"芡莖三月生葉貼水,大於荷葉,皺文如縠,蹙衄如沸,面青背紫,莖葉皆有刺。其莖長至丈餘,中亦有孔有絲,嫩者剥皮可食。五六月生紫花,花開向日結苞,外有青刺,如猬刺及栗球之形。花在苞頂,亦如鷄喙及猬喙。剥開,内有斑駁軟肉裹子,累累如珠璣。殼内白米,狀如魚目。深秋老時,澤農廣收,爛取芡子,藏至囷石,以備歉荒。其根狀如三稜,煮食如芋。"

中品

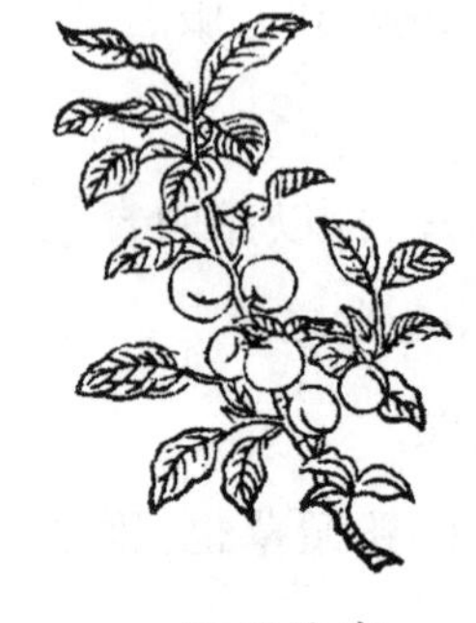

郢州梅實

梅實 味酸,平,無毒。主下氣,除熱煩滿,安心,肢體痛,偏枯不仁,死肌,去青黑誌,惡疾,止下痢,好唾,口乾。生漢中川谷。五月採,火乾。

陶隱居云:此亦是今烏梅也,用當去核，微熬之。傷寒煩熱，水漬飲汁。生梅子及白梅亦應相似，今人多用白梅和藥以點誌，蝕惡肉也。服黄精人，云禁食梅實。**唐本注**云：《别録》云：梅根，療風痹，出土者殺人。梅實，利筋脉，去痹。**臣禹錫等謹按，藥性論**云：梅核人亦可單用，味酸，無毒。能除煩熱。**蕭炳**云：今人多用煙熏爲烏梅。**孟詵**云：烏梅，多食損齒。又，刺在肉中，嚼白梅封之，刺即出。又，大便不通，氣奔欲死，以烏梅十顆置湯中，須臾挼去核，杵爲丸如棗大，内下部，少時即通。謹按，擘破水漬，以少蜜相和，止渴，霍亂心腹不安及痢赤，治瘧方多用之。**陳藏器**云：梅實，本功外，止渴，令人膈上熱。烏梅去痰，主瘧瘴，止渴調中，除冷熱痢，止吐逆。梅葉擣碎，湯洗衣易脱也。嵩陽子云：清水揉梅葉，洗蕉葛衣，經夏不脆。余試之，驗。**日華子**云：梅子，暖。止渴。多啖傷骨，蝕脾胃，令人發熱。根、葉煎濃湯，治休息痢并霍亂。**又云**：白梅，暖，無毒。治刀箭，止血，研傅之。**又云**：烏梅，暖，無毒。除勞，治骨蒸，去煩悶，澀腸止痢，消酒毒，治偏枯，皮膚麻痹，去黑點，令人得睡。又，入建茶、乾薑爲丸，止休息痢，大驗也。

圖經曰：梅實生漢中川谷，今襄漢、川蜀、江湖、淮嶺皆有之。其生實酢而損齒，傷骨，發虚熱，不宜多食之，服黄精人尤不相宜。其葉煮濃汁服之，已休息痢。根主風痹，出土者不可用。五月採其黄實，火熏乾作烏梅。主傷寒煩熱及霍亂躁渴。虚勞瘦羸，産婦氣痢等方中多用之。南方療勞瘧劣弱者：用烏梅十四枚，豆豉二合，桃、柳枝各一虎口握，甘草三寸長，生薑一塊，以童子小便二升，煎七合，温服。其餘藥使用之尤多。又以鹽殺爲白梅，亦入除痰藥中用。又，下有楊梅條，亦生江南、嶺南。其木若荔枝，而葉細陰厚，其實生青熟紅，肉在核上，無皮殼。南人淹藏以爲果，寄至北方甚多，今醫方鮮用，故附於此。

【**聖惠方**：主傷寒，下部生䘌瘡：用烏梅肉三兩，炒令燥，杵爲末，煉蜜丸如梧桐子大，以石榴根皮煎湯，食前下十丸。　**又方**：治痰厥頭痛：以十箇取肉，鹽二錢，酒一中盞，合煎至七分，去滓，非時温服，吐即佳。　**又方**：治痢下積久不差，腸垢已出：以二十箇，水一盞，煎取六分，去滓，食前分爲二服。《肘後方》同。　**又方**：治瘡中新努肉出：杵肉以蜜和，捻作餅子如錢許大厚，以貼瘡，差爲度。

外臺秘要：治下部蟲䘌：杵梅、桃葉一斛，蒸之，令極熱，内小器中，大布上坐，蟲死。

肘後方：治心腹俱脹痛，短氣欲死或已絶：烏梅二七枚，水五升，煑一沸，内大錢二七枚，煑取二升半，强人可頓服，羸人可分之再服。　**又方**：治傷寒：以三十枚去核，以豉一升，苦酒三升，煮取一升半，去滓服。　**又方**：治手指忽腫痛，名爲伐指：以烏梅人杵，苦酒和，以指漬之，須臾差。

葛氏：治赤白痢，下部疼重：以二十枚打碎，水二升，煑取一升，頓服。　**又方**：治折傷：以五斤去核，飴五升，合煮，稍稍食之，漸漸自消。

經驗方：治馬汗入肉：用烏梅和核，爛杵爲末，以頭醋和爲膏。先將瘡口以針刺破，但出紫血，有紅血出，用帛拭乾，以膏傅上，以帛繫定。

梅師：治傷寒四五日，頭痛壯熱，胸中煩痛：烏梅十四箇，鹽五合，水一升，煎取一半，服，吐之。

簡要濟衆：治消渴，止煩悶：以烏梅肉二兩，微炒爲末，每服三錢，水二盞，煎取一盞，去滓，入豉二百粒，煎至半盞，去滓，臨卧時服。

鬼遺方：治一切瘡肉出：以烏梅燒爲灰，杵末傅上，惡肉立盡，極炒。

吴氏本草：梅核明目，益氣不飢。

毛詩疏云：梅暴乾爲腊，羹臛虀中。又，含可以香口。

魏文帝與軍士失道，大渴而無水，遂下令曰：前有梅林，結子甘酸，可以止渴。

衍義曰：梅實，食梅則津液泄，水生木也。津液泄，故傷齒。腎屬水，外爲齒故也。王叔和曰"膀胱、腎合爲津慶"①，此語雖鄙，然理存焉。燻之爲烏梅，曝乾藏密器中爲白梅。

〔箋釋〕

梅的果實較花朵更早進入國人生活，《詩經·摽有梅》云："摽有梅，其實七兮。求我庶士，迨其吉兮。"此以梅實爲比興，至其用途，則如《尚書·説命》言："若作和羹，爾惟鹽梅。"

漢以後漸漸重其花色，陶詩云："梅柳夾門植，一條有佳花。"唐宋以梅花比擬高人逸士，遂家喻户曉。楊萬里《洮湖和梅詩序》云："梅之名肇於炎帝之經，著於《説命》之書、《召南》之詩，然以滋不以象，以實不以華也。豈古之

① 慶：疑當作"府"。

人皆質而不尚其華歟？然華如桃李，顔如蕣華，不尚華哉？而獨遺梅之華，何也？至楚之騷人飲芳而食菲，佩芳馨而服葩藻，盡掇天下之香草嘉禾，以苾芬其四體而金玉其言語文章，蓋遠取于江蘺、杜若，而近舍梅，豈偶遺之歟？抑亦梅之未遭歟？”

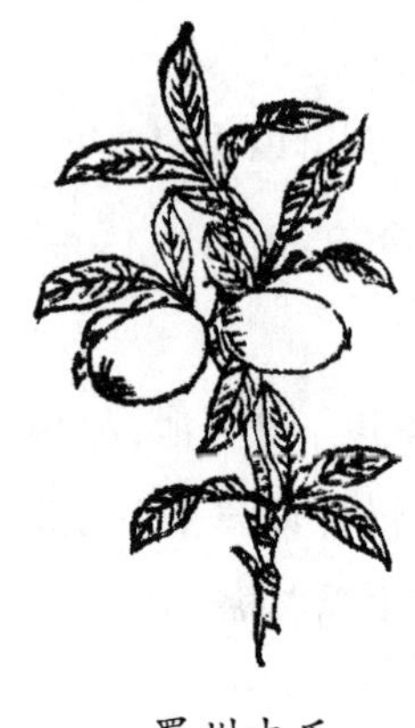
蜀州木瓜

木瓜實　味酸，温，無毒。主濕痺邪氣，霍亂大吐下，轉筋不止。其枝亦可煮用。

陶隱居云：山陰蘭亭尤多，彼人以爲良果，最療轉筋。如轉筋時，但呼其名及書上作木瓜字，皆愈。亦不可解。俗人柱木瓜杖，云利筋脛。又有榠音冥。樝，音摣。大而黄，可進酒去痰。又，樝子，澀，斷痢。《禮》云“樝梨曰欑之”，鄭公不識樝，乃云是梨之不臧者。然古亦以樝爲果，今則不入例爾。臣禹錫等謹按，蜀本注：其樹枝狀如柰，花作房生，子形似栝樓，火乾甚香。《爾雅》云“楙，木瓜”，注云“實如小瓜，酢可食”，然多食亦不益人。又《爾雅》注：“樝似梨而酢澀。”陳藏器云：木瓜，本功外，下冷氣，强筋骨，消食，止水痢後渴不止，作飲服之。又，脚氣衝心，取一顆去子，煎服之，嫩者更佳。又止嘔逆，心膈痰唾。又云：按榠樝，一名蠻樝。本功外，食之去惡心。其氣辛香，致衣箱中殺蟲魚。食之止心中酸水，水痢。樝子，本功外，食之去惡心、酸咽，止酒痰黄水。小於榅桲而相似。北土無之，中都有。鄭注

《禮》云"樝,梨之不臧者",爲無功也。孟詵云:木瓜,謹按,枝葉煑之飲,亦治霍亂。不可多食,損齒及骨。又,臍下絞痛:木瓜一兩片,桑葉七片,大棗三枚,碎之,以水二升,煮取半升,頓服之,差。又云:樝子,平。損齒及筋,不可食。亦主霍亂轉筋,煮汁食之,與木瓜功稍等,餘無有益人處。江外常爲果食。日華子云:木瓜,止吐瀉,賁豘及脚氣,水腫,冷熱痢,心腹痛,療渴,嘔逆,痰唾等。根治脚氣。又云:榠樝,平,無毒。消痰,解酒毒及治咽酸。煨食止痢。浸油梳頭,治髮赤并白。

圖經曰:木瓜,舊不著所出州土,陶隱居云"山陰蘭亭尤多",今處處有之,而宣城者爲佳。其木狀若柰,花生於春末而深紅色。其實大者如瓜,小者如拳。《爾雅》謂之楙,郭璞云:"實如小瓜,酢可食。"不可多,亦不益人。宣州人種蒔尤謹,遍滿山谷。始實成,則鏃紙花薄其上,夜露日暴,漸而變紅,花文如生。本州以充上貢焉。又有一種榠樝,木、葉、花、實酷類木瓜。陶云"大而黄,可進酒去痰"者是也。欲辨之,看蔕間别有重蔕如乳者爲木瓜,無此者爲榠樝也。木瓜大枝可作杖策之,云利筋脉。根、葉煮湯淋足脛,可以已蹷。又,截其木,乾之,作桶以濯足,尤益。道家以榠樝生壓汁,合和甘松、玄参末,作濕香,云甚爽神。

【**雷公云**:凡使,勿誤用和圓子、蔓子、土伏子,其色樣外形真似木瓜,只氣味効并向裏子各不同。若木瓜,皮薄,微赤黄,香,甘、酸,不澁。調榮衛,助穀氣。向裏子頭尖一面,方是真木瓜。若和圓子,色微黄,蔕、核麁,子小圓,味澁、微鹹,傷人氣。蔓子顆小,亦似木瓜,味絶澁,不堪用。土伏子似木瓜,味絶澁,子如大樣油麻,又苦澁,不堪用。若餌之,令人目澁,目赤,多赤筋痛。凡使木瓜,勿令犯鐵,用銅刀削去硬皮并子,薄切,於日中煞。却用黄牛乳汁拌蒸,從巳至未,其木瓜如膏煎,却於日中薄攤,曒乾用也。

食療云:主嘔啘風氣,又吐後轉筋,煑汁飲之,甚良。脚膝筋急痛:煮木瓜令爛,研作漿粥樣,用裹痛處,冷即易,一宿三五度,熱裹便差。煑木瓜時,入一半酒同煮之。

毛詩:投我以木瓜,報之以瓊琚。注云:木瓜,楙木也,可食之木。

衍義曰:木瓜得木之正,故入筋。以鈆霜塗之,則失醋味,受金之制,故如是。今人多取西京大木瓜爲佳,其味和美,至熟止青白色,入藥絶有功,勝宣州者味淡。此物入肝,故益筋與血病、腰腎脚膝無力,此物不可闕也。

〔**箋釋**〕

《爾雅·釋木》"楙,木瓜",郭璞注:"實如小瓜,酢可食。"《詩經·衛風》"投我以木瓜","投我以木桃","投我以木李",其中木瓜、木桃皆爲薔薇科木瓜屬植物,木桃爲毛葉木瓜 *Chaenomeles cathayensis*,而所稱之木瓜究竟是指光皮木瓜 *Chaenomeles sinensis* 還是皺皮木瓜 *Chaenomeles speciosa*,頗不易辨。陶弘景注將木瓜分作三種,除木瓜外,别有榠樝與樝子,陶説:"山陰蘭亭尤多,彼人以爲良果,最療轉筋。如轉筋時,但呼其名及書上作木瓜字,皆愈。亦不可解。俗人柱木瓜杖,云利筋脛。又有榠樝,大而黄,可進酒去痰。又,樝子,澀,斷痢。《禮》云'樝梨曰欑之',鄭公不識樝,乃云是梨之不臧者。然古亦以樝爲果,今則不入例爾。"

《本草綱目》集解項李時珍説:"木瓜可種可接,可以枝壓。其葉光而厚,其實如小瓜而有鼻。津潤味不木者爲木瓜;圓小於木瓜,味木而酢澀者爲木桃;似木瓜而無鼻,大於木桃,味澀者爲木李,亦曰木梨,即榠樝及和圓子也。鼻乃花脱處,非臍蒂也。"由此大致可以確定,木瓜指皺皮木瓜 *Chaenomeles speciosa*,榠樝爲光皮木瓜 *Chaenomeles sinensis*,木桃即樝子爲毛葉木瓜 *Chaenomeles cathayensis*。

需要説明的是,"樝"字,據《説文》"果似梨而酢",所指代的就是木瓜之類,亦省寫作"柤",也寫作"楂"。但凡與"梨"相連屬者,如《莊子·人間世》"夫柤梨橘柚果蓏之屬",《管子·地員》"其陰則生楂藜",《子虛賦》"樝梨樗栗,橘柚芬芳",所指代的可能都是木瓜一類似梨而味酸的物種。從字形演變來看,"樝"簡化爲"楂"並無不妥,但宋代以來,被《爾雅》稱作"杭,繫梅",後來又稱爲羊梂、棠梂、棠毬子的薔薇科植物山楂 *Crataegus pinnatifida*,通過鼠楂(查)、猴楂、茅楂等别名,逐漸演變,而以"山楂"爲正名,並佔用"楂"字,幾乎作爲薔薇科山楂屬 *Crataegus* 的專用字。但以《本草綱目》爲據,藥名"山楂"並不寫作"山樝"。從此意義而言,"樝"字其實留給了薔薇科木瓜屬 *Chaenomeles*,故表示木瓜之類的"樝"字,仍以不簡化爲"楂"較好。

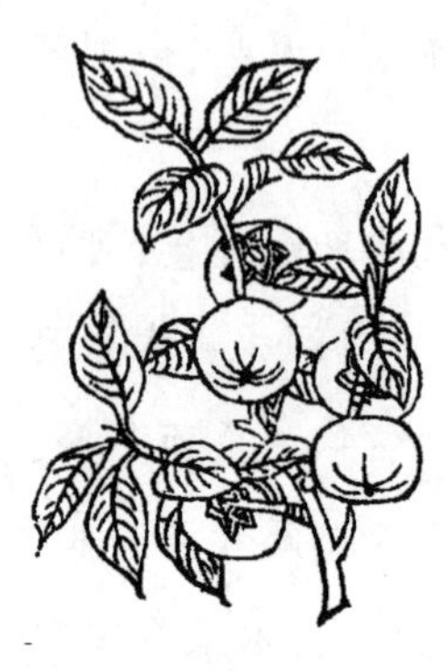

柿

柿　味甘,寒,無毒。主通鼻耳氣,腸澼不足。

陶隱居云:柿有數種,云今烏柿,火熏者性熱,斷下,又療狗齧瘡,火煏皮逼切。者亦好,日乾者性冷。鹿心柿尤不可多食,令人腹痛。生柿彌冷。又有椑,音卑。色青,惟堪生噉,性冷復甚於柿,散石熱家噉之,亦無嫌,不入藥用。唐本注云:《别録》云:火柿主殺毒,療金瘡、火瘡,生肉止痛。軟熟柿解酒熱毒,止口乾,壓胃間熱。臣禹錫等謹按,孟詵云:柿,寒。主補虚勞不足。謹按,乾柿厚腸胃,澀中,建脾胃氣,消宿血。又,紅柿補氣,續經脉氣。又,醂柿澀下焦,建脾胃氣,消宿血。作餅及餻與小兒食,治秋痢。又,研柿,先煮粥,欲熟即下柿,更三兩沸,與小兒飽食,并妳母喫亦良。又,乾柿二斤,酥一斤,蜜半升,先和酥蜜,鐺中消之,下柿煎十數沸,不津器貯之,每日空腹服三五枚,療男子、女人脾虚,腹肚薄,食不消化。面上黑點,久服甚良。陳藏器云:柿,本功外,日乾者温補,多食去面皯,除腹中宿血。剡縣火乾者名烏柿,人服藥口苦及欲吐逆,食少許立止。蔕煮服之,止噦氣。黄柿和米粉作糗,蒸與小兒食之,止下痢。飲酒食紅柿,令人心痛直至死,亦令易醉。陶云"解酒毒",失矣。日華子云:柿,冷。潤心肺,止渴,澁腸。療肺痿心熱嗽,消痰,開胃,亦治吐血。又云:乾柿,平。潤聲喉,殺蟲。火柿,性暖,功用同前。

圖經曰:柿,舊不著所出州土,今南北皆有之。柿之種亦多,黄柿生近京州郡;紅柿南北通有;朱柿出華山,似紅柿而皮薄，更甘珍；椑音卑。柹出宣、歙、荆、襄、閩、廣諸州，但可生噉，不堪乾。諸柹食之皆美而益人，椑柹更壓丹石毒耳。其乾柹火乾者，謂之烏柹，出宣州、越州，性甚温，人服藥口苦欲逆，食少許當止，兼可斷下。日乾者爲白柹，入藥微冷。又，黄柹可和米粉作糗，小兒食之止痢。又，以酥蜜煎乾柹食之，主脾虚，薄食。柹蔕煮飲，亦止噦。木皮主下血不止：暴乾更焙，篩末，米飲和二錢匕服之，不以上衝下脱，兩服可止。又有一種小柹，謂之軟棗。俚俗暴乾貨之，謂之牛妳柹，至冷，不可多食。凡食柹，不可與蟹同，令人腹痛大瀉。其枯葉至滑澤，古人取以臨書。俗傳柹有七絶：一壽，二多陰，三無鳥巢，四無蟲蠹，五霜葉可翫，六嘉實，七落葉肥火。

【聖惠方：治耳聾鼻塞：以乾柹三枚細切，粳米三合，豉少許，煮粥，空心食之。

產寶：治産後或患欬逆氣亂心煩：乾柹一箇，碎之，以水十分，煑熱呷。

衍義曰：柹有着蓋柹，於蔕下别生一重；又牛心柹，如牛之心；蒸餅柹，如今之市買蒸餅。華州有一等朱柹，比諸品中最小，深紅色。又一種塔柹，亦大於諸柹。性皆凉，不至大寒，食之引痰，極甘，故如是。去皮，掛大木株上，使風日中自乾，食之多動風火。乾者味不佳，生則澁，以温水養之，需澁去可食，逮至自然紅爛，澁亦自去，乾則性平。

〔箋釋〕

柹，《本草綱目》寫作“柿”，解釋説：“俗作柹，非矣。”按，“柿”與“柹”皆不見於《説文》，《玉篇》云：“柿，赤實果。"《正字通》云:"柹,柿俗字。"集解項李時珍説:"柹高樹大葉,圓而光澤。四月開小花,黄白色。結實青緑色,八九月乃熟。生柹置器中,自紅者謂之烘柹,日乾者謂之白柹,火乾者謂之烏柹,水浸藏者謂之醂柹。其核形扁,狀如木鱉子仁而硬堅。其根甚固,謂之柹盤。案《事類合璧》云:柹,朱果也。大者如楪,八棱梢扁;其次如拳;小或如雞子、鴨子、牛心、鹿心之狀。一種小而如折二錢者,謂之猴棗。皆以核少者爲佳。"此即柹樹科植物柹樹 *Diospyros kaki*,栽培品種甚多。

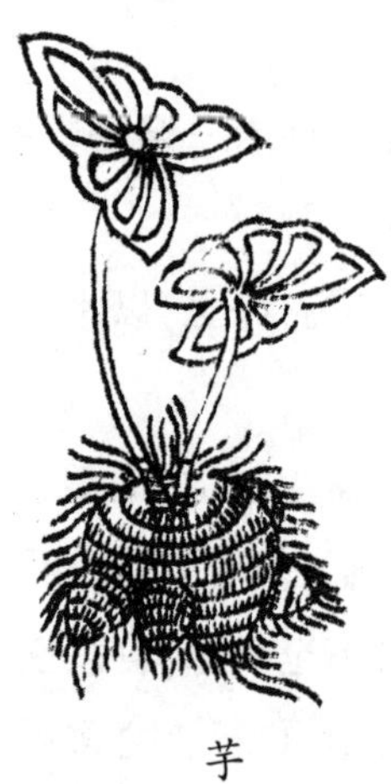
芋

芋　味辛,平,有毒。主寬腸胃,充肌膚,滑中。一名土芝。

陶隱居云:錢塘最多。生則有毒,簽音杴。不可食。性滑,下石,服餌家所忌。種芋三年不採,成梠音吕。芋。又別有野芋,名老芋,形葉相似如一根,並殺人。人不識而食之垂死者,佗人以土漿及糞汁與飲之,得活矣。唐本注云:芋有六種:有青芋、紫芋、真芋、白芋、連禪芋、野芋。其青芋細長,毒多,初煑要須灰汁,易水煑熟,乃堪食爾。白芋、真芋、連禪芋、紫芋毒少,並正爾,蒸煑噉之。又宜冷噉,療熱止渴。其真、白、連禪三芋,兼肉作羹,大佳。蹲鴟之饒,蓋謂此也。野芋大毒,不堪噉也。臣禹錫等謹按,孟詵云:芋白色者無味,紫色者破氣。煑汁飲之,止渴。十月後曬乾收之,冬月食,不發病,佗時月不可食。又，和鯽魚、鱧魚作臛良。久食令人虚勞無力。又，煑汁洗膩衣，白如玉。亦可浴去身上浮風，慎風半日。**陳藏器**云：芋，本功外，食之令人肥白。小者極滑，吞之開胃及腸閉。産後煑食之，破血。飲其汁，止血渴。芋有八九種，功用相似。野芋，生溪澗，非人所種者，根葉相類耳。取根醋摩，傅蟲瘡疥癬，入口毒人。又有天荷，亦相似而大也。**日華子**云：芋，冷，破宿血，去死肌。其中有數種，有芽芋、紫芋，園圃中種者可食，餘者有大毒，不可容易食。薑芋辛辣，以生薑煮，又换水煮，方可食。和魚煑，甚下氣，調中補虚。葉，裹開了癰瘡毒，止痛。**又云**：芋葉，冷，無毒。除煩止瀉，療姙孕心煩迷悶，胎動不安。又，鹽研傅蛇蟲咬并癰腫毒，及罯傅毒箭。

圖經曰：芋，本經不著所出州土，陶隱居注云"錢塘最多"，今處處有之，閩、蜀、淮甸尤殖此。種類亦多，大抵性效相近。蜀川出者，形圓而大，狀若蹲鴟，謂之芋魁，彼人蒔之最盛，可以當糧食而度饑年。左思《三都賦》所謂"徇蹲鴟之沃，則以爲濟世陽九"是也。江西、閩中出者，形長而大，葉皆相類。其細者如卵，生於大魁傍，食之尤美，不可過多，乃有損也。凡食芋，並須園圃蒔者。其野芋有大毒，不可輒食，食則殺人，惟土漿及糞汁解之。《説文解字》云"齊人謂芋爲梠"，陶云"種芋三年不採，成莒"，二音相近，蓋南北之呼不同耳。古人亦單用作藥，唐韋宙《獨行方》療癖氣：取生芋子一斤，壓破，酒五升漬二七日，空腹一杯，神良。

【**唐本云**：多食動宿冷。其葉如荷葉而長，根類於薯預而圓。圖經云：其類雖多，葉蓋相似，葉大如扇，廣尺餘。白芋毒微,青芋多子,真芋、連禪芋、紫芋並毒少,而根俱不堪生噉。蒸、煑冷噉,大治煩熱,止渴。今畿縣徧有,諸山南、江左唯有青、白、紫三芋而已。

食療:煑汁浴之,去身上浮氣。浴了,慎風半日許。

史記:蜀卓氏云:汶山之下沃野有蹲鴟,至死不飢。注:蹲鴟,大芋也。

沈存中筆談:處士劉湯隱居王屋山,嘗於齋中見一大蜂罥于蛛網,蛛縛之,爲蜂所螫,墜地。俄頃,蛛皷腹欲裂[①],徐徐行入草,嚙芋梗微破,以瘡就嚙處磨之。良久,腹漸消,輕躁如故。自後人有爲蜂螫者,挼芋梗傅之則愈。

衍義曰:芋所在有之,江、浙、二川者最大而長,京、洛者差圓小,而惟東、西京者佳,他處味不及也。當心出苗者爲芋頭,四邊附芋頭而生者爲芋子。八九月已後可食。至時掘出,置十數日,却以好土匀埋,至春猶好。生則辛而涎,多食,滯氣困脾。唐杜甫詩曰"園收芋栗不全貧"者是此。以梗擦蜂螫處,愈。

〔箋釋〕

《説文》云:"芋,大葉實根,駭人,故謂之芋也。"又:"莒,齊謂芋爲莒。"《本草圖經》引作"齊人謂芋爲梠",有誤,大約是因陶注"種芋三年不採,成梠芋"牽連而來。據《藝文類聚》引《孝經援神契》云:"仲冬昴星中,收莒芋,亦芋也。"芋即天南星科植物芋 *Colocasia esculenta*,很早就作爲菜蔬,因爲富含澱粉,也可以作糧食。

---

① 裂:底本作"烈",據《夢溪筆談》卷二十四改。

烏芋　味苦，甘，微寒，無毒。主消渴，痺熱，温中益氣。一名藉姑，一名水萍。二月生葉如芋，三月三日採根，暴乾。

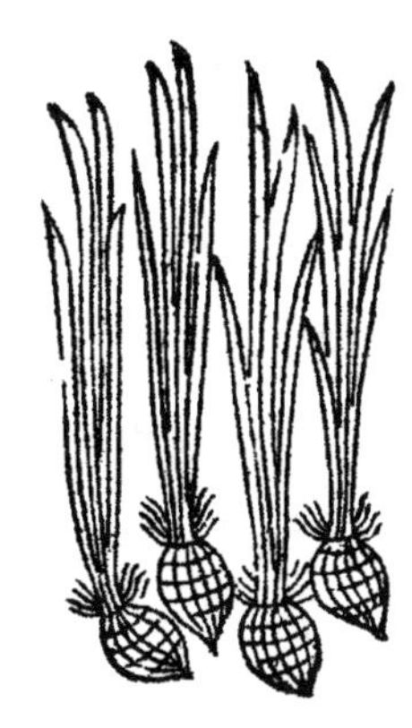
烏芋

陶隱居云：今藉姑生水田中，葉有椏，烏牙切。狀如澤瀉，不正似芋。其根黄似芋子而小，煑之亦可噉。疑其有烏者，根極相似，細而美，葉乖異，狀如莧草，呼爲鳧茨，恐此也。唐本注云：此草一名槎牙，一名茨菰，音孤。主百毒。産後血悶攻心欲死，産難，衣不出，擣汁服一升。生水中，葉似錍普兮切。箭鏃，澤瀉之類也。《千金方》云下石淋。臣禹錫等謹按，孟詵云：茨菰不可多食。吴人常食之，令人患脚。又，發脚氣，癱緩風，損齒，令人失顔色，皮肉乾燥。卒食之，令人嘔水。又云：鳧茨，冷。下丹石，消風毒，除胸中實熱氣。可作粉食，明耳目，止渴，消疸黄。若先有冷氣，不可食，令人腹脹氣滿。小兒秋食，臍下當痛。日華子云：鳧茨，無毒。消風毒，除胸胃熱，治黄疸，開胃下食。服金石藥人食之，良。又云：茨菰，冷，有毒。葉研傅蛇蟲咬。多食發虚熱及腸風痔瘻，崩中帶下，瘡癤。煮以生薑禦之，佳。懷孕人不可食。又名鷰尾草及烏芋矣。

圖經曰：烏芋，今鳧茨也。舊不著所出州土。苗似龍鬚而細，正青色，根黑，如指大，皮厚有毛。又有一種皮薄無毛者，亦同。田中人並食之，亦以作粉，食之厚人腸胃，不飢。服丹石人尤宜，蓋其能解毒耳。《爾雅》謂之芍。

衍義曰：烏芋，今人謂之葧臍。皮厚，色黑，肉硬白者，謂之猪葧臍；皮薄澤，色淡紫，肉軟者，謂之羊葧臍。正二月人採食之。此二等，藥罕用，荒歲人多採以充糧。

〔箋釋〕

根據陶弘景説烏芋"葉有椏"，《新修本草》説"葉似錍箭鏃"，所指代的應該是澤瀉科的慈姑 *Sagittaria sagittifolia*，葉戟形，因此又名剪刀草。宋末董嗣杲詠茨菰（慈姑）詩有句"剪刀葉上兩枝芳，柔弱難勝帶露妝"。但從《本草圖經》開始，所稱的烏芋另是一種植物，所言"苗似龍鬚而細，正青色，根黑，如指大，皮厚有毛"，所指乃莎草科植物荸薺 *Eleocharis dulcis*。《本草綱目》集解項李時珍説："鳧茈生淺水田中。其苗三四月出土，一莖直上，無枝葉，狀如龍鬚。肥田栽者，粗近葱、蒲，高二三尺。其根白蒻。秋後結顆，大如山楂、栗子，而臍有聚毛，累累下生入泥底。野生者，黑而小，食之多滓。種出者，紫而大，食之多毛。吴人以沃田種之，三月下種，霜後苗枯，冬春掘收爲果，生食、煮食皆良。"所指亦是荸薺 *Eleocharis dulcis*。這種名稱上的混亂一直延續，直到今天，四川仍將莎草科荸薺稱爲"慈姑"，而把澤瀉科慈姑稱爲"白慈姑"。李時珍針對這種混亂，在烏芋條專門設立正誤項，有云："烏芋、慈姑原是二物。慈姑有葉，其根散生。烏芋有莖無葉，其根下生。氣味不同，主治亦異。而《别録》誤以藉姑爲烏芋，謂其葉如芋。陶、蘇二氏因鳧茨、慈姑字音相近，遂致混注，而諸家説者因之不明。今正其誤。"

枇杷葉　味苦，平，無毒。主卒啘不止，下氣。

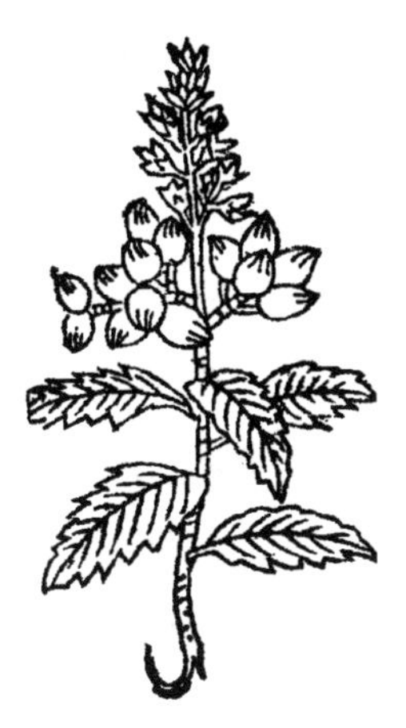
眉州枇杷葉

陶隱居云：其葉不暇煑，但嚼食，亦差。人以作飲，則小冷。**唐本注**云：用葉須火炙，布拭去毛，不爾射人肺，令欬不已。又主欬逆，不下食。**今注**：實，味甘，寒，無毒。多食發痰熱。**臣禹錫等謹按**，**蜀本**圖經云：樹高丈餘，葉大如驢耳，背有黄毛。子梂生如小李，黄色，味甘酸。核大如小栗，皮肉薄。冬花春實，四月、五月熟，淩冬不凋。生江南、山南，今處處有。**孟詵**云：枇杷，温。利五藏，久食亦發熱黄。子，食之潤肺，熱上膲。若和熱炙肉及熱麵食之，令人患熱毒黄病。**藥性論**云：枇杷葉，使，味甘。能主胃氣冷，嘔噦不止。**日華子**云：枇杷子，平，無毒。治肺氣，潤五藏，下氣，止吐逆并渴疾。又云：葉療婦人産後口乾。

圖經曰：枇杷葉，舊不著所出州郡，今襄、漢、吴、蜀、閩、嶺皆有之。木高丈餘，葉作驢耳形，皆有毛。其木陰密婆娑可愛，四時不凋。盛冬開白花，至三四月而成實。故謝瞻《枇杷賦》云"禀金秋之青條，抱東陽之和氣，肇寒葩之結霜，成炎果乎纖露"是也。其實作梂如黄梅，皮肉甚薄，味甘，中核如小栗。四月採葉暴乾，治肺氣，主渴疾。用時須火炙，布拭去上黄毛。去之難盡，當用粟稈作刷刷之乃盡。人以作飲，則小冷。其木白皮，止吐逆，不下食。

【**雷公**：凡使，採得後秤，濕者一葉重一兩，乾者三葉重一兩者是，氣足堪用。使麄布拭上毛令盡，用甘草湯洗一遍，却用綿再拭，令乾。每一兩以酥一分炙之，酥盡爲度。

食療：卒嘔啘不止，不欲食。又，煑汁飲之，止渴。偏理肺及肺風瘡，胸面上瘡。

孫真人：咳嗽：以葉去毛，煎湯服之。

衍義曰：枇杷葉，江東西、湖南北、二川皆有之。以其形如枇杷，故名之。治肺熱嗽有功。花白，最先春也。子大如彈丸，四五月熟，色若黄杏，微有毛，肉薄，性亦平，與葉不同。有婦人患肺熱，久嗽，身如炙，肌瘦將成肺勞：以枇杷葉、木通、款冬花、紫菀、杏人、桑白皮各等分，大黄減半，各如常製，治訖，同爲末，蜜丸如櫻桃大，食後、夜卧各唅[①]化一丸，未終一劑而愈。

〔箋釋〕

枇杷爲薔薇科植物枇杷 *Eriobotrya japonica*，是常見水果和園林植物，《藝文類聚》引謝瞻《枇杷賦》云："伊南國之佳木，偉邦庭而延樹。禀金秋之清條，抱東陽之和煦。肇寒葩於結霜，成炎果乎纖露。高臨甍首，傍拂階露。"與《本草圖經》所引稍有異文。枇杷爲常緑小喬木，所以《千字文》説"枇杷晚翠，梧桐蚤凋"。杜甫《田舍》詩云："田舍清江曲，柴門古道旁。草深迷市井，地僻懶衣裳。櫸柳枝枝弱，枇杷樹樹香。鸕鷀西日照，曬翅滿魚梁。"

荔枝子　味甘，平，無毒。止渴，益人顏色。生嶺南

① 唅：據文意，似當作"含"。

及巴中。其樹高一二丈,葉青陰,凌冬不凋。形如松子大,殼朱若紅羅紋,肉青白若水精,甘美如蜜。四五月熟。百鳥食之,皆肥矣。今附。

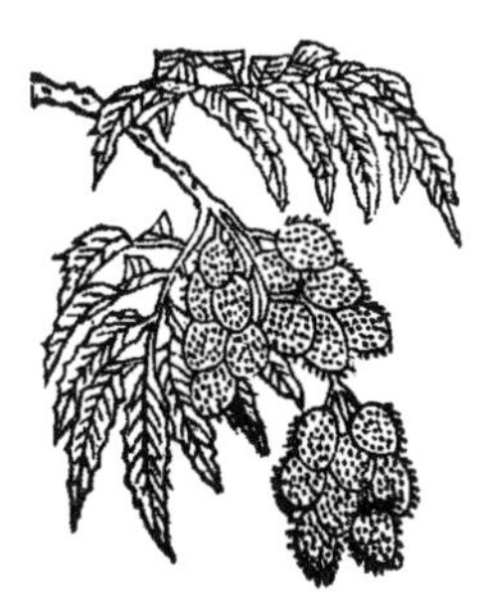
荔枝

圖經曰:荔枝子生嶺南及巴中,今泉、福、漳、嘉、蜀、渝、涪州、興化軍及二廣州郡皆有之。其品閩中第一,蜀川次之,嶺南爲下。《扶南記》云:此木以荔枝爲名者,以其結實時枝弱而蔕牢,不可摘取,以刀斧劙音利。取其枝,故以爲名耳。其木高二三丈,自徑尺至于合抱,頗類桂木、冬青之屬。葉蓬蓬然,四時榮茂不凋。其木性至堅勁,工人取其根作阮咸槽及彈棊局。木之大者,子至百斛。其花青白,狀若冠之蕤緌。實如松花之初生者,殼若羅文,初青漸紅,肉淡白如肪玉,味甘而多汁。五六月盛熟時,彼方皆燕會其下以賞之,賓主極量取啖,雖多亦不傷人。小過度,則飲蜜漿一盃便解。荔枝始傳於漢世,初惟出嶺南,後出蜀中。《蜀都賦》所云"旁挺龍目,側生荔枝"是也。蜀中之品,在唐尤盛,白居易《圖序》論之詳矣。今閩中四郡所出特奇,而種類僅至三十餘品,肌肉甚厚,甘香瑩白,非廣、蜀之比也。福唐歲貢白暴荔枝并蜜煎荔枝肉,俱爲上方之珍果。白暴須佳實乃堪,其市貨者,多用雜色荔枝入鹽、梅暴之成,而皮深紅,味亦少酸,殊失本真。凡經暴皆可經歲,好者寄至都下及關陝河外諸處,味猶不歇。百果流布之盛,皆不及此。又有焦核荔枝,味更甜美,或云是木生背陽,結實不完就者,白暴之尤佳。又有綠色、蠟色,皆其品之奇者,本土亦自難得。其蜀嶺荔枝,初生亦小酢,肉薄不堪暴。花及根亦入藥,崔元亮《海上方》治喉痺腫痛:以荔枝花并根共十二分,以水三升煑,去滓,含,細細嚥之,差止。

【陳藏器:味酸,子如卵。《廣州記》云:荔枝精者,子如雞卵大,殼朱肉白,核如雞舌香。《廣志》曰:荔枝冬青,實如雞子,核黄黑似熟蓮子,實白如肪脂,甘而多汁,美極,益人也。

海藥云:謹按,《廣州記》云:生嶺南及波斯國。樹似青木香。味甘、酸。主煩渴,頭重,心躁,背膊勞悶,並宜食之。嘉州已下渝州並有。其實熱,甘美。荔枝熟,人未採,則百蟲不敢近。人才採之,烏鳥、蝙蝠之類無不殘傷。故採荔枝者,日中而衆採之。荔枝子,一日色變,二日味變,三日色味俱變。古詩云"色味不踰三日變"。員安宇荔枝詩云"香味三日變"。今瀘、渝人食之,多則發熱瘡。

食療:微温。食之通神益智,健氣及顔色,多食則發熱。

衍義曰:荔枝,藥品中今未見用,惟崔元亮方中收之。果實中爲上品,多食亦令人發虚熱。此物喜雙實,尤可愛。本朝有蔡君謨《荔枝譜》,其説甚詳。唐杜牧詩云"二騎紅塵妃子笑,無人知是荔枝來",此是川蜀荔枝,亦可生置之長安也。以核熳火中燒存性,爲末,新酒調一枚末服,治心痛及小腸氣。

〔箋釋〕

荔枝是熱帶水果,無患子科植物荔枝 *Litchi chinensis*,主要分佈在兩廣、福建、四川南部和雲貴的少數地區。蘇頌是福州人,故《本草圖經》論荔枝尤詳,也特别揄揚福建荔枝,説"其品閩中第一,蜀川次之,嶺南爲下"。

關於荔枝的詩文甚多,《本草圖經》説"蜀中之品,在唐尤盛，白居易《圖序》論之詳矣”，蔡襄《荔枝譜》也提到，“白居易刺忠州。既形於詩，又圖而序之”。白居易的這篇《荔枝圖序》見於文集，有云：“荔枝生巴峽間，樹形團團如帷蓋。葉如桂，冬青；華如橘，春榮；實如丹，夏熟。朵如葡萄，核如枇杷，殼如紅繒，膜如紫綃，瓤肉瑩白如冰雪，漿液甘酸如醴酪。大略如彼，其實過之。若離本枝，一日而色變，二日而香變，三日而味變，四五日外，色香味盡去矣。元和十五年夏，南賓守樂天命工吏圖而書之，蓋爲不識者與識而不及一二三日者云。”所以後來詩人都用“香味三日變”起興。至於《本草衍義》引杜牧詩“二騎紅塵妃子笑”，與通常作“一騎”不同。

乳柑子　味甘，大寒。主利腸胃中熱毒，解丹石，止暴渴，利小便。多食令人脾冷，發痼癖、大腸洩。又有沙柑、青柑、山柑，體性相類，惟山柑皮療咽喉痛效，餘者皮不堪用。其樹若橘樹，其形似橘而圓大，皮色生青熟黃赤。未經霜時尤酸，霜後甚甜，故名柑子。生嶺南及江南。今附。

臣禹錫等謹按，蕭炳云：出西戎者佳。日華子云：冷，無毒。皮炙作湯，可解酒毒及酒渴，多食發陰汗。

圖經：文具橘柚條下。

【**陳藏器**：産後肌浮：柑皮爲末，酒下。

聖惠方：治酒毒，或醉昏悶、煩渴，要易醒方：取柑皮二兩，焙乾爲末,以三錢匕,水一中盞,煎三五沸,入鹽,如茶法服,妙。

食療:寒。堪食之。其皮不任藥用,食多令人肺燥、冷中、發痃癖。

經驗後方:獨醒湯:柑子皮去瓤,不計多少,焙乾爲末,入鹽點半錢。

衍義曰:乳柑子,今人多作橘皮售於人,不可不擇也。柑皮不甚苦,橘皮極苦,至熟亦苦。若以皮緊慢分别橘與柑,又緣方宜各不同,亦互有緊慢者。脾腎冷人食其肉,多致藏寒或洩利。

石蜜乳糖也。　**味甘,寒,無毒。主心腹熱脹,口乾渴,性冷利。出益州及西戎。煎煉沙糖爲之,可作餅塊,黄白色。**

唐本注云:用水牛乳、米粉和煎,乃得成塊。西戎來者佳。江左亦有,殆勝蜀者,云用牛乳汁和沙糖煎之,並作餅,堅重。今注:此石蜜,其實乳糖也。前卷已有石蜜之名,故注此條爲乳糖。唐本先附。臣禹錫等謹按,孟詵云:石蜜,治目中熱膜,明目。蜀中、波斯者良。東吴亦有,並不如兩處者。此皆煎甘蔗汁及牛乳汁,則易細白耳。和棗肉及巨勝末丸,每食後含一兩丸,潤肺氣,助五藏津。

圖經:文具甘蔗條下。

衍義曰:石蜜,川、浙最佳,其味厚,其他次之。煎鍊成,以鍘象物,達京都。至夏月及久陰雨,多自消化。土人先以竹葉及紙裹，外用石灰埋之，仍不得見風，遂免。今人謂乳糖，其作餅黄白色者，今人又謂之捻糖，易消化，入藥至少。

〔箋釋〕

本書卷二十《本草經》石蜜即是蜂蜜，陶弘景注："亦有雜木及人家養者，例皆被添，殆無淳者，必須親自看取之，乃無雜爾。且又多被煎煮，其江南向西諸蜜，皆是木蜜，添雜最多，不可爲藥用。"其中隱約提到當時蜂蜜摻雜造假情況。卷二十三的石蜜爲《新修本草》所增，"用牛乳汁和沙糖煎之"，其造作本意很可能就是作爲蜂蜜的僞品，因此有"蜜"的名字。據《南方草木狀》云："諸蔗，一曰甘蔗，交趾所生者，圍數寸，長丈餘，頗似竹。斷而食之甚甘。笮取其汁，曝數日成飴，入口消釋，彼人謂之石蜜。泰康六年，扶南國貢諸蔗，一丈三節。"則這種石蜜的另一種製作方法，可能就用甘蔗，所得即是今之蔗糖。

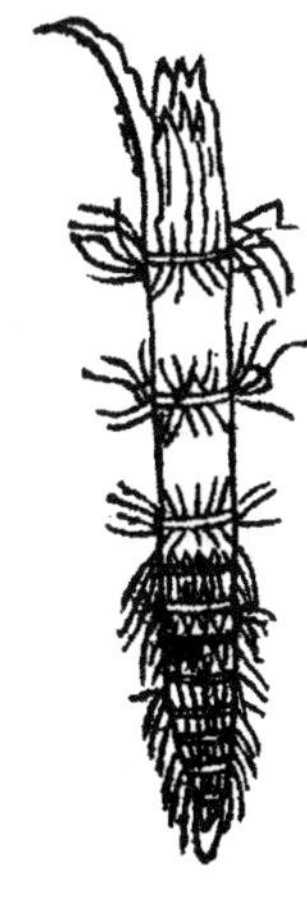
甘蔗

甘蔗音柘。　**味甘，平，無毒。主下氣和中，助脾氣，利大腸。**

陶隱居云：今出江東爲勝，廬陵亦有好者。廣州一種，數年生，皆如大竹，長丈餘，取汁以爲沙糖，甚益人。又有荻蔗，節疎而細，亦可噉也。今按，别本注云：蔗有兩種，赤色名崑崙蔗，白色名荻蔗。出蜀及嶺南爲勝，並煎爲沙糖。今江東甚多，而劣於蜀者，亦甚甘美，時用煎爲稀沙糖也。今會稽作乳糖，殆勝於蜀。去煩,止渴,解酒毒。臣禹錫等謹按,蜀本圖經云:葉似荻,高丈許,有竹、荻二蔗。竹蔗莖麄,出江南;荻蔗莖細,出江北。霜下後收莖,笮其汁爲沙糖。鍊沙糖和牛乳爲石蜜並好。日華子云:冷。利大小腸,下氣痢,補脾,消痰,止渴,除心煩熱。作沙糖,潤心肺,殺蟲,解酒毒。臘月窖糞坑中,患天行熱狂人,絞汁服,甚良也。

圖經曰:甘蔗,舊不著所出州土,陶隱居云"今江東者爲勝,廬陵亦有好者,廣州一種,數年生,皆如大竹,長丈餘",今江、浙、閩、廣、蜀川所生,大者亦高丈許。葉有二種,一種似荻,節疎而細短,謂之荻蔗;一種似竹,麄長。笮其汁以爲沙糖,皆用竹蔗,泉、福、吉、廣州多作之。鍊沙糖和牛乳爲石蜜,即乳糖也。惟蜀川作之。荻蔗但堪噉,或云亦可煎稀糖,商人販貨至都下者,荻蔗多而竹蔗少也。

【**食療**:主補氣,兼下氣。不可共酒食,發痰。

外臺秘要:主發熱口乾,小便澀:取甘蔗去皮盡,令喫之,咽汁。若口痛,擣取汁服之。

肘後方:主卒乾嘔不息:甘蔗汁温令熱,服半升,日三。又以生薑汁一升服,並差。

梅師方:主胃反,朝食暮吐,暮食朝吐,旋旋吐者:以甘蔗汁七升,生薑汁一升,二味相和,分爲三服。

食醫心鏡:理正氣,止煩渴,和中補脾,利大腸,解酒毒:削甘蔗去皮,食後喫之。

張協都蔗賦云:挫斯蔗而療渴,若漱醴而含蜜。

衍義曰:甘蔗,今川、廣、湖南北、二浙、江東西皆有,自八九月已堪食，收至三四月方酸壞。石蜜、沙糖、糖霜皆自此出，惟川、浙者爲勝。

〔箋釋〕

據《本草綱目》，甘蔗别名有竿蔗、藷，釋名項李時珍説："按野史云：吕惠卿言，凡草皆正生嫡出，惟蔗側種，根上庶出，故字從庶也。嵇含作竿蔗，謂其莖如竹竿也。《離騷》《漢書》皆作柘，字通用也。藷字出許慎《説文》，蓋蔗音之轉也。"

沙糖　**味甘，寒，無毒。功、體與石蜜同，而冷利過之。笮**音詐。**甘蔗汁煎作。蜀地、西戎、江東並有之。**唐本先附。

臣禹錫等謹按，孟詵云：沙糖，多食令人心痛。不與鯽魚同食，成疳蟲。又，不與葵同食，生流澼。又，不與笋同食，使笋不消，成癥，身重不能行履耳。

圖經：文具甘蔗條下。

【**食療云**：主心熱，口乾。多食生長蟲，消肌肉，損齒，發疳䘌。不可長食之。

子母秘録：治腹緊：白糖以酒二升煮服，不過再差。

衍義曰：沙糖又次石蜜。蔗汁清，故費煎鍊，致紫黑色。治心肺大腸熱，兼啖駞馬。今醫家治暴熱，多以此物爲先導。小兒多食則損齒，土制水也，及生蟯蟲。裸蟲屬土，故因甘遂生。

椑音卑。**柿　味甘，寒，無毒。主壓石藥發熱，利水，解酒熱。久食令人寒中，去胃中熱。生江淮南。似柿而青黑，《閑居賦》云“梁侯烏椑之柿”是也。**今附。

臣禹錫等謹按，日華子云：椑柿，止渴，潤心肺，除腹藏冷熱，作漆甚妙。不宜與蟹同食，令人腹疼并大瀉矣。

圖經：文具柿條下。

〔箋釋〕

《本草綱目》釋名項解釋説：“椑乃柹之小而卑者，故謂之椑。他柹至熟則黄赤，惟此雖熟亦青黑色。擣碎浸汁謂之柹漆，可以染罾、扇諸物，故有漆柹之名。”此爲柿樹科植物油柿 *Diospyros oleifera*，果實較柿略小，幼時緑色，成熟後暗黄色，成熟果實有膠狀物滲出，因此得名油柿。宋代劉子翬詠椑柿詩云：“秋林黄葉晚霜嚴，熟蔕甘香味獨兼。火傘頳虬浪褒拂，風標那似邑中黔。”

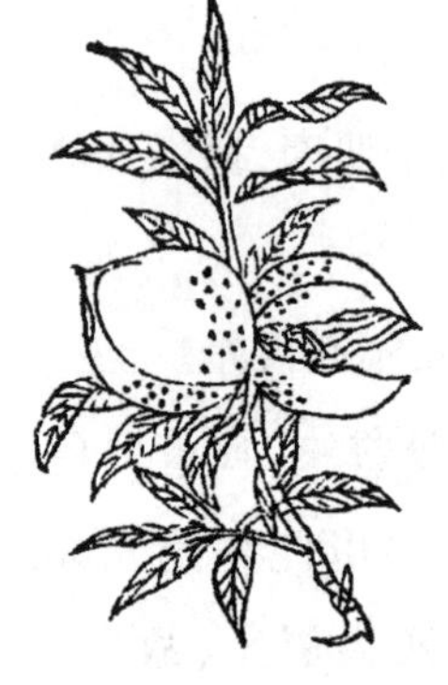
桃核人

下品

桃核人　味苦、甘，平，無毒。主瘀血，血閉，瘕邪氣，殺小蟲，止欬逆上氣，消心下堅，除卒暴擊血，破癥瘕，通月水，止痛。七月採取人，陰乾。

桃花　殺疰惡鬼，令人好顏色。味苦，平，無毒。主除水氣，破石淋，

利大小便，下三蟲，悦澤人面。三月三日採，陰乾。

桃梟　味苦，微温。主殺百鬼精物，療中惡腹痛，殺精魅，五毒不祥。一名桃奴，一名梟景。是實著樹不落，實中者，正月採之。

桃毛　主下血瘕，寒熱，積聚，無子，帶下諸疾，破堅閉，刮取毛用之。臣禹錫等謹按，本經月閉通用藥云：桃毛，平。

桃蠹　殺鬼，邪惡不祥。食桃樹蟲也。

莖白皮　味苦、辛，無毒。除邪鬼中惡腹痛，去胃中熱。

葉　味苦、辛，平，無毒。主除尸蟲，出瘡中蟲。

膠　鍊之，主保中不飢，忍風寒。

實　味酸，多食令人有熱。生太山川谷。

陶隱居云：今處處有，京口者亦好，當取解核，種之爲佳。又有山桃，其人不堪用。桃人作酪，乃言冷。桃膠入仙家用。三月三日採花，亦供丹方所須。方言"服三樹桃花盡，則面色如桃花"，人亦無試之者。服术人云禁食桃也。唐本注云：桃膠，味苦，平，無毒。主下石淋，破血，中惡疰忤。花，主下惡氣，消腫滿，利大小腸。臣禹錫等謹按，藥性論云：桃人，使。桃符，主中惡。孟詵云：桃人，温。殺三蟲，止心痛。又女人陰中生瘡，如蟲齩疼痛者，可生擣葉，綿裹内陰中，日三四易，差。又，三月三日收花曬乾，杵末，以水服二錢匕，小兒半錢，治心腹痛。又，秃瘡，收未開花，陰乾，與桑椹赤者，等分作末，以猪脂和，先用灰汁洗去瘡痂，即塗藥。又云：桃能發丹石，不可食之，生者尤損人。又，白毛，主惡鬼邪氣，膠亦然。又，桃符及奴，主精魅邪氣。符煮汁飲之，奴者丸散服之。桃人，每夜嚼一顆，和蜜塗手、面良。**日華子**云：桃，熱，微毒。益色，多食令人生熱。樹上自乾者，治肺氣腰痛，除鬼精邪氣，破血，治心痛，酒摩，暖服之。又云：桃葉，暖。治惡氣，小兒寒熱客忤。桃毛，療崩中，破癖氣。桃蠹，食之肥，悦人顏色也。

圖經曰：桃核人并花、實等生泰山，今處處皆有之，京東、陝西出者尤大而美。大都佳果多是圃人以他木接根上栽之，遂至肥美，殊失本性，此等藥中不可用之，當以一生者爲佳。七月採核，破之取人，陰乾。今都下市賈多取炒貨之，云食之亦益人。然亦多雜接實之核，爲不堪也。《千金方》桃人煎，療婦人產後百病，諸氣：取桃人一千二百枚，去雙人、尖、皮，熬擣令極細，以清酒十斗半，研如麥粥法，以極細爲佳。内小項瓷瓶中，密以麪封之，内湯中煑一復時，藥成，温酒和服一匙，日再。其花三月三日採，陰乾。《太清卉木方》云：酒漬桃花飲之，除百疾，益顏色。崔元亮《海上方》治面上瘡，黄水出，并眼瘡：一百五日收取桃花，不計多少，細末之，食後以水半盞，調服方寸匕，日三，甚良。其實已乾，著木上，經冬不落者，名桃梟。正月採之，以中實者良。胡洽治中惡毒氣，蠱疰，有桃奴湯，是此也。其實上毛刮取之，以治女子崩中。食桃木蟲名桃蠹，食之悦人顏色。莖白皮，中惡方用之。葉多用作湯導藥，標嫩者名桃心，尤勝。張文仲治天行，有支太醫桃葉湯熏身法：水一石，煑桃葉，取七㪷，以爲鋪席，自圍衣被蓋上，安桃湯於床簀下，乘熱自熏，停少時，當雨汗，汗遍去湯，待歇，速粉之，并灸大椎，則愈。陳廩丘《蒸法經》云：連發汗，汗不出者死，可蒸之，如中風法。以問張苗，苗曾有疲極汗出，卧單簟，中冷，但苦寒倦。四日凡八過發汗，汗不出，燒地桃葉蒸之，則得大汗，被中傅粉極燥，便差。後用此發汗得出。蒸法[1]者，燒地良久，掃除去火，可以水小灑。取蠶沙，若桃葉、柏葉、糠及麥麩皆可，趣用易得者；牛、馬糞亦可用，但臭耳。取桃葉欲落時，可益收乾之。以此等物著火處，令厚二三寸，布席坐上，温覆。用此汗出，若過熱，當審細消息。大熱者重席，汗出周身便止。温粉粉之，勿令過。此法舊云出阮河南也。桃皮亦主病，《集驗》肺熱悶不止，胸中喘急、悸，客熱往來欲死，不堪服藥，泄胸中喘氣：用桃皮、芫花各一升，二物以水四升，煑取一升五合，去滓，以故布手巾内汁中，薄胸，温四肢，不盈數刻即歇。又，《必効方》主蠱毒：用大戟、桃白皮東引者，以大火烘之，斑猫去足翅熬，三物等分，擣篩爲散，以冷水服半方寸匕，其毒即出。不出，更一服，蠱並出。此李饒州法，云奇効。若以酒中得，則以酒服；以食中得，以飲服之。桃膠，入服食藥，仙方著其法：取膠二十斤，絹袋盛櫟木灰汁一石中，煑三五沸，并袋出，掛高處，候乾再煑。如此三度止。暴乾篩末，蜜和，空腹酒下梧桐子大二十丸。久服當仙去。又主石淋，《古今録驗》著其方云：取桃木膠如棗大，夏以冷水三合，冬以湯三合，和爲一服，日三，當下石，石盡即止。其實亦不可多食，喜令人熱發。

【雷公云：凡使，須擇去皮，渾用白术、烏豆二味，和桃人，

① 法：底本作“發”，據劉甲本改。

同於坩堝子中煑一伏時後漉出,用手擘作兩片,其心黄如金色,任用之。花,勿使千葉者,能使人鼻衄不止,目黄。凡用,揀令净,以絹袋盛,於簷下懸令乾,去塵了用。鬼髑髏,勿使乾桃子。其鬼髑髏,只是千葉桃花結子在樹上不落者乾。然於十一月内採得,可爲神妙。凡修事,以酒拌蒸,從巳至未,焙乾,以銅刀切,焙取肉用。

聖惠方:補心虚,治健忘,令耳目聰明:用戊子日,取東引桃枝二寸枕之。《千金翼》同。　**又方**:治伏梁氣在心下,結聚不散:用桃奴三兩爲末,空心温酒調二錢匕。　**又方**:治小兒中蠱毒,令腹内堅痛,面目青黄,淋露骨立,病變無常方:以桃樹寄生二兩末,如茶點服,日四五服。

外臺秘要:治霍亂腹痛吐痢:取桃葉三升切,以水五升,煑取一升三合,分温二服。　**又方**:治虚熱渴:桃膠如彈丸,含之佳。　**又方**:治骨蒸:桃人一百二十枚,去皮、雙人,留尖,杵和爲丸,平旦井花水頓服。令盡服訖,量性飲酒令醉,仍須喫水,能多最精。隔日又服一劑。百日不得食肉。　**又方**:治偏風,半身不遂及癖疰方:桃人一千七百枚,去雙人、尖、皮,以好酒一斗三升浸,經二十一日出,日乾,杵令細,作丸,每服二十丸,還將桃酒服之。　**又方**:治三蟲:絞葉取汁一升飲。　**又方**:酒漬桃花飲之,除百病,好容色。又桃人服之長生。

千金方:治風,項强不得顧視:穿地作坑,燒令通赤,以水灑之令冷,内生桃葉鋪其席下,卧之,令項在藥上,以衣着項邊,令氣上蒸,病人汗出,良久差。　**又方**:治喉閉:煑桃皮汁三升服之。　**又方**：治産後遍身如粟粒，熱如火者：以桃人研，臈月猪脂調傅上，日易。　**又方**：治少小聤耳：桃人熟末，以縠裹塞耳。　**又方**：人有食桃病，時已晚，無復校，就桃樹間得梟桃，燒服之，暫吐，病即愈。

千金翼：延年去風，令光潤：桃人五合去皮，用粳米飯漿研之令細，以漿水杵取汁，令桃人盡即休。微温，用洗面，極妙。　**又方**：以五月五日取東向桃枝，日未出時，作三寸木人，着衣帶中，令人不忘。

肘後方：尸注鬼注病者，葛云：即是五尸之一注，又挾諸鬼邪爲祟。其病變動及有三十六種至九十九種。大略使人寒淋瀝，沉沉默默，不的知其所苦，而無處不惡。累年積月，漸就頓滯，以至於死，死後復傳傍人，乃至滅門。覺如此候者，便宜急治。桃人五十枚碎研，以水煑取四升，一服盡當吐。吐病不盡，三兩日不吐，再服也。　**又方**：卒心痛：東引桃枝一把切，以酒一升，煎取半升，頓服，大效。　**又方**：治卒心痛：桃人七枚，去皮、尖，熟研，水一合，頓服，良。亦可治三十年患。　**又方**：治卒得欬嗽：桃人三升去皮杵，着器中密封之，蒸一次，日乾，絹袋盛，以内二斗酒中，六七日可飲四五合，稍增至一升。

葛氏：卒中瘑瘡，瘑瘡常對在兩脚：杵桃葉，以苦酒和傅。皮亦得。　**又方**：治小兒卵癩：杵桃人傅之。亦治婦人陰腫瘙癢。　**又方**：治腸痔，大腸常血：杵桃葉一斛蒸之，内小口器中，以下部搨上坐，蟲自出。　**又方**：治胎下血不出：取桃樹上乾不落桃子燒作灰，和水服，差。又，産後陰腫痛：燒桃人傅之。　**又方**：下部瘡已決洞者：桃皮、葉杵，水漬令濃，去滓，着盆中漬之，有蟲出。

梅師方：治諸蟲入耳：取桃葉熟挼，塞兩耳，出。　**又方**：治熱病後下部生瘡：濃煑桃白皮如稀餳，内少許熊膽研，以綿蘸藥内下部瘡上。　**又方**：治狂狗咬人：取桃白皮一握，水三升，煎取一升服。

孫真人：桃味辛，肺病宜食。又，桃味酸，無毒，多食令人有熱。　**又方**：主大小腸並不通：桃葉取汁，和服半升。冬用桃樹皮。　**又方**：主卒患瘰癧子，不痛方：取樹皮貼上，灸二七壯。　**又方**：主卒得惡瘡不識者：取桃皮作屑，内瘡中。　**又方**：凡人好魘：桃人熬去皮、尖二七枚，以小便下之。　**又方**：《備急》鬼疰心痛：桃人一合，爛研煎湯喫。

食醫心鏡：主上氣咳嗽，胸隔痞滿，氣喘：桃人三兩去皮、尖，以水一升研取汁，和粳米二合，煑粥食之。　**又方**：主傳尸鬼氣，咳嗽痃癖注氣，血氣不通，日漸消瘦：桃人一兩去皮、尖，杵碎，以水一升半煑汁，着米煮粥，空心食之。　**又方**：凡風勞毒，腫疼攣痛或牽引小腹及腰痛：桃人一升去尖、皮者，熬令黑煙出，熱研擣如脂膏，以酒三升，攪令相和，一服取汗，不過三差。

傷寒類要：治黄疸，身眼皆如金色：不可使婦人、雞、犬見，取東引桃根，切細如筯，若釵股以下者一握，以水一大升，煎取一小升，適温，空腹頓服。後三五日，其黄離離如薄雲散，唯服最後差，百日方平復。身黄散後，可時時飲一盞清酒，則眼中易散，不飲則散遲。忌食熱麵、猪、魚等肉。此是徐之才家秘方。　**又**

方：治天行䘌，下部生瘡：濃煎桃枝如糖，以通下部中。若口中生瘡，含之。　**又方**：治温病，令不相染方：桃樹蟲矢末，水服方寸匕。　**又方**：凡天時疫癘者，常以東行桃枝細剉煑，浴，佳。　**又方**：小兒傷寒，若得時氣：桃葉三兩杵，和水五升，煑十沸取汁，日五六遍淋之。後燒雄鼠糞二枚服，妙。

子母秘録：治陰腫：桃人擣傅之。　**又方**：小兒瘡初起，膘漿似火瘡，一名爛瘡：杵桃人，面脂傅上。　**又方**：小兒濕癬：桃樹青皮爲末，和醋傅上。

崔氏：主鬼疰，心腹痛不可忍：取東引桃枝，削去蒼皮，取白皮一握，水二升，煮取半升，服令盡，差。如未定，再服。

脩真秘旨：食桃訖，入水浴，令人成淋病。

抱朴子：桃膠，以桑灰漬之，服，百病愈。又，服之身輕，有光明在晦夜之地，數月斷穀。

荆楚歲時記：謝道通登羅浮山，見數童子以朱書桃板貼户上。道通還，以紙寫之，貼户上，鬼見畏之。

宋王微：桃飴，越地通天，液首化玉，體皃定仙，人知暍日，胡不廢年。

宋齊丘化書：李接桃而本强者，其實毛。

周禮：戎右掌戎車之兵革使，詔贊王鼓，傳王命于陳中。會同，充革車。盟，則以玉敦辟盟，遂役之。贊牛耳桃茢。注：鬼所畏也。茢，苕帚，所以掃不祥。

毛詩：園有桃，其實之殽。今深山大谷之民，熟以爲飯。

典術曰：桃者，五木之精也。今之作桃符着門上，厭邪氣，此仙木也。

家語:孔子侍坐於哀公,賜之桃與黍焉。哀公曰:請用。孔子先黍而後食桃,左右皆掩口而笑。公曰:黍者,所以雪桃,非爲食之也。

東京賦云:度朔作梗,守以曹[1]鬱壘,神荼副焉,對操索葦。注:上古有神荼與鬱壘兄弟二人,桃樹下閲百鬼無道理者,縛以葦索而飼虎。今人作桃符板,云左神荼、右鬱壘者以此。

治瘧:用桃人一百箇去皮、尖,於乳鉢中細研成膏,不得犯生水,候成膏,入黄丹三錢,丸如梧桐子大,每服三丸,當發日面北用温酒吞下,如不飲酒,井花水亦得。五月五日午時合,忌雞、犬、婦人見。

衍義曰:桃核人。桃品亦多。京畿有油桃,光,小於衆桃,不益脾,有小點斑而光如塗油。山中一種,正是《月令》中"桃始華"者,但花多子少,不堪啗,惟堪取人,《唐文選》謂"山桃發紅萼"者是矣。又太原有金桃,色深黄,西京有崑崙桃,肉深紫紅色,此二種尤甘。又餅子桃,如今之香餅子。如此數種,入藥惟以山中自生者爲正。蓋取走泄爲用,不取肥好者。如傷寒八九日間,發熱如狂不解,小腹滿痛,有瘀血,用桃人三十箇,湯去皮、尖,麩炒赤色,别研,虻蟲三十枚,去翅,水蛭二十枚,各炒,川大黄一兩,同爲末,再與桃人同擣,令匀,煉蜜丸如小豆大,每服二十丸,桃人湯下,利下瘀血惡物,便愈。未利,再服。

---

① 據《文選》,"曹"字當爲衍文。

〔箋釋〕

桃是常見經濟作物,亦可觀賞,栽種歷史悠久。作爲水果種植者,主要爲薔薇科桃 *Prunus persica*,本草强調種子入藥的"山中毛桃"則指同屬山桃 *Prunus davidiana*。

本條陶注:"方言'服三樹桃花盡,則面色如桃花',人亦無試之者。"其中"方言"顯然不是揚雄所著《方言》,據《肘後方·葛氏服藥取白方》云:"取三樹桃花,陰乾,末之。食前,服方寸匕,日三。姚云:並細腰身。"當即是此。又,《本草衍義》喜歡引用詩文,但錯謬甚多,本條引"山桃發紅萼",乃是謝靈運《酬從弟惠連》"山桃發紅萼,野蕨漸紫苞",出處當是《昭明文選》,誤寫爲"唐文選"。

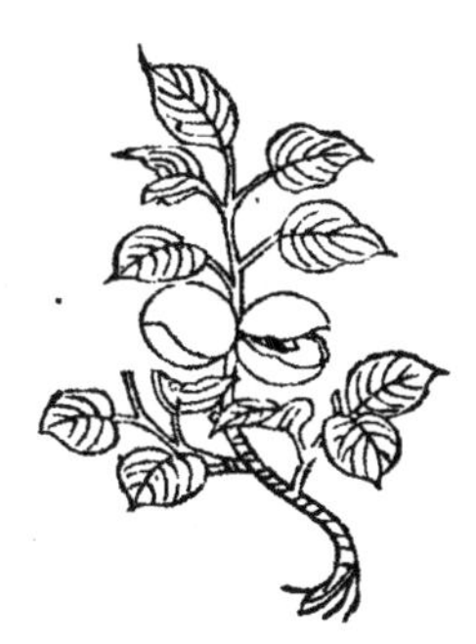
杏核人

杏核人　味甘、苦,温、冷利,有毒。主欬逆上氣,雷鳴,喉痺,下氣,産乳,金瘡,寒心,賁豚,驚癇,心下煩熱,風氣去來,時行頭痛,解肌,消心下急,殺狗毒。五月採之。其兩人者殺人,可以毒狗。

花　味苦,無毒。主補不足,女子傷中,寒熱痺,厥逆。

實　味酸,不可多食,傷筋骨。生晉山川谷。得火良,惡黄芩、黄耆、葛根,解錫毒,畏蘘草。

陶隱居云:處處有,藥中多用之,湯浸去尖、皮,熬令黄。臣

禹錫等謹按，藥性論云：杏人，能治腹痺不通，發汗，主温病，治心下急滿痛，除心腹煩悶，療肺氣，欬嗽上氣，喘促。入天門冬煎，潤心肺。可和酪作湯，益潤聲氣，宿即動冷氣。**孟詵**云：杏，熱。面皯者，取人去皮，擣和雞子白，夜卧塗面，明早以煖清酒洗之。人患卒瘂，取杏人三分，去皮、尖熬，别杵桂一分，和如泥，取李核大，綿裹含，細細咽之，日五夜三。謹按，心腹中結伏氣，杏人、橘皮、桂心、訶梨勒皮爲丸，空心服三十丸，無忌。又燒令煙盡，研如泥，綿裹，内女人陰中，治蟲疽。**陳藏器**云：杏人，本功外，殺蟲，燒令煙未盡，細研如脂，物裹内䵷齒孔中。亦主産門中蟲瘡癢不可忍者，去人及諸畜瘡，中風①。取人去皮熬令赤，和桂末，研如泥，綿裹如指大，含之，利喉咽，去喉痺，痰唾，欬嗽，喉中熱結生瘡。杏酪濃煎如膏，服之潤五藏，去痰嗽。生熟喫俱得，半生半熟殺人。**日華子**云：杏，熱，有毒。不可多食，傷神。

圖經曰：杏核人生晉川山谷，今處處有之。其實亦數種，黄而圓者名金杏，相傳云種出濟南郡之分流山，彼人謂之漢帝杏，今近都多種之，熟最早。其扁而青黄者名木杏，味酢，不及金杏。杏子入藥，今以東來者爲勝，仍用家園種者，山杏不堪入藥。五月採，破核去雙人者。古方有單服杏人，修治如法，自朝蒸之，至午而止，便以慢火微烘，至七日乃收貯之。每旦腹空時，不約多少，任意噉之，積久不止，駐顔延年，云是夏姬法。然杏人能使人血溢，少悮之必出血不已，或至委頓，故近人少有服者。又有杏酥法，去風虚，除百病。擣爛杏人一石，以好酒二石，研濾取汁

---

① 去人及諸畜瘡中風：底本如此，疑有脱訛。

一石五斗，入白蜜一斗五升，攪匀，封於新瓮中，勿泄氣，三十日看酒上酥出，即掠取内甆器中貯之。取其酒滓，團如梨大，置空屋中，作格安之。候成飴脯狀，旦服一枚，以前酒下，其酒任性飲之。杏花，乾之亦入藥。杏枝，主墮傷：取一握，水一大升煑半，下酒三合，分再服，大效。其實不可多食，傷神，損筋骨。劉禹錫《傳信方》治嗽補肺丸：杏人二大升，山者不中，揀却雙人及陳䶎，以童子小便一斗浸之，春夏七日，秋冬二七日，并皮、尖，於砂盆子中研細濾取汁，煑令魚眼沸，候軟如麪糊即成。仍時以柳篦攪，勿令著底，後即以馬尾羅或麁布下之。日暴通丸即丸，服之時，食前後總須服三十丸、五十丸，任意茶、酒下。忌白水粥，只是爲米泔耳。自初浸至成，常以紙蓋之，以畏塵土也。如無馬尾羅，即以麁布袋下之，如取棗穰法。

【**雷公云**：凡使，須以沸湯浸少時，去皮膜，去尖，擘作兩片，用白火石并烏豆、杏人三件，於鍋子中下東流水煑，從巳至午，其杏人色褐黄則去尖然用。每修一斤，用白火石一斤，烏頭三合，水旋添，勿令闕，免反血爲妙也。

食療云：主熱風頭痛。又，燒令煙盡，去皮，以亂髮裹之，咬於所患齒下，其痛便止。熏諸蟲出，并去風，便差。重者不過再服。

外臺秘要：治偏風，半身不遂，兼失音不語：生呑杏人七枚，不去皮、尖，日别從一七，漸加至七七枚，七七日周而復始。食後即以竹瀝下之，任意多少，日料一升取盡。　**又方**：治耳聾：以杏人七枚，去皮拍碎爲三分，以綿裹，於中着顆鹽如小豆許，以器盛於飯甑中蒸之，候飯熟出裹。令患人側卧，和綿捻一裹,以油汁滴入耳中。久又以一裹,依前法。

千金方:治欬嗽旦夕加重,增寒壯熱,少喜多嗔,忽進退,面色不潤,積漸少食,狀若肺脉强緊浮者:杏人半斤,去皮、尖,入於瓶内,童子小便二斗,浸七日了,漉出,去小便,以煖水淘過,於沙盆内研成泥,别入甆瓶中,以小便三升,煎之如膏,量其輕重,食上熟水下一錢匕。婦人、室女服之更妙。 **又方**:主卒中風,頭面腫:杵杏人如膏傅之。 **又方**:治一切風虚,常惡頭痛欲破者:杏人去皮、尖,乾暴爲末,水九升研濾,如作粥法,緩火煎令如麻腐,起取和羹粥酒内一匙服之,每食前不限多少,服七日後,大汗出,慎風、冷、猪、魚、鷄、蒜、大酢。一劑後,諸風減差。春夏恐酢少作服之,秋九月後煎之。此法神妙,可深秘之。 **又方**:治鼻中生瘡:杵杏人,乳汁和傅之。 **又方**:治頭面風,眼瞤鼻塞,眼暗冷泪:杏人三升爲末,水煑四五沸,洗頭,冷汗盡,三度差。 **又方**:治破傷風腫:厚傅杏人膏,燃燭遥炙。 **又方**:治疳蟲蝕鼻生瘡:燒杏核,壓取油傅之。 **又方**:治喉痺:杏人熬熟,杵丸如彈子,含嚥其汁。爲末帛裹,含之亦得。 **又方**:治痔,穀道痛:取杏人熬熏,杵膏傅之。 **又方**:治小兒、大人欬逆上氣:杏人三升去皮、尖,炒令黄,杵如膏,蜜一升,分爲三分,内杏人,杵令得所,更内一分杵如膏,又内一分杵熟止,先食含之,嚥汁。 **又方**:治諸牙齗疼:杏人一百枚,去皮、尖、兩人,以鹽方寸匕,水一升,煑令沫出,含之未盡吐却,更含之,三度差。

肘後方:治穀道赤痛:熬杏人杵作膏,傅之,良。 **又方**:

箭鏑及諸刀刃在喉咽、胸鬲諸隱處不出：杵杏人傅之。

梅師方：治食狗肉不消，心下堅或脹，口乾，忽發熱妄語方：杏人一升去皮，水三升煎沸，去滓取汁，爲三服，下肉爲度。　**又方**：主耳中汁出或痛，有濃水：熬杏人令赤黑，爲末，薄綿裹，内耳中，日三四度易之。或亂髮裹塞之，亦妙。　**又方**：狗咬：去皮、尖，杵傅之，研汁飲亦佳矣。

孫真人方：欲好聲：杏人一升，熬去皮、尖，酥一兩，蜜少許，爲丸如梧桐子大，空心米湯下十五丸。　**又方**：杏，味苦，心病宜服。　**又方**：杏核人，傷筋損神，其人作湯，如白沫不解，食之令氣壅身熱。

食醫心鏡：主氣喘促，浮腫，小便澀：杏人一兩去尖、皮，熬研，和米煮粥極熟，空心喫二合。　**又方**：主五痔下血不止：去尖、皮及雙人，水三升，研濾取汁，煎減半，投米煮粥，停冷，空心食之。　**又方**：能下氣，主嗽，除風，去野雞病：杏人一兩去皮、尖、雙人，搥碎，水三升，研濾取汁，於鐺中煎，以杓攪，勿住手，候三分減二，冷呷之。不熟及熱呷，即令人吐。

勝金方：治久患肺氣喘急至効：杏人去皮、尖二兩，童子小便浸，一日一换，夏月一日三四换，浸半月，取焙乾，爛研令極細，每服一棗大，薄荷一葉，蜜一雞頭大，水一中盞，同煎，取七分，食後温服，甚者不過三劑差，永不發動。忌腥物。

廣利方：治眼築損，胬肉出：生杏人七枚去皮，細嚼吐於掌中，及熱，以綿裹筯頭將點胬肉上，不過四五度，差。

子母秘録：治小兒臍赤腫：杏人杵如脂，内體中，相和傅臍腫上。

必效方:治金瘡中風角弓反張:以杏人碎之,蒸令溜,絞取脂,服一小升,兼以瘡上摩,効。 **又方**:治狐尿刺螫痛:杏人細研,煮一兩沸,承熱以浸螫處,數數易之。

塞上方:治墜馬撲損,瘀血在内,煩悶:取東引杏枝三兩,細剉微熬,好酒二升煎十餘沸,去滓,分爲二服,空心如人行三四里再服。

傷寒類要:治温病食勞:以杏人五兩,酢二升,煎取一升,服之取汗,差。

産寶方:治卒不得小便:杏人二七枚,去皮、尖,炒黄,米飲服之,差。

潞公藥準:治咽喉癢痛,失音不語:杏人、桂心各一兩,同研匀,用半熟蜜和如櫻桃大,新綿裹,非時含此嚥津,大効。

修真秘旨云:杏不用多食,令人目盲。 **又方**:服杏人者,往往二三年或瀉或臍中出物,皆不可治。

左慈秘訣:杏金丹本出渾皇子,亦名草金丹方,服之壽二千二百年不死。只是以杏人成丹,輕重如金,軟而可食,因此立名。從三皇後,有得法者服之,無有不得力。奚仲、吕望、彭祖皆煉之。彭祖曰:寧可見此方,不用封王;寧可見此藥,不用封侯。老子曰:草金丹是衆仙秘要,服皆得力,只爲作之者難。世俗之人皆不信有神驗,將聖人妄説。作之者不肯精心潔净,浪有惡物觸犯,藥即不成,徒勞損廢,又何益矣。其造,不得盲聾瘖啞,大病及惡心人、女子、小人知見,丹亦不成。丹成無忌。只是夏姬服之,壽年七百,乃仙去。煉草金丹法:從寅月修,杏樹人罕到者良，又以寅月钁斸樹下地間，圖陽氣通暢。至二月草生，以鋤除草，恐損地力。至三月，離樹五步作畦壟，淘成，擬引天之暴雨，以須遠栽棘遍欄，勿使人跡、畜獸踐踏，只亢旱，即泉源水灑潤其樹下。初春有霜雪，即樹下燒火以救之，恐損花苞蕚。至五月杏熟，收取當月旬内自落者。去核取人六斗，以熱湯退皮，去雙人，取南流水三石和研，取汁兩石八斗，去滓，并小美者亦得。取新鐵釜受三石已來，作竈，須具五嶽三台形，用朱砂圖畫之，其竈通四脚去地五寸，着鐐不得絶稠，恐下灰不得其釜。用酥三斤，以糠火及炭然釜，少少磨三斤酥盡，即内汁釜中。釜上安盆，盆上鑽孔，用筝絃懸車轄至釜底，其孔以帋纏塞，勿令泄氣。初着糠[①]火并乾牛糞火，一日三動車轄，以衮其汁。五日有露液生，十日白霜起，又三日白霜盡，即金花出，若見此候，即知丹霜成。開盆，用炭火炙乾，以雄雞翎掃取，以棗肉和爲丸如梧桐子大。釜中獨角成者爲上，其釜口次也，丹滓亦能治冷疾。服丹法：如人喫一斗酒醉，即喫五升；喫一升者，只喫半升。下藥取滿日，空心煖酒服三丸。至七日，宿疾除愈。聲喑、盲、攣跛、疝氣、野雞、瘻氣、風癇、痃氣、瘡腫，萬病皆除愈。頭白却黑，齒落更生。張先師云：二兩爲一劑，一劑延八十年，兩劑延二百四十年，三劑通靈不死。若爲天仙一萬年，永忌房室。若爲地仙五千年，三年忌房室。若爲人仙一千五百年，百日忌房室。陳居士上表，十月已後泥爐造，爲雷息之時，亦不用車馬轟闐聲。何以十月造？天雷二月起，八月息。初造丹時，祭五嶽、神仙、地祇，亦取童子看火候。二十四氣，五星五行，陰陽十二時，取此氣候用火，丹乃成

① 糠：底本作“糖”，據劉甲本改。

矣。聖所服皆致長生久壽。世人不能常服，或言此藥無効，若精心確志，必就神仙長年矣。

衍義曰：杏核人，大[①]傷人，量所傷大小，爛嚼沃破處，以帛繫定，至差，無苦。又湯去皮，研一升，以水一升半，飜復絞取稠汁，入生蜜四兩、甘草一莖約一錢銀、石器中，熳火熬成稀膏，瓷器盛，食後、夜卧，入少酥，沸湯點一匙匕服，治肺燥喘熱，大腸秘，潤澤五藏。如無上證，更入鹽點，尤佳。杏實，本經別無治療，日華子言"多食傷神"，有數種皆熱，小兒尤不可食，多致瘡癰及上鬲熱。煞蓄爲乾果。其深赭色、核大而褊者爲金杏，此等須接，其他皆不逮也。如山杏輩，只可收人。又有白杏，至熟色青白或微黄，其味甘淡而不酸。

〔箋釋〕

《禮記·内則》云："桃李梅杏，楂梨薑桂。"杏是本土常見水果，爲薔薇科杏屬多種植物的果實，以杏 *Prunus armeniaca* 爲主流，栽培品種甚多。

杏在道教中有特殊意象。今天以"杏林"指代中醫，其出處則是《神仙傳》中董奉的故事："奉居山不種田，日爲人治病，亦不取錢，重病愈者，使栽杏五株，輕者一株，如此數年，計得十萬餘株，鬱然成林。乃使山中百禽群獸遊戲其下，卒不生草，常如芸治也。後杏子大熟，於林中作一草倉，示時人曰：欲買杏者，不須報奉，但將穀一器置倉中，即自往取一器杏去。"神仙道教以杏仁爲服食上品，《本草圖

① 大：疑當作"犬"。

經》提到的“夏姬法”，見《雲笈七籤》之太上肘後玉經方中的夏姬杏金丹方：“杏子六斗，水研之，取一石八斗，入鐵釜中煮之。先以羊脂揩鐵釜，令三斤脂盡，即下杏子汁，以糠火煮之四十九日，乃取以構子煎，丸如大豆，日服一丸，三兩爲一劑。夏姬服三劑爲少女，後白日上昇。此方出於《羨門子上經》，立盟勿洩，傳者殃及七代，慎之慎之。又杏金丹方：取杏子三斗，去其中兩仁者，作湯纔三四沸，内杏子湯中，便須手摩令皮去，熟治之，置盆中折之，清其汁，度得七八斗，棄其滓。取一石釜置糠火上，以羊脂四斤摩釜中，令膏脂盡著釜，熱復摩之，令盡四斤脂。内汁釜中，熬以糠火并蠶砂火，火四五日藥成，其色如金，狀如小兒哺，服如雞子黄，日三服。百日，父母不能識，令人顔色美好。”

安石榴　味甘、酸，無毒。主咽燥渴，損人肺，不可多食。酸實殼，療下痢，止漏精。東行根，療蚘蟲、寸白。

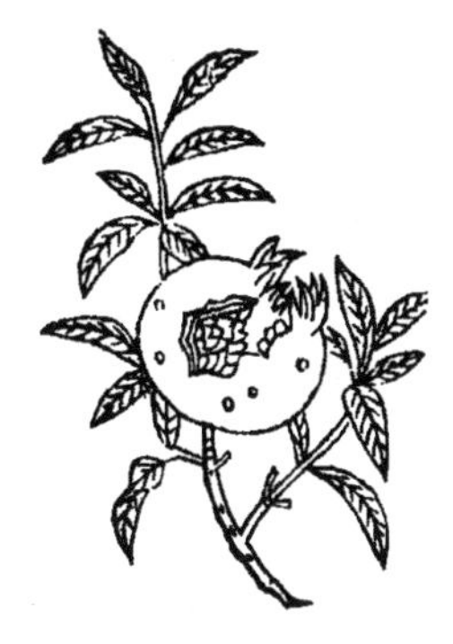
安石榴

陶隱居云：石榴以花赤可愛，故人多植之，尤爲外國所重。入藥惟根、殼而已。其味有甜、醋，藥家用醋者。子爲服食者所忌。臣禹錫等謹按，蜀本圖經云：子味甘、酸，其酸者尤能止痢。藥性論云：石榴皮，使，味酸，無毒。能治筋骨風，腰脚不遂，行步攣急，疼痛。主澁腸，止赤白下痢。一方：取汁止目淚下，治漏精。根青者，入染鬚方用。陳藏器云：石榴，本功外，東引根及皮，主蚘蟲，煎服。子止渴。花、葉乾之爲末，和鐵丹服之，一年變毛髮，色黑如漆。鐵丹，飛鐵爲丹，亦鐵粉之屬是也。**孟詵**云：石榴，温。多食損齒令黑。皮，炙令黄，杵末，以棗肉爲丸，空腹三丸，日二服。治赤白痢腹痛者：取醋者一枚并子，擣汁頓服。**段成式酉陽雜俎**云：石榴甜者謂之天漿，能理乳石毒。

圖經曰：安石榴，舊不著所出州土，或云本生西域，陸機與弟雲書云"張騫爲漢使外國十八年，得塗林安石榴"是也，今處處有之。一名丹若，《廣雅》謂之若榴。木不甚高大，枝柯附幹，自地便生，作叢，種極易息，折其條盤土中便生。花有黄、赤二色，實亦有甘、酢二種。甘者可飡，酢者入藥。多食其實，則損人肺。東行根并殼，入殺蟲及染鬚髮口齒等藥。具花百葉者，主心熱吐血及衂血等，乾之作末，吹鼻中，立差。崔元亮《海上方》療金瘡，刀斧傷破血流：以石灰一升，石榴花半斤，擣末，取少許傅上，捺少時，血斷便差。又，治寸白蟲：取醋石榴根，切一升，東南引者良，水二升三合，煮取八合，去滓，著少米作稀粥，空腹食之，即蟲下。又一種山石榴，形頗相類而絶小，不作房，生青、齊間甚多，不入藥，但蜜漬以當果，或寄京下，甚美。

【**雷公云**：凡使皮、葉、根，勿令犯鐵。若使石榴殼，不計乾濕，先用漿水浸一宿，至明漉出，其水如墨汁。若使枝、根、葉，並用漿水浸一宿，方可用。

肘後方：治赤白痢，下水穀宿食不消者，爲寒，可療：酸石榴皮燒赤爲末，服方寸匕。

百一方：治丁腫：以針刺四畔，用榴末着瘡上，以麪圍四畔灸,以痛爲度。内末傅上急裹,經宿連根自出。

經驗方:治腸滑久痢,神妙無比:以石榴一箇劈破,炭火簇燒令煙盡,急取出,不令作白灰,用甆椀蓋一宿,出火毒,爲末。用醋石榴一瓣,水一盞,煎湯,服二錢,瀉亦治。

孫真人云:食之損肺。　**又方**:治耳聾法:以八九月取石榴一,開上作孔如毬子大,留靨子,内米醋滿石榴中,却以靨子蓋之。然後搜麪裹却石榴,無令醋出,煻灰火中燒麪熟,藥成。入少黑李子、仙沼子末,取水滴點耳内,不得輒轉,腦中痛勿驚。如此三夜,又點别耳,依前法,佳。　**又方**:糞前有血,令人面色黄:石榴皮杵末,茄子枝湯下。

斗門方:治女子血脉不通:用根東生者取一握,炙乾,濃煎一大盞,服之,差。婦人赤白帶下同治。

廣利方:治吐血衄血:以百葉石榴花作末,吹在鼻中,差。

十全方:治寸白蟲:以醋石榴東引根一握,净洗細剉,用水三升,煎取半椀已下,去滓,五更初温服盡,至明取下蟲一大團,永絶根本,一日喫粥補。

古今録驗:治冷熱不調,或下帶水,或赤白青黄者:酸石榴子五枚,合殼舂,絞取二升汁,每服五合,至二升盡,即斷。小兒以意服之二三合。

衍義曰:安石榴有酸、淡兩種,旋開單葉花,旋結實,實中子紅,孫枝甚多,秋後經雨則自坼裂。道家謂之三尸酒,云三尸得此果則醉。河陰縣最多。又有一種子白、瑩澈如水晶者,味亦甘,謂之水晶石榴。惟酸石榴皮合斷下藥,仍須老木所結及收之陳久者佳。微炙爲末,以燒粟米飯爲丸梧桐子大,食前熱米飲下三十至五十丸，以知爲度。如寒滑，加附子、赤石脂各一倍。

〔箋釋〕

安石榴，今稱石榴，爲石榴科植物石榴 *Punica granatum*，品種古今没有變化。石榴别名甚多，最早稱作"若榴"，如《南都賦》"梬棗若榴"；"石榴"之名見於曹植的《棄妻詩》，所謂"石榴植前庭，緑葉摇縹青"。石榴的名稱以李時珍解釋最詳，《本草綱目》釋名項云："榴者瘤也，丹實垂垂如贅瘤也。《博物志》云：漢張騫出使西域，得塗林安石國榴種以歸，故名安石榴。又按《齊民要術》云：凡植榴者，須安僵石枯骨於根下，即花實繁茂。則安石之名義或取此也。若木乃扶桑之名，榴花丹赬似之，故亦有丹若之稱。傅玄《榴賦》所謂灼若旭日棲扶桑者是矣。《筆衡》云：五代吴越王錢鏐改榴爲金罌。《酉陽雜俎》言榴甜者名天漿。道家書謂榴爲三尸酒，言三尸蟲得此果則醉也。故范成大詩云：玉池嚥清肥，三彭跡如掃。"

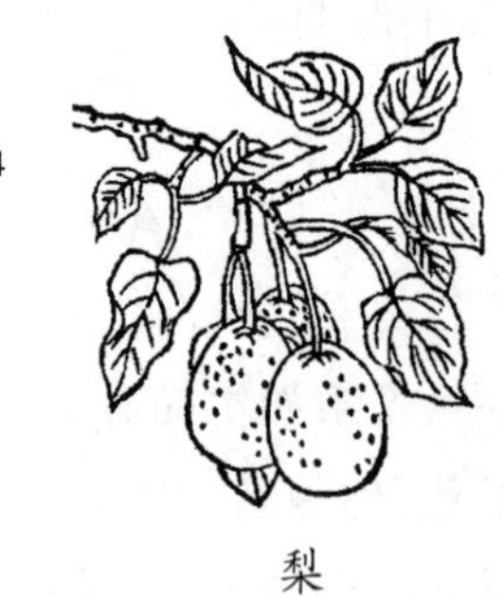

梨

梨　味甘、微酸，寒。多食令人寒中，金瘡、乳婦尤不可食。

陶隱居云：梨種復殊多，並皆冷利，俗人以爲快果，不入藥用，食之多損人也。唐本注云：梨削貼湯火瘡不爛，止痛，易差。又主熱嗽，止渴。葉，主霍亂，吐痢不止，煑汁服之。今按，别本注云：梨有數種，其消梨，味甘，寒，無毒。主客熱，中風不語，又療傷寒熱發，解石熱氣，驚邪，嗽，消渴，利大小便。又有青梨、茅梨等，並不任用。又有桑梨，惟堪蜜煑食，主口乾，生不益人，冷中，不可多食。**臣禹錫等謹按，孟詵**云：梨除客熱，止心煩，不可多食。又卒欬嗽，以一顆刺作五十孔，每孔内以椒一粒，以麪裹，於熱火灰中煨令熟，出停冷，去椒食之。又方：去核，内酥蜜，麵裹，燒令熟，食之。又取梨肉内酥中煎，停冷食之。又擣汁一升，酥一兩，蜜一兩，地黄汁一升，緩火煎，細細含咽。凡治嗽，皆須待冷，喘息定後方食。熱食之，反傷矣，令嗽更極不可救。如此者，可作羊肉湯餅飽食之，便卧少時。又胸中痞塞熱結者，可多食好生梨，即通。卒闇風失音不語者，生擣汁一合，頓服之，日再服止。**日華子**云：梨，冷，無毒。消風，療欬嗽，氣喘，熱狂，又除賊風，胸中熱結，作漿吐風痰。

圖經曰：梨，舊不著所出州土，今處處皆有，而種類殊别，醫家相承用乳梨、鵝梨。乳梨出宣城，皮厚而肉實，其味極長。鵝梨出近京州郡及北都，皮薄而漿多，味差短於乳梨，其香則過之。欬嗽、熱風、痰實藥多用之。其餘水梨、消梨、紫煤梨、赤梨、甘棠禦兒梨之類甚多，俱不聞入藥也。梨葉亦主霍亂吐下，煑汁服，亦可作煎治風。《徐王效驗方》主小兒腹痛，大汗出，名曰寒疝：濃煑梨葉七合，以意消息，可作三四服，飲之，大良。崔元亮《海上方》療嗽單驗方：取好梨去核，擣汁一茶椀，著椒四十粒，煎一沸，去滓，即内黑餳一大兩，消訖，細細含嚥，立定。又治卒患赤目，弩肉，坐卧痛者：取好梨一顆，擣絞取汁，黄連三枝碎之，以綿裹，漬令色變，仰卧注目中。又有紫花梨，療心熱。唐武宗有此疾,百醫不效,青城山邢道人以此梨絞汁而進,帝疾遂愈。後復求之,苦無此梨。常山忽有一株,因緘實以進,帝多食之,解煩躁殊效。歲久木枯,不復有種者,今人不得而用之。又,江寧府信州出一種小梨,名鹿梨,葉如茶,根如小拇指,彼處人取其皮,治瘡癬及疥癩,云甚效。八月採。近處亦有,但採其實作乾,不聞入藥。

【**食療云**:金瘡及産婦不可食,大忌。

聖惠方:治小兒心藏風熱,昏懵躁悶,不能食:用梨三枚切,以水二升,煑取汁一升,去滓,入粳米一合,煑粥食之。

梅師方:治霍亂心痛,利,無汗方:取梨葉枝一大握,水一升,煎取一升,服。又云:正月、二月勿食梨。

錢相公:療蠷螋尿瘡,黄水出:嚼梨汁傅之,乾即易。　**又方**:小兒寒疝腹痛,大汗出:濃煑梨葉汁七合,頓服,以意消息,可作三四度飲之。　**又方**:治中水毒:取梨葉一把熟杵,以酒一盞攪服之。

北夢瑣言:有一朝士見梁奉御,診之曰:風疾已深,請速歸去。朝士復見鄜州馬醫趙鄂者,復診之,言疾危,與梁所説同矣。曰:只有一法,請官人試喫消梨,不限多少,咀齕不及,絞汁而飲。到家旬日,唯喫消梨,頓爽矣。

莊子:譬猶樝梨橘柚耶,其味相反,而皆可於口。

魏文詔曰:真定郡梨,甘若蜜,脆若蔆,可以解煩渴。

衍義曰:梨多食則動脾,少則不及病,用梨之意須當斟酌。惟病酒煩渴人,食之甚佳,終不能却疾。

〔箋釋〕

梨爲常見水果,品種甚多,其栽培梨以薔薇科白梨 *Pyrus bretschneideri* 爲常見,果皮乳白色;亦有果皮鏽色或綠色的沙梨 *Pyrus serotina*,果皮黄色的秋子梨 *Pyrus ussuriensis* 等。

今以河北鴨梨爲名品,此即古代鵝梨,《本草圖經》謂:"鵝梨出近京州郡及北都,皮薄而漿多,味差短於乳梨,其香則過之。"宋董弅《閑燕常談》云:"河朔清氣,爲鵝梨佔了八分。"劉子翬《食鵝梨》云:"拂拂鵝黄初借色,涓涓蜜醴爲輸津。泠然一滌心淵凈,熱惱無因著莫人。"刻畫鵝梨色香滋味。

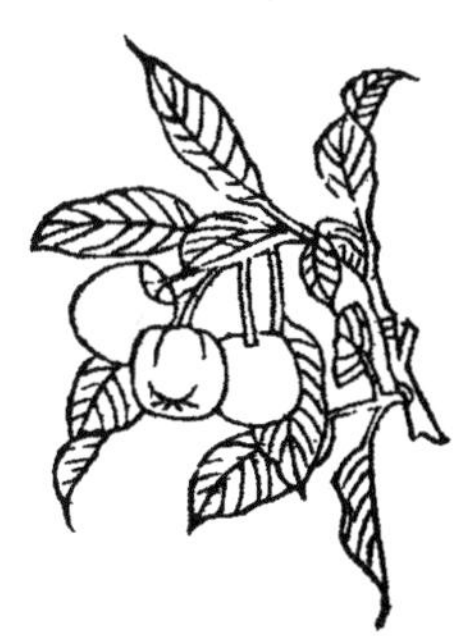
林檎

林檎　味酸、甘,温。不可多食,發熱澀氣,令人好睡,發冷痰,生瘡癤,脉閉不行。其樹似柰樹,其形圓如柰。六月、七月熟。今在處有之。今附。

臣禹錫等謹按,孟詵云:林檎,主止消渴。陳士良云:此有三種:大長者爲柰;圓者林檎,夏熟;小者味澀爲梣,秋熟。日華子云:林檎無毒,下氣,治霍亂肚痛,消痰。

圖經曰:林檎,舊不著所出州土,今在處有之。或謂之來禽。木似柰,實比柰差圓,六七月熟。亦有甘酢二種。甘者早熟而味脆美,酢者差晚,須熟爛乃堪噉。病消渴者宜食之,亦不可多,反令人心中生冷痰。今俗間醫人亦乾之入治傷寒藥,謂之林檎散。

【**食療云**:温。主穀痢,洩精。東行根治白蟲,蚘蟲,消渴,好睡,不可多食。又,林檎味苦、澀,平,無毒。食之閉百脉。

食醫心鏡:治水痢:以十枚半熟者,以水一升,煎取一升,和林檎,空心食。

子母秘録:治小兒痢:林檎、構子杵取汁服,以意多與服之,差。　**又方**:小兒閃癖,頭髮堅黄,瘰癧羸瘦:杵林檎末,以和醋傅上,癖和移處,就傅之。

〔箋釋〕

柰條陶弘景注云:"江南乃有,而北國最豐,皆作脯,不宜人。有林檎相似而小,亦恐非益人也。"《開寶本草》另立林檎條,李時珍認爲"柰與林檎,一類二種也",柰條説:"樹、實皆似林檎而大,西土最多,可栽可壓。有白、赤、青三色。白者爲素柰,赤者爲丹柰,亦曰朱柰,青者爲緑柰,皆夏熟。"林檎條云:"林檎即柰之小而圓者。"柰及林檎主要指薔薇科花紅 *Malus asiatica* 之類,至於柰是否也包含蘋果 *Malus pumila* 在内,尚有不同意見。

林檎亦名來禽,李時珍解釋説:"案洪玉父云,此果味甘,能來衆禽於林,故有林禽、來禽之名。"王羲之《十七帖》中有一通"青李來禽帖",即是林檎,爲宋人詩詞常用典故。

李核人　味苦，平，無毒。主僵仆躋瘀血，骨痛。

根皮　大寒，主消渴，止心煩逆，奔氣。

實　味苦，除痼熱，調中。

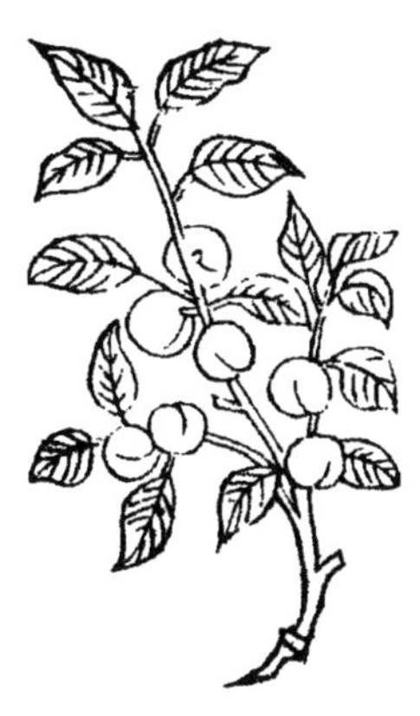
蜀州李核人

陶隱居云：李類又多，京口有麥李，麥秀時熟，小而甜脆，核不入藥。今此用姑熟所出南居李，解核如杏子者爲佳。凡實熟食之皆好，不可合雀肉食，又不可臨水上噉之。李皮水煎含之，療齒痛佳。**今按，**别本注云：李類甚多，有緑李、黄李、紫李、生李、水李，並堪食。味極甘美，其中人不入藥用。有野李，味苦，名郁李子，核人入藥用之。**臣禹錫等謹按，爾雅**云：休，無實李。痤，接慮李。駁，赤李。釋曰：李之無實者名休。郭云：一名趙李。痤，接慮李。郭云：今之麥李，與麥同熟，因名云。李之子赤者名駁。**藥性論**云：李核人，臣。治女子小腹腫滿，主踒折骨疼肉傷，利小腸，下水氣，除腫滿。**又云：**李根皮，使。苦李者入用，味鹹，治脚下氣，主熱毒煩躁。根煑汁，止消渴。**孟詵**云：李，主女人卒赤白下：取李樹東面皮，去皴皮，炙令黄香，以水三升，煮汁去滓服之。日再，驗。謹按，生子亦去骨節間勞熱，不可多食。臨水食，令人發痰瘧。又，牛李，有毒。煑汁使濃，含之，治䘌齒。脊骨有疳蟲，可後灌此汁，更空腹服一盞。其子中人，主皷脹。研和麵作餅子，空腹食之，少頃當瀉矣。**日華子：**李，温，無毒。益氣，多食令人虚熱。**又云：**李樹根，凉，無毒。主赤白痢，濃煎服。華，平，無毒。治小兒壯熱，痁疾，驚痛,作浴湯。

圖經曰:李核人,舊不著所出州土,今處處有之。李之類甚多,見《爾雅》者有:"休,無實李",李之無實者,一名趙李;"痤[①],祖和切。接慮李",即今之麥李,細實有溝道,與麥同熟,故名之;"駁,赤李",其子赤者是也。又有青李、緑李、赤李、房陵李、朱仲李、馬肝李、黄李,散見書傳。美其味之可食。陶隱居云"皆不入藥用,用姑熟所出南居李,解核如杏子者爲佳",今不復識此,醫家但用核若杏子形者。根皮亦入藥用。崔元亮《海上方》治面皯黑子:取李核中人,去皮細研,以雞子白和如稀餳塗,至晚每以淡漿洗之,後塗胡粉,不過五六日有効。慎風。

【**孫真人:**肝病宜食。

食醫心鏡:李,味酸,無毒。主除固熱調中。黄帝云:李不可和蜜食,食之損五藏。

衍義曰:李核人,其窠大者高及丈,今醫家少用。實合漿水食,令人霍亂,澁氣。而然今畿内小窑鎮一種最佳,堪入貢。又有御李,子如櫻桃許大,紅黄色,先諸李熟。此李品甚多,然天下皆有之。所以比賢士大夫盛德及天下者,如桃李無處不芬芳也。别本注云"有野李,味苦,名郁李子,核人入藥",此自是郁李人,别是一種,在木部中第十四卷,非野李也。

〔**箋釋**〕

李爲本土常見水果,《説文》"李,果也",《詩經·大雅》"投我以桃,報之以李",爲薔薇科植物李 *Prunus salici-*

① "痤"上:底本原有"李"字,據《爾雅》删。

na,栽培品種甚多,録《本草綱目》集解項李時珍的意見備參:"李,緑葉白花,樹能耐久,其種近百。其子大者如盃如卵,小者如彈如櫻。其味有甘、酸、苦、澀數種。其色有青、緑、紫、朱、黄、赤、縹綺、胭脂、青皮、紫灰之殊。其形有牛心、馬肝、柰李、杏李、水李、離核、合核、無核、匾縫之異。其産有武陵、房陵諸李。早則麥李、御李,四月熟。遲則晚李、冬李,十月、十一月熟。又有季春李,冬花春實也。按王禎《農書》云:北方一種御黄李,形大而肉厚核小,甘香而美。江南建寧一種均亭李,紫而肥大,味甘如蜜。有擘李,熟則自裂。有糕李,肥粘如糕。皆李之嘉美者也。今人用鹽曝、糖藏、蜜煎爲果,惟曝乾白李有益。其法:夏李色黄時摘之,以鹽挼去汁,合鹽曬萎,去核覆曬乾,薦酒、作皆佳。"

楊梅　味酸,温,無毒。主去痰,止嘔噦,消食,下酒。乾作屑,臨飲酒時服方寸匕,止吐酒。多食令人發熱。其樹若荔枝樹,而葉細陰青;其形似水楊子,而生青熟紅;肉在核上,無皮殼。生江南、嶺南山谷。四月、五月採。今附。

臣禹錫等謹按,孟詵云:楊梅,和五藏,能滌腸胃,除煩憒惡氣。切不可多食,甚能損齒及筋。亦能治痢。燒灰服之。日華子云:楊梅,熱,微毒。療嘔逆吐酒。皮、根煎湯,洗惡瘡疥癩。忌生葱。

圖經:文具梅實條下。

【**陳藏器**：止渴。張司空云"地瘴無不生楊梅"者，信然矣。

食療：温。和五藏腹胃，除煩憒惡氣，去痰實。亦不可久食，損齒及筋也。甚能斷下痢。又，燒爲灰，亦斷下痢。甚酸美，小有勝白梅。又，白梅未乾者，常含一枚，嚥其液，亦通利五藏，下少氣。若多食之，損人筋骨。其酸醋之物，自是土使然。若南方人北居，杏亦不食；北地人南住，梅乃噉多。豈不是地氣鬱蒸，令人煩憒，好食斯物也？

經驗後方：主一切傷損不可者瘡，止血生肌，無瘢痕，絶妙：和鹽核杵之如泥，成挺子，竹筒中收。遇破即填，小可即傅之。此藥之功神聖。

宋齊丘化書：梅接杏而本强者，其實甘。

〔**箋釋**〕

《本草綱目》集解項李時珍説："楊梅樹葉如龍眼及紫瑞香，冬月不凋。二月開花結實，形如楮實子，五月熟，有紅、白、紫三種，紅勝於白，紫勝於紅，顆大則核細，鹽藏、蜜漬、糖收皆佳。東方朔《林邑記》云：邑有楊梅，其大如盃碗，青時極酸，熟則如蜜。用以釀酒，號爲梅香酎，甚珍重之。贊寧《物類相感志》云：桑上接楊梅則不酸。楊梅樹生癩，以甘草釘釘之則無。皆物理之妙也。"此即楊梅科植物楊梅 *Myrica rubra*，廣佈華東、華南，是常見水果。

胡桃　味甘，平，無毒。食之令人肥健，潤肌，黑髮。

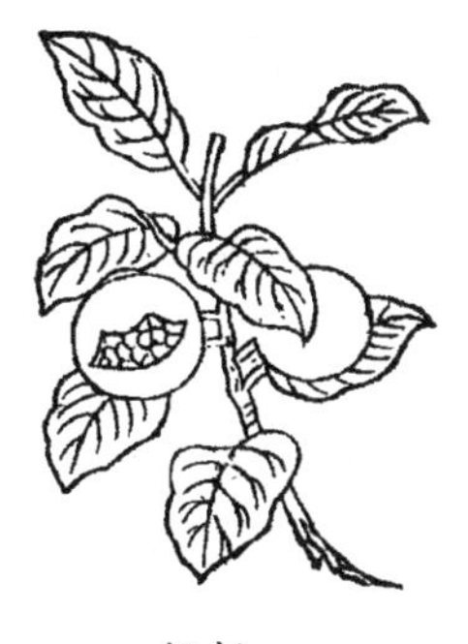
胡桃

取瓤燒令黑，末，斷煙，和松脂研，傅瘰癧瘡。又，和胡粉爲泥，拔白鬚髮，以内孔中，其毛皆黑。多食利小便，能脱人眉，動風故也。去五痔。外青皮染髭及帛皆黑。其樹皮止水痢，可染褐。仙方取青皮壓油，和詹糖香塗毛髮，色如漆。生北土。云張騫從西域將來。其木，春斫皮，中出水，承取沐頭，至黑。今附。

臣禹錫等謹按，孟詵云：胡桃不可多食，動痰飲，除風，令人能食，不得併。漸漸食之，通經脉，潤血脉，黑鬢髮。又，服法：初日一顆，五日加一顆，至二十顆止之。常服，骨肉細膩光潤，能養一切老痔疾。日華子云：潤肌肉，益髮，食酸齒𪘨，細嚼解之。

圖經曰：胡桃生北土，今陜、洛間多有之。大株厚葉多陰，實亦有房，秋冬熟時採之。性熱，不可多食。補下方亦用之。取肉合破故帋擣篩，蜜丸，朝服梧桐子大三十丸。又療壓撲損傷，擣肉和酒，温頓服，便差。崔元亮《海上方》療石淋，便中有石子者：胡桃肉一升，細米煑漿粥一升，相和頓服，即差。實上青皮，染髮及帛皆黑。其木皮中水，春斫取沐頭，至黑。此果本出羌胡，漢張騫使西域，還，始得其種，植之秦中，後漸生東土，故曰"陳倉胡桃，薄皮多肌；陰平胡桃，大而皮脆，急捉則碎"。江表亦嘗有之，梁《沈約集》有《謝賜樂遊園胡桃啓》，乃其事也。今京東亦有其種，而實不佳，南方則無。

【孫真人：食，動疾吐水。

梅師方：治火燒瘡：取胡桃穰，燒令黑，杵如脂，傅瘡上。

衍義曰：胡桃發風。陝、洛之間甚多，外有青皮包之，胡桃乃核也，核中穰爲胡桃肉，須如此説。用時須以湯剥去肉上薄皮，過夏至則不堪食。有人患酒楂風，鼻上赤，將橘子核微炒爲末，每用一錢匕，研胡桃肉一箇，同以温酒調服，以知爲度。

〔箋釋〕

胡桃即核桃，傳説張騫從西域帶回，《博物志》云："張騫使西域，還，乃得胡桃種，故以胡羌爲名。"關於胡桃之得名，李時珍解釋説："此果外有青皮肉包之，其形如桃，胡桃乃其核也。羌音呼核如胡，名或以此。或作核桃。"《救荒本草》胡桃樹條云："其樹大株，葉厚而多陰，開花成穗，花色蒼黄，結實外有青皮包之，狀似梨，大熟時漚去青皮，取其核是。"《本草綱目》集解項李時珍説："胡桃樹高丈許。春初生葉，長四五寸，微似大青葉，兩兩相對，頗作惡氣。三月開花如栗花，穗蒼黄色。結實，至秋如青桃狀，熟時漚爛皮肉，取核爲果。人多以櫸柳接之。案劉恂《嶺表録》云：南方有山胡桃，底平如檳榔，皮厚而大堅，多肉少穰。其殼甚厚，須椎之方破。然則南方亦有，但不佳耳。"所描述的都是胡桃科植物胡桃 *Juglans regia*。胡桃爲奇數羽狀複葉，觀察《本草圖經》所繪，並不似此種，而近似殼斗科的物種，原因尚待進一步考察。

獼猴桃　**味酸、甘，寒，無毒。止暴渴，解煩熱，冷脾**

胃,動洩辟,壓丹石,下石淋。熱壅反胃者,取汁和生薑汁服之。一名藤梨,一名木子,一名獼猴梨。生山谷。藤生著樹,葉圓有毛。其形似雞卵大,其皮褐色,經霜始甘美可食。枝、葉殺蟲,煑汁飼狗,療瘑也。今附。

【**陳藏器:**味鹹,温,無毒。主骨節風,癱緩不隨,長年變白,野雞肉痔病,調中下氣。皮中作帋,藤中汁至滑,下石淋,主胃閉,取汁和生薑汁服之,佳。

食療:候熟收之,取瓤和蜜煎作煎,去人煩熱。久食亦得,令人冷,能止消渴。

衍義曰:獼猴桃,今永興軍南山甚多,食之解實熱,過多則令人藏寒洩。十月爛熟,色淡緑,生則極酸,子繁細,其色如芥子,枝條柔弱,高二三丈,多附木而生。淺山傍道則有存者,深山則多爲猴所食。

〔箋釋〕

獼猴桃即獼猴桃科植物獼猴桃 *Actinidia chinensis*,《本草綱目》釋名項説:"其形如梨,其色如桃,而獼猴喜食,故有諸名。閩人呼爲陽桃。"岑參《太白東溪張老舍即事寄舍弟姪等》有句"中庭井闌上,一架獼猴桃",應該就是此物。

海松子　味甘,小温,無毒。主骨節風,頭眩,去死肌,變白,散水氣,潤五藏,不飢。生新羅。如小栗,三角,其中人香美,東夷食之當果,與中土松子不同。今附。

臣禹錫等謹按，日華子云：松子，逐風痺寒氣，虛羸少氣，補不足，潤皮膚，肥五藏，東人以代麻腐食用。

【海藥云：去皮食之，甚香美。與雲南松子不同，雲南松子似巴豆，其味不厚，多湌發熱毒。松子，味甘美，大温，無毒。主諸風，温腸胃。久服輕身，延年不老。味與卑占國偏桃人相似，其偏桃人，用與北桃人無異是也。

柰　味苦，寒。多食令人臚音閭。**脹，病人尤甚。**

陶隱居云：江南乃有，而北國最豐，皆作脯，不宜人。有林檎相似而小，亦恐非益人也。今注：有小毒，主耐飢，益心氣。臣禹錫等謹按，孟詵云：柰，主補中焦諸不足氣，和脾。卒患食，後氣不通，生擣汁服之。日華子云：柰，冷，無毒。治飽食多肺壅氣脹。

圖經：文具林檎條下。

【**食醫心鏡**：柰子，味苦，寒，澁，無毒。主忍飢，益心氣，多食虛脹。

菴羅果　味甘，温。食之止渴，動風氣。天行病後及飽食後，俱不可食之。又，不可同大蒜辛物食，令人患黄病。樹生狀若林檎而極大。今附。

臣禹錫等謹按，陳士良云：微寒，無毒。主婦人經脉不通，丈夫營衛中血脉不行，久食令人不飢。葉似茶葉，可以作湯，療渴疾。

衍義曰：菴羅果，西洛甚多，亦梨之類也。其狀亦梨，先諸梨熟,七夕前後已堪啗,色黄如鵝梨,纔熟便鬆軟。入藥絶希用。

〔箋釋〕

菴羅果是外來物種,文獻描述不詳,《本草綱目》集解項説:"按《一統志》云:菴羅果俗名香蓋,乃果中極品。種出西域,亦柰類也。葉似茶葉。實似北梨。五六月熟,多食亦無害。今安南諸地亦有之。"按照李時珍的理解,這種菴羅果與梨、柰等類似,大致應來源於今天植物學分類的薔薇科植物,《本草綱目》將菴羅果排在山楂與柰之間,也表達這一觀點。《植物名實圖考》亦循此説,有云:"菴羅果,《開寶本草》始著録,蓋即今之沙果梨。色黄如梨,味如頻果而酥,爲果中佳品,亦不能久留。殆以沙果與梨樹相接而成。"故知其所圖繪的爲薔薇科沙梨 *Pyrus serotina* 之類。

菴羅果作爲外來物種,早期文獻對其了解不多,遂致以訛傳訛。所謂"菴羅果",實爲梵語 āmra 的音譯,《維摩經·佛國品》鳩摩羅什注:"菴羅樹,其果似桃非桃也。"《大唐西域記》云:"菴没羅果,家植成林,雖同一名,而有兩種:小者生青熟黄,大者始終青色。"玄應《一切經音義》説:"菴羅,或言菴婆羅,果名也。案此果花多,而結子甚少。其葉似柳,而長一尺餘,廣三指許。果形似梨而底鉤曲。彼國名爲上樹,謂在王城種之也。經中生熟難知者,即此也。舊譯云柰,應誤也。正言菴没羅,此菴没羅女持園施佛,因以名焉。"由玄應的描述知菴羅果應該是漆樹科

芒果 *Mangifera indica*,名稱隨着佛經傳入中國,因非中土所有,遂被附會成薔薇科柰類的植物。

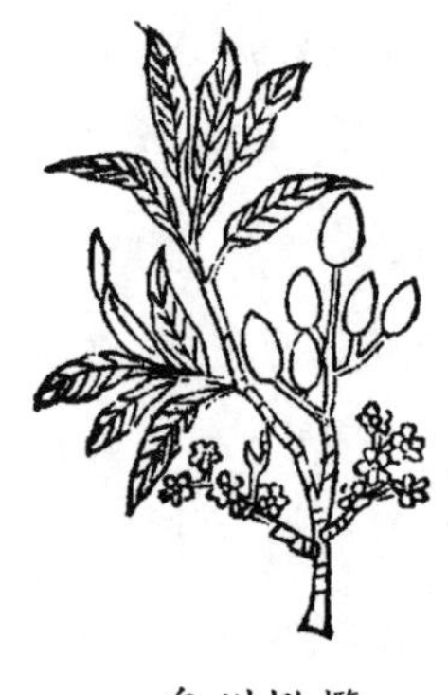
泉州橄欖

橄音敢。**欖**音覽。　**味酸、甘,温,無毒。主消酒,療鯸**音侯。**鮐**音怡。**毒。人悞食此魚肝迷悶者,可煮汁服之,必解。其木作檝撥,著魚皆浮出,故知物有相畏如此也。**

核中人　研傅脣吻燥痛。其樹似木槵子樹而高,端直,其形似生訶子,無稜瓣。生嶺南。八月、九月採。又有一種,名波斯橄欖,色類亦相似,其形、核作二瓣,可以蜜漬食之。生邕州。今附。

臣禹錫等謹按,孟詵云:橄棪,主鯢魚毒,汁服之。中此魚肝、子毒,人立死,惟此木能解。生嶺南山谷。樹大數圍,實長寸許。其子先生者向下,後生者漸高。八月熟。蜜藏極甜。日華子云:橄欖,開胃,下氣,止瀉。

圖經曰:橄欖生嶺南,今閩、廣諸郡皆有之。木似木槵而高,且端直可愛,秋晚實成。南人尤重之,咀嚼之,滿口香,久不歇。生噉及煑飲並解諸毒,人誤食鯸鮐肝,至迷悶者,飲其汁立差。山野中生者,子繁而木峻,不可梯緣,但刻其根下方寸許,内鹽於中,一夕子皆落,木亦無損。其枝節間有脂膏如桃膠,南人採得,并其皮、葉煎之如黑餳,謂之欖糖,用膠船,著水益乾,牢於膠漆。邕州又有一種波斯橄欖，與此無異，但其核作三瓣，可蜜漬食之。

【陳藏器云：樹大，圓實長寸許，南方人以爲果，生實味酸。《南州異物志》曰：橄欖子，緣海浦嶼間生，實大如軸頭，皆反垂向下，實先生者向下，後生者漸高。《南方草木狀》曰：橄欖子，大如棗，八月熟，生交趾。

海藥：謹按，《異物志》云：生南海浦嶼間。樹高丈餘，其實如棗，二月有花生，至八月乃熟，甚香。橄欖木高大難採，以鹽擦木身，則其實自落。

衍義曰：橄欖味澁，食久則甘。嚼汁嚥，治魚鯁。

〔箋釋〕

《南方草木狀》云："橄欖樹，身聳，枝皆高數丈。其子深秋方熟，味雖苦澀，咀之芬馥，勝含雞舌香。吴時歲貢，以賜近侍。本朝自泰康後亦如之。"《嶺表録異》云："橄欖樹，身聳，枝皆高數尺，其子深秋方熟。閩中尤重此味。云咀之香口，勝含雞舌香。生食及煮飲，悉解酒毒。有野生者，子繁樹峻，不可梯緣，但刻其根下方寸許，納鹽於其中，一夕子皆自落。"結合《本草圖經》所繪泉州橄欖圖例，此即橄欖科植物橄欖 *Canarium album*。

榅桲　味酸、甘，微温，無毒。主温中，下氣，消食，除心間醋水，去臭，辟衣魚。生北土，似樝子而小。今附。

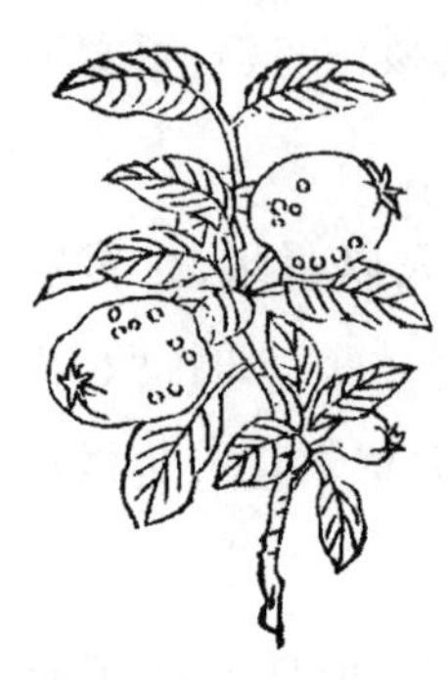
榅桲

臣禹錫等謹按，陳士良云：發毒熱，秘大小腸，聚胸中痰壅。不宜多食，澁血脉。日華子云：除煩渴，治氣。

圖經曰：榅桲，舊不著所出州土，今關、陝有之，沙苑出者更佳。其實大抵類樝，但膚慢而多毛，味尤甘。治胸膈中積食，去醋水，下氣，止渴。欲卧，噉一兩枚而寢，生熟皆宜。樝子，處處有之，孟州特多。亦主霍亂轉筋，並煑汁飲之，可敵木瓜。常食之，亦去心間醋、痰。皮，擣末傅瘡，止黄水。實初熟時，其氣氛馥，人將致衣笥中，亦香。

【**陳藏器云**：樹如林檎，花白緑色。

衍義曰：榅桲食之，須净去上浮毛，不爾損人肺。花亦香，白色，諸果中惟此多生蟲，少有不蚛者。《圖經》言"欲卧，噉一兩枚而寢"，如此，恐太多痞塞胃脘。

榛子　味甘，平，無毒。主益氣力，寬腸胃，令人不飢[①]**，健行。生遼東山谷。樹高丈許，子如小栗，軍行食之當糧，中土亦有。鄭注《禮》云"榛似栗而小"，關中鄜坊甚多。**今附。

臣禹錫等謹按，日華子云：新羅榛子，肥白人，止飢，調中開胃，甚驗。

① 飢：底本作"肌"，據文意改。

圖經:文具栗條下。

一十三種陳藏器餘

靈床上果子　主人夜卧讝語,食之差也。

〔箋釋〕

病中胡話謂"讝語",《傷寒論》云:"陽明病,讝語,發潮熱,脉滑而疾者,小承氣湯主之。"此處指夢話。

無漏子　味甘,温,無毒。主温中益氣,除痰嗽,補虚損,好顔色,令人肥健。生波斯國。如棗。一云波斯棗。

【**海藥云**:樹若栗木,其實如橡子,有三角。消食,止欬嗽,虚羸,悦人。久服無損也。

都角子　味酸、澁,平,無毒。久食益氣,止洩。生南方,樹高丈餘,子如卵。徐表《南方記》云:都角樹,二月花,花連著實也。

【**海藥云**:謹按,徐表《南州記》云:生廣南山谷。二月開花,至夏末結實如卵。主益氣,安神,遺洩,痔,温腸。久服無所損也。

文林郎　味甘,無毒。主水痢,去煩熱。子如李,或如林檎。生渤海間。人食之。云其樹從河中浮來,拾得人身是文林郎,因以此爲名也。

【海藥云：又南山亦出，彼人呼榅桲，是。味酸，香，微温，無毒。主水瀉腸虚，煩熱。並宜生食，散酒氣也。

〔箋釋〕

《本草綱目》認爲文林郎果即是林檎之類，故併入林檎條，釋名項説："唐高宗時，紀王李謹得五色林檎似朱柰以貢。帝大悦，賜謹爲文林郎，人因呼林檎爲文林郎果。又《述征記》云：林檎實佳美。其榅桲微大而狀醜，有毛而香，關輔乃有，江南甚希。據此，則林檎是文林郎，非榅桲矣。"

木威子　味酸，平，無毒。主心中惡水，水氣。生嶺南山谷。樹葉似楝，子如橄欖而堅，亦似棗也。

摩厨子　味甘、香，平，無毒。主益氣，潤五藏，久服令人肥健。生西域及南海。子如瓜，可爲茹。《異物志》云：木有摩厨，生自斯調。厥汁肥潤，其澤如膏。馨香穲射，可以煎熬。彼州之人，仰以爲儲。斯調，國名也。

【海藥云：謹按，《異物志》云：生西域。二月開花。四月、五月結實如瓜許。益氣安神，養血生肌，久服健人也。

懸鈎根皮　味苦，平，無毒。主子死腹中不下，破血，殺蠱毒，卒下血，婦人赤帶下。久患痢，不問赤白、膿

血、腹痛，並濃煮服之。子如梅，酸美，人食之，醒酒，止渴，除痰唾，去酒毒。莖上有刺如鈎。生江淮林澤。取莖燒爲末服之，亦主喉中塞也。

鈎栗　味甘，平。主不飢，厚腸胃，令人肥健。子似栗而圓小。生江南山谷。樹大數圍，冬月不凋。一名巢鈎子。又有雀子，小圓黑，味甘，久食不飢。生高山。子小圓黑。又有櫧音諸。子，小於橡子，味苦、澀。止洩痢，破血，食之不飢，令健行。木皮、葉煮取汁，與産婦飲之，止血。皮樹，如栗，冬月不凋。生江南。子能除惡血，止渴也。

石都念子　味酸，小温，無毒。主痰嗽，噦氣。生嶺南。樹高丈餘，葉如白楊，花如蜀葵，正赤，子如小棗，蜜漬爲粉，甘美益人，隋朝植於西苑也。

君遷子　味甘，平，無毒。主止渴，去煩熱，令人潤澤。生海南。樹高丈餘，子中有汁如乳汁。《吴都賦》云“平仲君遷”。

【**海藥云**：謹按，劉斯《交州記》云：其實中有乳汁，甜美香好。微寒，無毒。主消渴煩熱，鎮心。久服輕身，亦得悦人顔色也。

〔箋釋〕

《本草綱目》釋名項李時珍説："君遷之名，始見於左思《吴都賦》，而著其狀於劉欣期《交州記》，名義莫詳。梗棗，其形似棗而軟也。司馬光《名苑》云：君遷子似馬嬭，即今牛嬭梯也，以形得名。崔豹《古今注》云：牛嬭梯即梗棗，葉如梯，子亦如梯而小。唐宋諸家不知君遷、梗棗、牛嬭梯皆一物，故詳證之。"集解項又説："君遷即梗棗，其木類梯而葉長，但結實小而長，狀如牛嬭，乾熟則紫黑色。一種小圓如指頂大者，名丁香梯，味尤美。"《救荒本草》名軟棗，有云："軟棗，一名丁香柿，又名牛乳柿，又呼羊矢棗，《爾雅》謂之梬。舊不載所出州土，今北土多有之。其樹枝葉條幹皆類柿，而結實甚小，乾熟則紫黑色。"並有圖。此即柿樹科植物君遷子 *Diosyros lotus*，常作嫁接柿樹的砧木。

韶子　**味甘，温，無毒。主暴痢，心腹冷。生嶺南。子如栗，皮、肉、核如荔枝。《廣志》云：韶葉似栗，有刺，斫皮，内白脂如豬，味甘、酸。亦云核如荔枝也。**

棎子　**味甘、澁，平，無毒。生食主水痢，熟者和蜜食之去嗽。子似梨，生江南。《吴都賦》云"棎榴禦霜"是也。**

諸果有毒　**桃、杏人雙有毒。五月食未成核果，令**

人發癧節及寒熱。又,秋夏果落地爲惡蟲緣,食之,令人患九漏。桃花食之,令人患淋。李人不可和雞子食之,患内結不消。

重修政和經史證類備用本草卷第二十四

米穀部上品總七種

三種神農本經白字。

二種名醫別録墨字。

一種新補

一種新分條

凡墨蓋子已下並唐慎微續證類

胡麻　味甘,平,無毒。主傷中,虚羸,補五内,益氣力,長肌肉,填髓腦,堅筋骨,療金瘡,止痛及傷寒,温瘧,大吐後虚熱羸困。久服輕身不老,明耳目,耐飢渴,延年。以作油,微寒,利大腸,胞衣不落。生者摩瘡腫,生秃髮。一名巨勝,一名狗蝨,一名方莖,一名鴻藏。葉名青蘘。生上黨川澤。

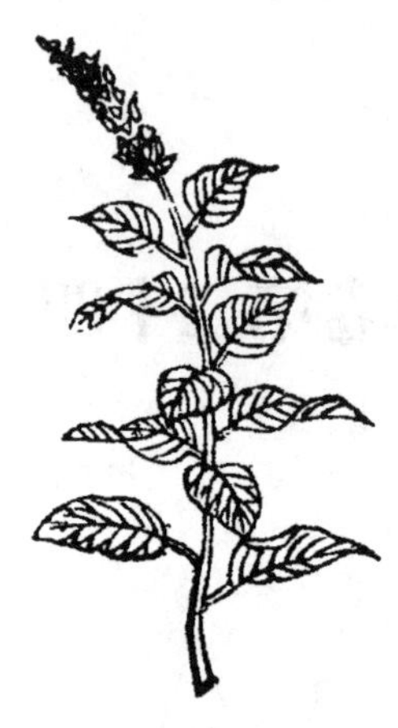
晉州胡麻

陶隱居云:八穀之中,惟此爲良。淳黑者名巨勝,巨者大也,是爲大勝。本生大宛,故名胡麻。又,莖方名巨勝,莖圓名胡麻。服食家當九蒸九暴,熬擣餌之。斷穀,長生,充飢。雖易得,俗中學者,猶不能常服,而況餘藥耶。蒸不熟,令人髮落。其性與茯苓相宜。俗方用之甚少,時以合湯、丸爾。唐本注云:此麻以角作八稜者爲巨勝,四稜者名胡麻。都以烏者良,白者劣爾。生嚼塗小兒頭瘡及浸淫惡瘡,大効。臣禹錫等謹按,吴氏云:胡麻一名方金。神農、雷公:甘,平,無毒。秋採青蘘,一名夢神。抱朴子云:巨勝一名胡麻,餌服之,不老,耐風濕。廣雅云:狗蝨,巨勝;藤苰,胡麻也。藥性論云:葉,擣汁沐浴,甚良。又牛傷熱,擣汁灌之,立差。又患崩中血凝疰者:生取一升,擣,内熱湯中,絞取半升,立愈。巨勝者,仙經所重,白蜜一升,子一升,合之,名曰静神丸,常服之,治肺氣,潤五藏。其功至多,亦能休糧,填人骨髓,甚有益於男子。患人虚而吸吸,加胡麻用。陳藏器云:花陰乾,漬取汁,溲麪至韌,易滑。陳士良云:胡麻人,生嚼塗小兒頭瘡,亦療婦人陰瘡。初食利大小腸,久食即否,去陳留新。日華子云:胡麻,補中益氣,養五藏,治勞氣,産後羸困,耐寒暑,止心驚。子,利大小腸,催生落胞,逐風温氣、遊風、頭風,補肺氣,潤五藏,填精髓。細研塗髮長頭。白蜜蒸爲丸服,治百病。葉作湯沐潤毛髮,滑皮膚,益血色。

圖經曰:胡麻,巨勝也,生上黨川澤;青蘘,音箱。巨勝苗也，生中原川谷。今並處處有之，皆園圃所種，稀復野生。苗梗如麻，而葉圓鋭光澤，嫩時可作蔬，道家多食之。謹按，《廣雅》云："狗蝨，巨勝也；藤弦，胡麻也。"陶隱居云"其莖方者名巨勝，圓者名胡麻"。蘇恭云"其實作角，八稜者名巨勝，六稜、四稜者名胡麻"。如此巨勝、胡麻爲二物矣。或云本生胡中，形體類麻，故名胡麻。又，八穀之中，最爲大勝，故名①巨勝。如此似一物二名也。然則仙方乃有服食胡麻、巨勝二法，功用小别。疑本一物而種之有二，如天雄、附子之類。故葛稚川亦云"胡麻中有一葉兩莢者爲巨勝"是也。食其實，當九蒸暴，熬擣之，可以斷穀。又以白蜜合丸，曰静神丸，服之益肺，潤五藏。壓取油，主天行熱秘腸結，服一合則快利。花，陰乾漬汁溲麪，至肕而滑。葉可沐頭，令髮長。一説今人用胡麻，葉如荏而狹尖，莖方，高四五尺，黄花，生子成房，如胡麻角而小。嫩葉可食，甚甘滑，利大腸，皮亦可作布，類大麻，色黄而脆，俗亦謂之黄麻。其實黑色，如韭子而粒細，味苦如膽，杵末略無膏油。又，世人或以爲胡麻乃是今之油麻，以其本出大宛，而謂之胡麻也。皆以烏者良，白者劣。本草注"服胡麻油，須生笮者，其蒸炒作者正可食及然爾，不入藥用"。又序例謂"細麻即胡麻也，形扁扁爾，其方莖者名巨勝"，其説各異。然胡麻，今服食家最爲要藥，乃爾差誤，豈復得效也？

【新注云：胡麻、白大豆、棗三物同九蒸九暴，作團食，令人不飢，延年斷穀。又合蒼耳子爲散，服之治風癩。

---

① 名：底本作"多"，據文意改。

雷公云：凡使，有四件。八稜者，兩頭尖、色紫黑者，又呼胡麻，並是誤也。其巨勝有七稜，色赤，味澁酸是真。又呼烏油麻作巨勝，亦誤。若修事一斤，先以水淘，浮者去之，沉者漉出，令乾，以酒拌蒸，從巳至亥，出，攤曬乾，於臼中舂令麄皮一重盡，拌小豆，相對同炒，小豆熟即出，去小豆用之。上有薄皮，去，留用，力在皮殼也。

食療：潤五藏，主火灼。山田種，爲四稜，土地有異，功力同。休糧人重之，填骨髓，補虛氣。

聖惠方：治五藏虛損，羸瘦，益氣力，堅筋骨：巨勝蒸暴各九遍，每取二合，用湯浸布裹，挼去皮再研，水濾取汁煎飲，和粳米煑粥食之。

外臺秘要：治手脚酸疼兼微腫：烏麻五升熬碎之，酒一升，浸一宿，隨多少飲之。　**又方**：沸湯所淋，火燒爛瘡：杵生胡麻如泥，厚封之。

千金方：常服明目洞視：胡麻一石，蒸之三十遍，末酒服，每日一升。　**又方**：治腰脚疼痛：胡麻一升新者，熬令香，杵篩，日服一小升，計服一斗即永差。酒飲、羹汁、蜜湯皆可服之，佳。　**又方**：治白髮還黑：烏麻九蒸九暴，末之，以棗膏丸，服之。

肘後方：治陰癢生瘡：嚼胡麻傅之。　**又方**：治齒痛：胡麻五升，水一斗，煮取五升，含漱吐之。莖、葉皆可用之。姚云神良，不過二劑，腫痛即愈。

經驗後方：治暑毒，救生散：新胡麻一升，微炒令黑色，取出攤冷碾末,新汲水調三錢,又,或丸如彈子,新水化下。凡着熱,外不得以冷物逼,外得冷即死。

梅師方:治蚰蜒入耳:胡麻杵碎,以袋盛之爲枕。

孫真人:胡麻三升,去黄黑者,微熬令香,杵爲末。下白蜜三升,和調煎,杵三百杵,如梧桐子大丸,旦服三十丸,腸化爲筋。年若過四十已上,服之効。

修真秘旨:神仙服胡麻法:服之能除一切痼病,至一年,面光澤,不飢,三年水火不能害,行及奔馬,久服長生。上黨者尤佳。胡麻三斗,净淘入甑蒸,令氣遍出,日乾,以水淘去沫,却蒸,如此九度。以湯脱去皮,簸令净,炒令香,杵爲末,蜜丸如彈子大,每温酒化下一丸,忌毒魚、生菜等。

丹房鏡源云:巨勝煮丹砂。

梁簡文帝勸醫文:胡麻止救頭痛。今人云灰滌菜者,恐未是,蓋今之藜也。又韓保云灰滌菜,愈謬矣。

神仙傳:《魯支生篇》:魯女生服胡麻餌术,絶穀八十餘年,甚少壯,一日行三百里,走及麞鹿。

本事詩云:胡麻好種無人種,正是歸時君不歸。俗傳云:胡麻,夫婦同種即生而茂熟,故詩句不取他物,唯以胡麻爲興也。

續齊諧記:漢明帝永平十五年中,剡縣有劉晨、阮肇二人,入天台山採藥,迷失道路,忽逢一溪,過之。過遇二女,以劉、阮姓名呼之,如舊識耳。曰:郎等來何晚耶? 遂邀之過家,設胡麻飯以延之。故唐詩有云"御羹和石髓,香飯進胡麻"。

衍義曰:胡麻,諸家之説參差不一,止是今脂麻,更無他義。蓋其種出於大宛,故言胡麻。今胡地所出者皆肥大,其紋鵲,其色紫黑,故如此區别,取油亦多。故詩云"松下餅胡麻",此乃是所食之穀無疑,與白油麻爲一等。如川大黄、川當歸、川升麻、上黨人參、齊州半夏之類,不可與他土者更爲二物,蓋特以其地之所宜立名也。是知胡麻與白油麻爲一物。嘗官於順安軍,雄、霸州之間備見之。又,二條皆言無毒,治療大同。今之用白油麻,世不可一日闕也,然亦不至於大寒,宜兩審之。

〔箋釋〕

胡麻載於《本草經》,一名巨勝,後人加以分别。李時珍説:"按沈存中《筆談》云:胡麻即今油麻,更無他説。古者中國止有大麻,其實爲蕡,漢使張騫始自大宛得油麻種來,故名胡麻,以别中國大麻也。寇宗奭《衍義》亦據此釋胡麻,故今併入油麻焉。巨勝即胡麻之角巨如方勝者,非二物也。方莖以莖名,狗蝨以形名,油麻、脂麻謂其多脂油也。按張揖《廣雅》胡麻一名藤弘,弘亦巨也。《别録》一名鴻藏者,乃藤弘之誤也。又杜寶《拾遺記》云:隋大業四年,改胡麻曰交麻。"故《本草綱目》將青蘘、白油麻、胡麻油皆併入胡麻條。李説甚是。胡麻、巨勝皆是今脂麻科植物脂麻 *Sesamum indicum*。

墨蓋子下引《續齊諧記》劉晨、阮肇入天台山遇仙故事流傳甚廣,亦見於《幽明録》《搜神記》等,末後引唐詩"御羹和石髓,香飯進胡麻",出自王維《奉和聖製幸玉真公主山莊因題石壁十韻之作應制》,當是唐慎微所增附。唐代詩人曹唐有《劉晨阮肇遊天台》專門詠此:"樹入天台石路新,雲和草静迥無塵。煙霞不省生前事,水木空疑夢後身。往往雞鳴岩下月,時時犬吠洞中春。不知此地歸何處,須就桃源問主人。”

青蘘音箱。　**味甘,寒,**無毒。**主五藏邪氣,風寒濕痺,益氣,補腦髓,堅筋骨。久服耳目聰明,不飢,不老,增壽。巨勝苗也。**生中原川谷。

陶隱居云:胡麻葉也。甚肥滑,亦可以沐頭,但不知云何服之。仙方並無用此法,正當陰乾,擣爲丸散爾。既服其實,故不復假苗。《五符》巨勝丸方亦云“葉名青蘘,本生大宛,度來千年爾”。**唐本注**云:青蘘,本經在草部上品中,既堪噉,今從胡麻條下。

圖經曰:文具胡麻條下。

【食療:生杵汁,沐頭髮良。牛傷熱亦灌之,立愈。

衍義曰:青蘘音箱。即油麻葉也。陶隱居注亦曰“胡麻葉也”。胡地脂麻鵲色,子頗大。日華子云“葉作湯沐,潤毛髮”,乃是今人所取胡麻葉。以湯浸之,良久涎出,湯遂稠黄色,婦人用之梳髮。由是言之,胡麻與白油麻,今之所謂脂麻者是矣。青蘘即其葉無疑。

〔箋釋〕

青蘘即胡麻之苗葉,據《新修本草》説“本經在草部上品中,既堪噉,今從胡麻條下”,故多數《本草經》輯本將青蘘安排在草部。

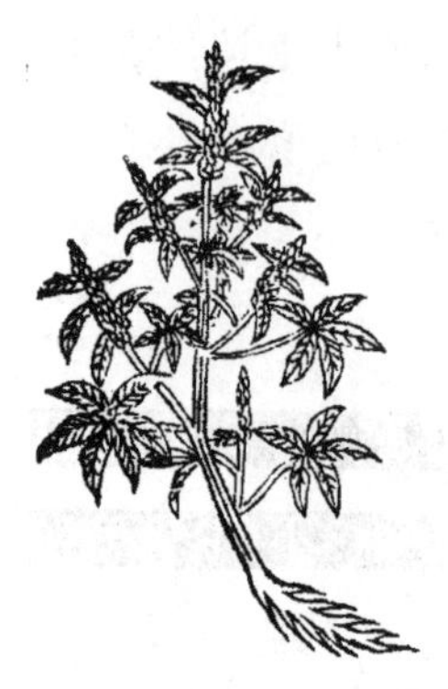
麻蕡麻子

麻蕡音墳。 **味辛，平，有毒。主五勞七傷，利五藏，下血寒氣，破積，止痺，散膿，多食令見鬼狂走。久服通神明，輕身。一名麻勃，此麻花上勃勃者。七月七日採，良。**

麻子 味甘，平，無毒。主補中益氣，中風汗出，逐水，利小便，破積血，復血脉，乳婦産後餘疾，長髮，可爲沐藥。久服肥健不老，神仙。九月採。入土者損人。生太山川谷。畏牡蠣、白薇，惡茯苓。

陶隱居云：麻蕡即牡麻，牡麻則無實，今人作布及履用之。麻勃，方藥亦少用，術家合人參服，令逆知未來事。其子中人，合丸藥并釀酒，大善，然而其性滑利。麻根汁及煑飲之，亦主瘀血，石淋。唐本注云：蕡即麻實，非花也。《爾雅》云"蕡，枲實"，《禮》云"苴，麻之有蕡者"，注云："有子之麻爲苴。"皆謂子爾，陶以一名麻勃，謂勃勃然如花者，即以爲花，重出子條，誤矣。既以麻蕡爲米之上品，今用花爲之，花豈堪食乎？根主産難衣不出，破血壅脹，帶下，崩中不止者，以水煑服之，効。漚麻汁，主消渴。擣葉水絞取汁，服五合，主蚘蟲，擣傅蠍毒，効。今按，陳藏器本草云：麻子，下氣，利小便，去風痺皮頑。炒令香，擣碎，小便浸取汁服。婦人倒産，吞二七枚即正。麻子去風，令人心歡。壓爲油，可以油物。早春種爲春麻，子小而有毒；晚春種爲秋麻，子入藥佳。臣禹錫等謹按，爾雅云："黂，枲實。"釋曰：枲，麻也；

黂,麻子也。《儀禮》注:"苴,麻之有黂者。"又《禹貢》"青州厥貢岱畎絲枲"是也。又曰荸麻,釋曰:"苴,麻之盛子者也。一名荸,一名麻母。"藥性論云:麻花,白麻是也。味苦,微熱,無毒。方用能治一百二十種惡風,黑色遍身苦癢,逐諸風惡血。主女人經候不通,䗪蟲爲使。又,葉沐髮,長潤。青麻湯淋瘀血,又主下血不止。麻青根一十七枚,洗去土,以水五升,煮取三升,冷,分六服。又云:大麻人,使。治大腸風熱結澀及熱淋。又,麻子二升,大豆一升,熬令香,擣末,蜜丸,日二服,令不飢,耐老益氣。子五升研,同葉一握擣相和,浸三日去滓,沐髮,令白髮不生。補下膲,主治渴:又子一升,水三升,煑四五沸,去滓,冷服半升,日二服,差。陳士良云:大麻人,主肺藏,潤[1]五藏,利大小便,疎風氣。不宜多食,損血脉,滑精氣,痿陽氣,婦人多食發帶疾。日華子云:大麻,補虚勞,逐一切風氣,長肌肉,益毛髮,去皮膚頑痺,下水氣及下乳,止消渴,催生,治横逆産。

圖經曰:麻黂、麻子生泰山川谷,今處處有,皆田圃所蒔,績其皮以爲布者。麻蕡一名麻勃,麻上花勃勃者,七月七日採。麻子,九月採,入土者不用。陶隱居以麻蕡爲牡麻,牡麻則無實。蘇恭以爲蕡即實,非花也,又引《爾雅》"蕡,枲實",及《禮》云"苴,麻之有蕡者",皆謂蕡爲子也,謂陶重出子條爲誤。按,本經麻蕡,"主七傷,利五藏,多食令人狂走"。觀古今方書,用麻子所治亦爾。又,麻花,非所食之物,如蘇之論似當矣。然朱字云"麻蕡味辛,麻子味甘",此又似二物。疑本草與《爾雅》《禮

① 潤:底本作"閏",據文意改。

記》有稱謂不同者耳。又,古方亦有用麻花者,云味苦,主諸風及女經不利,以䗪蟲爲使。然則蕡也、子也、花也,其三物乎?其葉與桐葉合擣,浸水沐髮,令長潤;皮青淋湯濯瘀血;根煑汁冷服,主下血不止。今用麻人,極難去殼,醫家多以水浸,經三兩日令殼破,暴乾,新瓦上擂取白用。農家種麻法:擇其子之有斑文者,謂之雌麻,云用此則結實繁,它子則不然。葛洪主消渴:以秋麻子一升,水三升,煑三四沸,飲汁不過五升便差。唐韋宙《獨行方》主踠折骨痛不可忍:用大麻根及葉,擣取汁一升飲之,非時即煑乾麻汁服亦同。亦主撾打瘀血,心腹滿,氣短,皆効。《篋中方》單服大麻人酒,治骨髓風毒,疼痛不可運動者:取大麻人水中浸,取沈者一大升,漉出暴乾,於銀器中旋旋炒,直須慢火,待香熟,調勻,即入木臼中,令三兩人更互擣一二數,令及萬杵,看極細如白粉即止,平分爲十貼,每用一貼。取家釀無灰酒一大瓷湯椀,以砂盆、柳木搥子點酒,研麻粉,旋濾,取白酒,直令麻粉盡,餘殼即去之。都合酒一處,煎取一半,待冷熱得所,空腹頓服,日服一貼,藥盡全差。輕者止於四五貼則見効。大抵甚者,不出十貼,必失所苦耳。其效不可勝紀。雜它物而用者,張仲景治脾約,大便秘,小便數,麻子丸:麻子二升,芍藥半斤,厚朴一尺,大黄、枳實各一斤,杏人一升,六物熬擣篩,蜜丸大如梧桐子,以漿水飲下十丸,食後服之,日三,不知益加之。唐方七宣麻人丸,亦此類也。

【**唐本餘**:主五勞。麻子,寒。肥健人,不老。

食療云:微寒。治大小便不通,髮落,破血,不飢,能寒。取汁煑粥,去五藏風,潤肺,治關節不通,髮落,通血脉,治氣。青葉，甚長髮。研麻子汁，沐髮即生長。麻子一升，白羊脂七兩，蠟五兩，白蜜一合，和杵，蒸食之，不飢。《洞神經》又取大麻，日中服子末三升；東行茱萸根剉八升，漬之，平旦服之二升；至夜蟲下。要見鬼者，取生麻子、昌蒲、鬼臼等分，杵爲丸，彈子大，每朝向日服一丸，服滿百日即見鬼也。

聖惠方：治生眉毛：用七月烏麻花，陰乾爲末，生烏麻油浸，每夜傅之。　**又方**：主姙娠心痛煩悶：用麻子一合研，水一盞，煎取六分，去滓，非時温服。

外臺秘要：治瘰癧：七月七日出時收麻花，五月五日收葉，二件作炷子，於癧上灸百壯。　**又方**：治虚勞，下焦虚熱，骨節煩疼，肌肉急，小便不利，大便數少，吸吸口燥少氣，淋石熱：大麻人五合研，水二升，煑去半分，服四五劑，差。　**又方**：治嘔：麻人三兩杵熬，以水研取汁，着少鹽，喫立効。李諫議嘗用，極妙。

千金方：治髮落不生，令長：麻子一升，熬黑壓油以傅頭，長髮妙。　**又方**：治風癲及百病：麻人四升，水六升，猛火煑令牙生，去滓，煎取七升，旦空心服，或發或不發，或多言語，勿恠之，但人摩手足須定，凡進三劑愈。　**又方**：主産後血不去：麻子五升，酒一升，漬一宿，明旦去滓，温服一升，先食，不差，夜再服一升，不吐不下，不得與男子通，一月將養如初。

肘後方：葛氏，大便不通：研麻子，相和爲粥食。　**又方**：治淋下血：麻根十枚，水五升，煑取二升，一服血止，神驗。　**又方**：大渴，日飲數㪷，小便赤澀者：麻子一升，水三升，煑三四沸，取汁飲之，無限日，過九升麻子愈。　**又方**：卒備毒箭：麻人數升,杵飲汁,差。

食醫心鏡:治風水腹大,臍腰重痛,不可轉動:冬麻子半升碎,水研濾取汁,米二合,以麻子汁煑作稀粥,着葱、椒、薑、豉,空心食之。　**又方**:主五淋,小便赤少,莖中疼痛:冬麻子一升,杵研,濾取汁二升,和米三合煑粥,着葱、椒及熟煮,空心服之。　**又方**:主姙娠損動後腹痛:冬麻子一升,杵碎熬,以水二升煑,取汁熱沸,分爲三四服。

新續十全方:令易産:大麻根三莖,水一升,煎取半升,頓服,立産。衣不下,服之亦下。

子母秘録:産後穢污不盡,腹滿:麻子三兩,酒五升,煑取二升,分温二服,當下惡物。　**又方**:治小兒赤白痢,多體弱不堪,大困重者:麻子一合,炒令香熟,末服一錢匕,蜜漿水和服,立効。　**又方**:治小兒疳瘡:嚼麻子傅之,日六七度。

周禮典枲職疏:枲,麻也。案,《喪服傳》云"牡麻者,枲麻也",則枲是雄麻,對苴是麻之有蕡者也。《毛詩·九月》菽苴,疏云:"謂採麻實以供羹食。"

詩云:"桃之夭夭,有蕡其實",蕡即實也。麻蕡則知麻實也,非花也,麻亦花而後有實也。

龍魚河圖曰:歲暮夕四更中,取二七豆子,二七麻子,家人頭少許髮,合麻子、豆著井中祝勑,并吏①其家竟年不遭傷寒,辟五温鬼。

---

① 吏:據文意,似當作"使"。

衍義曰:大麻子,海東來者最勝,大如連①實,出毛羅島;其次出上郡北地,大如豆;南地者子小。去殼法:取麻子,帛包之,沸湯中浸,湯冷出之,垂井中一夜,勿令着水。次日日中暴乾,就新瓦上挼去殼,簸揚取仁,粒粒皆完。張仲景麻仁丸,是用此大麻子。

〔箋釋〕

麻蕡一名麻勃,《名醫别録》謂爲"麻花上勃勃者",諸家因此聚訟。曹元宇輯《本草經》認爲:"麻蕡即大麻 *Cannabis sativa* 之全草,麻勃是麻花。此草雌雄異株,陶以麻蕡爲牡麻,亦頗有理,而麻勃或即雌花也。"

大麻含大麻酚 cannabinol,有强烈的致幻作用,《本草經》謂"麻蕡多食令人見鬼狂走",應即指此。陶弘景説"術家合人參服,令逆知未來事",其法載於《肘後方》:"上黨人參半斤,七月七日麻勃一升,合擣,蒸,使氣盡遍,服一刀圭,暮卧,逆知未然之事。"應該也是利用其致幻作用。

胡麻油　微寒。利大腸,胞衣不落。生者摩瘡腫,生秃髮。

陶隱居云:麻油生笮者,若蒸炒,正可供作食及燃爾,不入藥用也。**藥性論**云:胡麻生油,塗頭生毛髮。**陳藏器**云:胡麻油,大寒,主天行熱秘,腸内結熱。服一合,取利爲度。食油損聲,令體重。生油殺蟲,摩惡瘡。

圖經曰:文具胡麻條下。

① 連:據文意,似當作"蓮"。

【食療云：主瘖瘂，塗之生毛髮。

野人閑話：杜天師《昇遐篇》：以麻油傅兩足，繒帛裹之，可日行萬里。

〔箋釋〕

胡麻油即芝麻油，今言香油者。《藥性論》言"胡麻生油"，《本草衍義》生鐵條説："生鐵既自火中煉石而出，世謂之生鐵，亦如炒脂麻取油謂之生油，其義亦同。"故知所謂"生油"，並不是生笮取油的意思。

墨蓋子下引《野人閑話》云云，亦見《三洞群仙録》引《高道傳》，爲杜光庭故事，原文謂以胡麻油塗所畜白犬足，並以繒布裹之，杜光庭曰："吾聞油塗犬足，可日行萬里。"與引文不同。

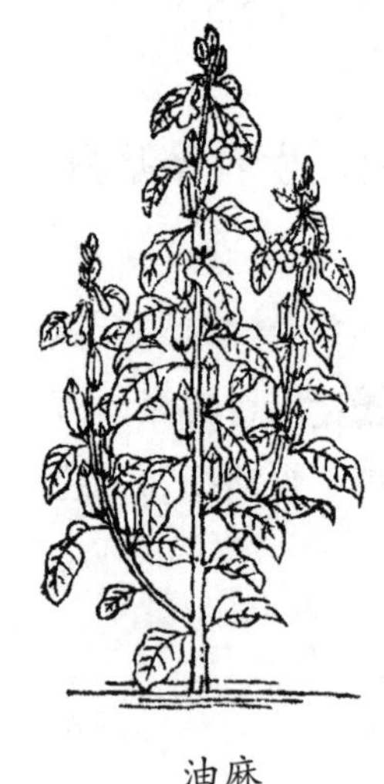

油麻

白油麻 大寒，無毒。治虚勞，滑腸胃，行風氣，通血脉，去頭浮風，潤肌。食後生噉一合，終身不輟。與乳母食，其孩子永不病生。若客熱，可作飲汁服之。停久者，發霍亂。又生嚼傅小兒頭上諸瘡良。久食抽人肌肉。生則寒，炒則熱。又，葉擣和漿水，絞去滓，沐髮，去風潤髮。其油冷，常食所用也。無毒，發冷疾，滑骨髓，發藏腑渴，困脾藏，殺

五黄，下三膲熱毒氣，通大小腸，治蛔心痛，傅一切瘡疥癬，殺一切蟲。取油一合，雞子兩顆，芒消一兩，攪服之，少時即瀉，治熱毒甚良。治飲食物，須逐日熬熟用，經宿即動氣。有牙齒并脾胃疾人，切不可喫。陳者煎膏，生肌長肉，止痛，消癰腫，補皮裂。新補。見孟詵及陳藏器、陳士良、日華子。

圖經曰：油麻，本經舊不著條，然古醫方多用之。無毒，滑腸胃，行風氣，久食消人肌肉，生則寒，炒熟則熱。仙方蒸以辟穀，壓笮爲油，大寒，發冷疾，滑精髓，發藏腑渴，令人脾困，然治癰疽、熱病。《近効方》婆羅門僧療大風疾，并壓丹石熱毒，熱風，手脚不遂：用消石一大兩，生烏麻油二大升，合内鐺中，以土墼蓋口，以紙泥固濟，勿令氣出，細進火煎之，其藥未熟時氣腥[①]，候香氣發即熟，更以生油麻油二大升和合，又微火煎之，以意斟量得所，即内不津器中。服法：患大風者，用火爲使，在室中重作小紙屋子，外然火，令患人在紙屋中發汗，日服一大合，病人力壯，日二服，服之三七日，頭面疱瘡皆滅。若服諸丹石藥，熱發不得食熱物，著厚衣，卧厚床者，即兩人共服一劑，服法同前，不用火爲使，忌風二七日。若丹石發，即不用此法，但取一匙内口中，待消嚥汁，熱除，忌如藥法。劉禹錫《傳信方》：蚰蜒入耳，以油麻油作煎餅枕卧，須臾蚰蜒自出而差。李元淳尚書在河陽日，蚰蜒入耳，無計可爲，半月後腦中洪洪有聲，腦悶不可徹，至以頭自擊門柱，奏疾狀危極，因發御藥以療之，無差者，其爲受苦不念

① 腥：底本作“醒”，據劉甲本改。

生存,忽有人獻此方,乃愈。

【外臺秘要:治胸喉間覺有癥蟲上下,偏聞葱、豉食香,此是髮蟲:油煎葱、豉令香,二日不食,開口而卧,將油、葱、豉致口邊,蟲當漸出,徐徐以物引去之。　又方:治傷寒,三五日忽有黄,則宜服此:取生烏麻油一盞、水半盞、雞子白一枚和之,熟攪令相匀,一服令盡。　又方:《近効》治嘔:白油麻一大合,清酒半升,煎取三合,看冷熱得所,去油麻,頓服之。　又方:治小兒急疳瘡:嚼油麻令爛傅之。　又方:治髮癥:欲得飲油一升,香澤煎之,大沙鑼貯,安病人頭邊,口鼻臨油上,勿令得飲及傅之鼻面,並令香氣,叫唤取飲不得,必當疲極眠睡,髮癥當從口出。煎油人等守視之,并石灰一裹,見癥出,以灰粉手捉取癥抽出,須臾抽盡,即是髮也。初從腹出,形如不流水中濃菜,隨髮長短,形亦如之。無忌。

肘後方:治卒心痛:生油半合,温服,差。　又方:治豌豆瘡:服油麻一升,須利,即不生白漿,大効。

經驗後方:治蚰蜒、蜘蛛子咬人:用油麻研傅之,差。孫真人同。

孫真人《枕中記》云:麻油一升,薤白三斤,切内油中,微火煎之,令薤黑,去滓,合酒服之半升三合,百脉血氣充盛。服金石人,先宜服此方。

斗門方:治産後脱腸不收:用油五斤煉熟,以盆盛後温却,令産婦坐油盆中,約一頓飯久。用皂角炙令脆,去麁皮爲末,少許吹入鼻中令作嚏,立差。神効。

博物志：積油滿百石則生火。武帝大始中，武庫火災，積油所致。

塞上方：治心痛，無問冷熱：一合生麻服。

譚氏小兒方：治小兒軟癤：焦炒油麻，從鍉子中取，乘熱嚼吐傅之，止。

宋明帝宫人患腰痛牽心，發則氣絶。徐文伯視之曰：髪瘕。以油灌之，吐物如髪，引之長三尺，頭已成蛇，能動揺，懸之滴盡，唯一髪。

衍義曰：白油麻與胡麻一等，但以其色言之，比胡麻差淡，亦不全白。今人止謂之脂麻，前條已具。炒熟乘熱壓出油，而謂之生油，但可點照；須再煎鍊，方謂之熟油，始可食，復不中點照，亦一異也。如鐵自火中出而謂之生鐵，亦此義耳。

〔箋釋〕

《嘉祐本草》從胡麻條中分出"白油麻"，應是指白芝麻。《本草圖經》在胡麻、白油麻條皆有注説，並分别繪有晉州胡麻和油麻圖例，所表現的都是脂麻 *Sesamum indicum*。按，脂麻的種子有黑白兩種，仍屬同一物種，古人因種子顔色分别爲二，各自有功用，這種影響一直延續到今天。

飴音貽。**糖　味甘，微温。主補虚乏，止渴，去血。**

陶隱居云：方家用飴糖，乃云膠飴，皆是濕糖如厚蜜者，建中湯多用之。其凝①强及牽白者，不入藥。今酒麴、糖用蘗，猶同

① 凝：底本作"疑"，據下文改。

是米麥，而爲中上之異。糖當以和潤爲優，酒以醺亂爲劣也。臣禹錫等謹按，蜀本圖經云：飴即軟糖也，北人謂之餳。粳米、粟米、大麻、白术、黄精、枳音止。椇音矩。子等並堪作之，惟以糯米作者入藥。孟詵云：餳糖，補虚，止渴，建脾胃氣，去留血，補中。白者以蔓菁[①]汁煑，頓服之。日華子云：益氣力，消痰止嗽并潤五藏。

【食療：主吐血，建脾。凝强者爲良。主打損瘀血。熬令焦，和酒服之，能下惡血。又，傷寒大毒嗽，於蔓菁、薤汁中煑一沸，頓服之。

外臺秘要：誤吞錢：取飴糖一斤，漸漸盡食之，鐶及釵便出。

肘後方：魚骨哽在喉中，衆法不能去：飴糖丸如雞子黄大，吞之，不出，大作丸用，妙。

衍義曰：飴糖即餳是也，多食動脾風，今醫家用以和藥。糯與粟米作者佳，餘不堪用，蜀黍米亦可造。不思食人少食之，亦使脾胃氣和。唐白樂天詩"一楪較牙餳"者是此。

〔箋釋〕

飴糖是麥芽糖，亦謂之"餳"。白居易《七年元日對酒》詩云："三杯藍尾酒，一碟膠牙餳。除却崔常侍，無人共我争。"

灰藋　味甘，平，無毒。主惡瘡，蟲、蠶、蜘蛛等咬，

① 菁：底本作"青"，據下文改。

擣碎和油傅之。亦可煮食,亦作浴湯,去疥癬風瘙。燒爲灰,口含及内齒孔中,殺齒䘌甘瘡。取灰三四度淋取汁,蝕息肉,除白癜風,黑子面皯。著肉作瘡。子炊爲飯,香滑,殺三蟲。生熟地,葉心有白粉,似藜,而藜心赤。莖大,堪爲杖,亦殺蟲,人食爲藥,不如白藋也。新補。見陳藏器。

【**雷公**:金鎖天,時呼爲灰藋,是金鎖天葉,撲蔓翠上,往往有金星,堪用也。若白青色,是忌女莖,不入用也。若使金鎖天葉,莖高低二尺五寸,妙也。若長若短,不中使。凡用,勿令犯水,先去根,日乾,用布拭上肉毛令盡,細剉,焙乾用之。

〔箋釋〕

灰藋是藜科植物小葉藜 *Chenopodium album*,或小藜 *Chenopodium serotinum* 之類,古人亦用其種子爲糧,故《嘉祐本草》將其由草部移入米穀部。

《植物名實圖考》謂即《救荒本草》之舜芒穀,檢《救荒本草》云:"舜芒穀,俗名紅落藜。生田野,及人家田莊窠上多有之。科苗高五尺餘,葉似灰菜葉而大,微帶紅色,莖亦高粗,可爲拄杖,其中心葉甚紅,葉間出穗,結子如粟米顆,灰青色,味甜。"舜芒穀與灰藋未必是同一物種,但應該都是藜科藜屬植物。

重修政和經史證類備用本草卷第二十五

米穀部中品總二十三種

二種神農本經白字。

一十六種名醫别録墨字。

一種今附皆醫家嘗用有效，注云"今附"。

三種新補

一種新分條

凡墨蓋子已下並唐慎微續證類

生大豆元附大豆黄卷條下，今分條。穭豆（附）。

赤小豆　大豆黄卷

酒甜糟、社壇餘胙酒（續注）。　粟米粉、泔、糗（續注）。

秫米　粳米　青粱米

黍米　丹黍米秬黍（續注）。

白粱米　黄粱米　糵米

舂杵頭糠自草部，今移。　小麥麵、麸、麥苗（續注）。

大麥麸[①]（續注）。麴新補。　穬麥

---

① 麸：劉甲本作"麵糵"。

蕎麥新補。　**藊**音扁。**豆葉**(附)。

豉　**菉豆**今附。　**白豆**新補。

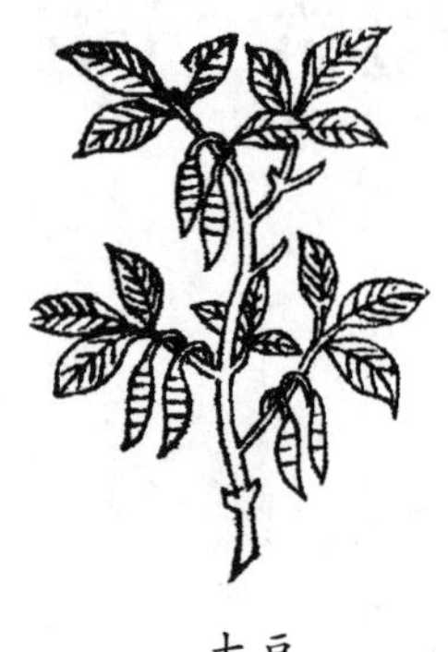
大豆

生大豆　**味甘,平。塗癰腫,煑汁飲殺鬼毒,止痛,逐水脹,除胃中熱痺,傷中,淋露,下瘀血,散五藏結積、内寒,殺烏頭毒。久服令人身重。炒爲屑,味甘。主胃中熱,去腫,除痺,消穀,止腹脹。生太山平澤。九月採。**惡五參、龍膽,得前胡、烏喙、杏人、牡蠣良。

今按,陳藏器本草云:大豆,炒令黑,煙未斷,及熱投酒中,主風痺,癱緩,口噤,産後諸風。食罷生服半兩,去心胸煩熱,熱風恍惚,明目,鎮心,温補。久服好顔色,變白,去風,不忘。煑食,寒。下熱氣腫,壓丹石煩熱。汁,解諸藥毒,消腫。大豆炒食極熱,煑食之及作豉極冷。黄卷及醬,平。牛食温,馬食冷,一體之中,用之數變。臣禹錫等謹按,蜀本注云:煮食之,主温毒水腫。陳藏器云:穭音吕。豆,味甘,温,無毒。炒令黑,及熱投酒中,漸漸飲之,去賊風風痺,婦人産後冷血。堪作醬。生田野,小黑。《爾雅》云:戎菽一名驢豆,一名豋豆。孟詵云:大豆,寒。和飯擣塗一切毒腫。療男女陰腫,以綿裹内之。殺諸藥毒。謹按,煑飲服之,去一切毒氣,除胃中熱痺,腸中淋露,下淋血,散五藏結積内寒。和桑柴灰汁煮之,下水鼓腹脹。其豆黄,主濕痺膝痛,五藏不足氣,胃氣結積,益氣,潤肌膚。末之收成,煉猪膏爲丸,服之能肥健人。又,卒失音:生大豆一升,青竹筭子四十九枚,長四寸,闊一分,和水煑熟,日夜二服,差。又,每食後,净磨拭,吞雞子大,令人長生。初服時似身重,一年已後,便覺身輕。又益陽道。**日華子**云:黑豆,調中下氣,通關脉,制金石藥毒,治牛、馬温毒。

圖經曰:大豆黄卷及生大豆生泰山平澤,今處處有之。黄卷是以生豆爲蘗,待其芽出,便暴乾取用,方書名黄卷皮,今蓐婦藥中用之。大豆有黑白二種,黑者入藥,白者不用。其緊小者爲雄豆,入藥尤佳。豆性本平,而修治之便有數等之效。煮其汁甚凉,可以壓丹石毒及解諸藥毒;作腐則寒而動氣;炒食則熱;投酒主風;作豉極冷;黄卷及醬皆平。牛食之温,馬食之凉,一體而用别,大抵宜作藥使耳。殺烏頭毒尤勝。仙方修製黄末,可以辟穀度饑歲。然多食令人體重,久則如故矣。古方有紫湯,破血去風,除氣防熱,産後兩日,尤宜服之。烏豆五升,選擇令净,清酒一斗半,炒豆令煙向絶,投於酒中,看酒赤紫色乃去豆,量性服之,可日夜三盞。如中風口噤,即加雞屎白二升和熬,投酒中,神驗。江南人作豆豉,自有一種刀豆,甚佳。古今方書用豉治病最多。葛洪《肘後方》云:療傷寒有數種,庸人不能分别,今取一藥兼療。若初覺頭痛肉熱脉洪起,一二日,便作此加減葱豉湯:葱白一虎口,豉一升,綿裹,以水三升,煑取一升,頓服取汗。若不汗,更作,加葛根三兩,水五升,煑取二升,分再服,必得汗,即差。不汗更作,加麻黄三兩,去節。諸名醫方皆用此,更有加減法甚多。今江南人凡得時氣,必先用此湯服之,往往便差。

【**唐本云**：煑食之，主温毒，水腫。復有白大豆，不入藥用也。

食療云：微寒。主中風脚弱，産後諸疾。若和甘草煮湯飲之，去一切熱毒氣，善治風毒脚氣。煮食之，主心痛，筋攣，膝痛，脹滿。殺烏頭、附子毒。大豆黄屑忌猪肉。小兒不得與炒豆食之，若食了，忽食猪肉，必壅氣致死，十有八九。十歲已上，不畏。

千金方：治頭項强不得顧視：蒸大豆一升，令變色，内囊中枕之。　**又方**：治喉痺卒不語：煮大豆汁含之。　**又方**：從高墜下，頭破腦出血，中風口噤：豆一升，熬去腥，勿使太熟，杵末，蒸之氣遍，令甑下盆中，以酒一升淋之，温服一升，覆取汗。傅膏瘡上。　**又方**：中惡：大豆二七枚，雞子黄，酒半升，和，頓服。　**又方**：治身腫浮：烏豆一升，水五升，煮取三升汁，去滓，内酒五升，更取三升，分温三服。不差，再合服之。　**又方**：治頭風頭痛：大豆三升，炒令無聲，先以盛一斗二升瓶一隻盛九升清酒，乘豆熱即投於酒中，密泥封之七日，温服之。　**又方**：治口喎：大豆麩三升，炒令焦，酒三升淋取汁，頓服，日一服。　**又方**：令髮鬢烏黑：醋煑大豆黑者，去豆煎令稠，傅髮。　**又方**：被打頭青腫：豆黄末傅之。

肘後方：治卒風不得語：煮豆煎汁，如飴含之，亦濃煮飲之，佳。　**又方**：治腸痛如打：豆半升熬令焦，酒一升煮之令沸，熟取醉。　**又方**：從早夜連時不得眠：暮以新布火炙以熨目，并蒸大豆，更番囊盛枕，枕冷後更易熱，終夜常枕熱豆，即立愈，證如前。　**又方**：治消渴得効：取烏豆置牛膽中，陰乾百日，吞之即差。　**又方**：治腰脅卒痛，背痛：大豆二升，酒三升，煮取二升，頓服，佳。　**又方**：礬石[①]中毒，豆汁解之，良。　**又方**：陰癢汗出：嚼生大豆黄傅之，佳。

經驗方：治小兒、大人多年牙齒不生：用黑豆三十粒，牛糞火内燒令煙盡，細研，入麝香少許，一處研勻。先以針挑不生齒處，令血出，用末少許揩。不得見風，忌酸、鹹物。　**又方**：治秋夏之交露坐夜久，腹中痞，如群石在腹方：大豆半升，生薑八分，水二升，煎取一升已來，頓服，差。　**又方**：治赤痢，臍下痛：黑豆、茱萸子二件，搓摩，吞嚥之，宜良。　**又方**：治破傷風神効：黑豆四十箇，硃砂二十文，同研爲末，以酒半盞，已上調一字下。

食醫心鏡：治風毒攻心，煩躁恍惚：大豆半升浄淘，以水二升，煑取七合，去滓，食後服。　**又方**：大豆末理胃中熱，去身腫，除痺，消穀止脹：大豆一升，熬令熟，杵末，飲服之。　**又方**：主妊娠腰中痛：大豆一升，以酒三升，煑取七合，去滓，空心服之。　**又方**：治産後風虚，五緩六急，手足頑痺，頭旋眼眩，血氣不調：大豆一升，炒令熟，熱投三升酒中，密封，隨性飲之。

廣利方：治脚氣衝心，煩悶亂，不識人：大豆一升，水三升，濃煑取汁，頓服半升。如未定，可更服半升，即定。　**又方**：治蚰咬方：取黑豆葉，剉杵傅之，日三易，良。

傷寒類要：辟温病：以新布盛大豆一斗，内井中一宿出，服

① 此處“礬石”，疑當是“礜石”之訛。

七粒,佳。

子母秘録:主産後中風困篤,或背强口噤,或但煩熱苦渴,或身頭皆重,或身癢極,嘔逆,直視,此皆虚熱中風:大豆三升,熬令極熟,候無聲,器盛,以酒五升沃之,熱投可得二升,盡服之,温覆令少汗出,身潤即愈。産後得依常稍服之,以防風氣,又消結血。　**又方**:治小兒斑瘡,豌豆瘡:熟煑大豆,取汁服之,佳。　**又方**:治小兒湯火瘡:水煑大豆汁塗上,易差,無斑。　**又方**:治小兒尿灰瘡:黑豆皮熟嚼傅之。

楊氏産乳:療有孕月數未足,子死腹中不出,母欲悶絶:取大豆三升,以醋煑濃汁三升,頓服,立出。

産書:治産後猶覺有餘血水氣者,宜服豆淋酒:黑豆五升熬之,令煙絶出,於甆器中,以酒一升淬之。　**又方**:治胞衣不下:以大豆大半升,醇酒三升,煮取折半,分三服。

博物志云:左元亮荒年法:擇大豆麁細調匀,必生熟挼之令有光,煖氣徹豆則内。先下食一日,以冷水頓服訖。其魚肉菜果,不得復經口。渴即飲水,慎不可煖飲。初小困,十數月後,體力壯健,不復思食。

抱朴内篇云:相國張公文蔚,莊在東都栢坡,莊内有鼠狼穴,養四子,爲蛇所吞。鼠狼雄雌情切,乃於穴外坋土,恰容蛇頭。俟其出穴,果入所坋處出頭,度其回轉不及,當腰咬斷而劈蛇腹,噏出四子,尚有氣。置於穴外,噏豆葉嚼而傅之,皆活。

衍義曰:生大豆有緑、褐、黑三種,亦有大、小兩等。其大者出江、浙、湖南北,黑小者生他處。今用小者,力更佳。炒熟,以棗肉同搗之爲麨,代糧。又治産後百病,血熱,并中風,疾痱,止痛,背强口噤,但煩熱瘈瘲,若渴,身背腫,劇嘔逆:大豆伍升,急水淘净,無灰酒一斗,熬豆令微煙出,傾入酒瓶中沃之。經一日已上,服酒一升,取差爲度。如素不飲酒,即量多少服。若口噤,即加獨活半斤,微微搥破同沃,仍增酒至壹斗貳升。暑月旋作,恐酸壞,又可磓爲腑食之。

〔箋釋〕

大豆即豆科植物大豆 *Glycine max*,是常見經濟作物。《本草綱目》釋名項説:"豆、尗皆莢穀之總稱也。篆文尗,象莢生附莖下垂之形。豆象子在莢中之形。《廣雅》云:大豆,菽也。小豆,荅也。"生大豆原附在《本草經》大豆黄卷條之内,《開寶本草》新分條。由於本條中"塗癰腫,煑汁飲殺鬼毒,止痛"屬於《本草經》文,故標題"生大豆"從劉甲本改爲白字。但在卷首目録中,"生大豆"仍爲黑字,以符合"二種神農本經"的統計數字。

《本草拾遺》説生大豆的藥性"牛食温,馬食冷,一體之中,用之數變",反映的是不同種屬之間的差異性;其所依據的,並非客觀事實或使用經驗,更像是方術家的故弄玄虚,或者某種巫術邏輯。類似的情況還見於赤小豆,《新修本草》説"驢食脚輕,人食體重";巴豆,陶弘景説"人呑一枚便欲死,而鼠食之,三年重三十斤"。

赤小豆　味甘、酸,平,無毒。**主下水,排癰腫膿血,**寒熱,熱中,消渴,止洩,利小便,吐逆,卒澼,下脹滿。

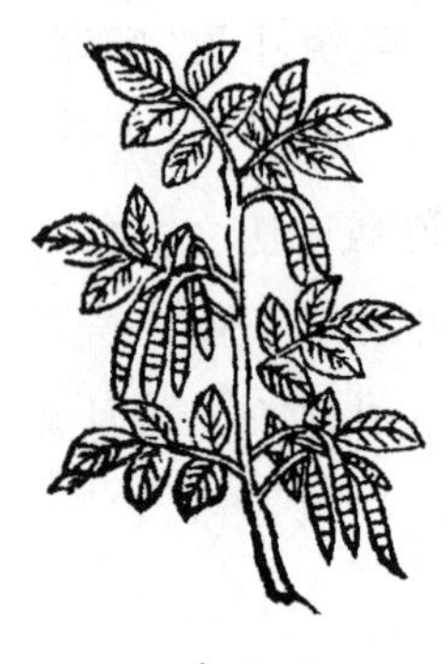
赤小豆

陶隱居云：大、小豆共條，猶如葱、薤義也。以大豆爲蘖牙，生便乾之，名爲黄卷。用之亦熬，服食所須。煑大豆，主温毒水腫殊效。復有白大豆，不入藥。小豆性逐津液，久服令人枯燥矣。唐本注云：《别録》云：葉名藿，止小便數，去煩熱。今按，陳藏器本草云：赤小豆和桑根白皮煮食之，主温氣痺腫。小豆和通草煮食之，當下氣無限，名脱氣丸。驢食脚輕，人食體重。臣禹錫等謹按，蜀本注云：病酒熱飲汁即愈。藥性論云：赤小豆，使，味甘。能消熱毒癰腫，散惡血不盡，煩滿，治水腫，皮肌脹滿。擣薄塗癰腫上，主小兒急黄爛瘡。取汁令洗之，不過三度差。能令人美食。末與雞子白調，塗熱毒癰腫，差。通氣，建脾胃。陳士良云：赤小豆，微寒。縮氣行風，抽肌肉。久食瘦人，堅筋骨，療水氣。解小麥熱毒。日華子云：赤豆粉，治煩，解熱毒，排膿，補血脉，解油衣粘綴甚妙。葉食之明目。

圖經曰：赤小豆，舊與大豆同條，蘇恭分之。今江淮間尤多種蒔。主水氣，脚氣方最急用。其法：用此豆五合，葫一頭，生薑一分，並碎破，商陸根一條，切，同水煑豆爛，湯成，適寒温，去葫等。細嚼豆，空腹食之，旋旋啜汁令盡，腫立消便止。韋宙《獨行方》療水腫，從脚起，入腹則殺人：亦用赤小豆一斗，煑令極爛，取汁四五升，温漬膝以下。若已入腹，但服小豆，勿雜食，亦愈。李絳《兵部手集方》亦著此法，云曾得効。昔有人患脚氣，用此豆作袋置足下，朝夕輾轉踐踏之，其疾遂愈。亦主丹毒，

《小品方》:以赤小豆末和雞子白,如泥塗之,塗之不已,逐手即消也。其遍體者,亦遍塗如上法。又諸腫毒欲作癰疽者,以水和塗,便可消散毒氣。今人往往用之有効。

【**食療云**:和鯉魚爛煑食之,甚治脚氣及大腹水腫。别有諸治,具在魚條中。散氣,去關節煩熱,令人心孔開,止小便數。菉、赤者並可食。暴痢後,氣滿不能食,煮一頓服之即愈。

千金方:主産後不能食煩滿方:小豆三七枚,燒作屑,篩,冷水頓服之,佳。

肘後方:辟温病:取小豆,新布囊盛之,置井中,三日出,舉家服,男十枚,女二十枚。　**又方**:治腸痔,大便常血:小豆一升,苦酒五升,煮豆熟,出乾,復内法[①]酒中,候酒盡止,末,酒服方寸匕,日三度。　**又方**:舌上忽出血如簪孔:小豆一升,杵碎,水三升和,攪取汁飲。　**又方**:産後心悶目不開:生赤小豆杵末,東流水服方寸匕,不差更服。

梅師方:治熱毒下血,或因食熱物發動:以赤小豆杵末,水調下方寸匕。　**又方**:治婦人乳腫不得消:小豆、莽草等分爲末,苦酒和傅之,佳。

孫真人云:赤、白豆合魚鮓食之成消渴,小豆醬合魚鮓食之成口瘡。

食醫心鏡:理脚腫滿轉上入腹殺人:豆一升,水五升,煑令極熟,去豆,適寒温浸脚,冷即重煖之。　**又方**:主小便數:小豆葉一斤,於豉汁中煑,調和作羹食之,煑粥亦佳。**廣利方**:治

① 法:疑當作"苦"。

小兒火丹熱如火,遶腰即損人,救急:杵赤小豆末,和雞子白傅之,乾即易。

必効方:治水穀痢:小豆一合,和蠟三兩,頓服,愈。　**又方**:治卒下血:小豆一升,擣碎,水三升,絞汁飲之。

小品:治疽初作:以小豆末,醋傅之亦消。

産寶:治難産方:赤小豆生吞七枚出,若是女,二七枚佳。

産書云:下乳汁:煮赤小豆取汁飲,即下。

修真秘旨云:理淋方:椎赤小豆三合,慢火炒熟爲末,煨葱一莖細剉,煖酒調二錢匕服。男子、女人,熱淋、血淋並療。

衍義曰:赤小豆,食之行小便,久則虚人,令人黑瘦枯燥。關西、河北、京東西多食之。花治宿酒,渴病。

〔箋釋〕

赤小豆是常見經濟作物,《本草綱目》釋名項李時珍説:"案《詩》云:黍稷稻粱,禾麻菽麥。此即八穀也。董仲舒注云:菽是大豆,有兩種。小豆名荅,有三四種。王禎云:今之赤豆、白豆、緑豆、豋豆,皆小豆也。此則入藥用赤小者也。"《救荒本草》云:"本草舊云江淮間多種蒔,今北土亦多有之。苗高一二尺,葉似豇豆葉微團艄,開花似豇豆花微小,淡銀褐色,有腐氣,人故亦呼爲腐婢。結角比菉豆角頗大,角之皮色微白帶紅。其豆有赤、白、黧色三種。"根據所繪圖例,可以確定其原植物爲豆科赤小豆 *Vigna umbellata*。

大豆黄卷　味甘,平,無毒。主濕痺,筋攣,膝痛,五

藏胃氣結積,益氣,止毒,去黑皯,潤澤皮毛。

圖經: 文具生大豆條下。

【唐本注云: 以大豆爲芽蘖,生便乾之,名爲黄卷。用亦服食。

食療云: 卷,蘖長五分者,破婦人惡血良。

食醫心鏡: 理久風濕痺,筋攣膝痛,除五藏胃氣結聚,益氣,止毒,去黑痣面䵟,潤皮毛:宜取大豆黄卷一升,熬令香,爲末,空心暖酒下一匙。

〔箋釋〕

大豆黄卷是大豆種子經發芽處理後的製成品,《本草綱目》引陶弘景説:"黑大豆爲蘖牙,生五寸長,便乾之,名爲黄卷,用之熬過,服食所須。"又云:"壬癸日以井華水浸大豆,候生芽,取皮,陰乾用。"

酒　味苦、甘、辛,大熱,有毒。主行藥勢,殺百邪惡毒氣。

陶隱居云:大寒凝海,惟酒不冰,明其性熱獨冠群物,藥家多須,以行其勢。人飲之,使體弊神惛,是其有毒故也。昔三人晨行觸霧,一人健,一人病,一人死。健者飲酒,病者食粥,死者空腹。此酒勢辟惡,勝於作食。**唐本注**云:酒,有葡萄、秫、黍、秔、粟、麴、蜜等;作酒醴以麴爲,而葡萄、蜜等獨不用麴。飲葡萄酒能消痰破癖。諸酒醇醨不同,惟米酒入藥用。**臣禹錫等謹按,陳藏器**云:酒,本功外,殺百邪,去惡氣,通血脉,厚腸胃,潤皮膚,散石氣,消憂發怒,宣言暢意。《書》曰"若作酒醴,爾惟麴糵",蘇恭乃廣引蒲萄、蜜等爲之,此乃以僞亂真,殊非酒本稱。至於入藥,更亦不堪。凡好酒欲熟,皆能候風潮而轉,此是合陰陽矣。**又云**:諸米酒有毒。酒漿照人無影,不可飲。酒不可合乳飲之,令人氣結。白酒食牛肉,令腹内生蟲。酒後不得卧。黍穰食猪肉,令人患大風。凡酒忌諸甜物。**又云**:甜糟,味鹹,温,無毒。主温中,冷氣,消食,殺腥,去草菜毒,藏物不敗,糅物能軟,潤皮膚,調腑藏。三歲已下有酒以物承之,堪磨風瘙,止嘔噦。及煎煮魚菜,取臘月酒糟,以黄衣和粥成之。**孟詵**云:酒,味苦。主百邪毒,行百藥。當酒卧,以扇扇,或中惡風。久飲傷神損壽。謹按,中惡疰忤,熱煖薑酒一椀,服即止。又,通脉,養脾氣,扶肝。陶隱居云"大寒凝海,惟酒不冰",量其熱性故也。久服之,厚腸胃,化筋。初服之時,甚動氣痢。與百藥相宜,秪服丹砂人飲之,即頭痛吐熱。又,服丹石人胸背急悶熱者,可以大豆一升,熬令汗出,簸去灰塵,投二升酒中,久時頓服之,少頃即汗出,差。朝朝服之,甚去一切風。婦人産後諸風,亦可服之。又,熬雞屎如豆淋酒法作,名曰紫酒,卒不語口偏者,服之甚效。昔有人常服春酒,令人肥白矣。**陳士良**云:凡服食丹砂、北庭、石亭脂、鍾乳石、諸礜石、生薑,並不可長久以酒下,遂引石藥氣入四肢,滯血化爲癰疽。**日華子**云:酒,通血脉,厚腸胃,除風及下氣。**又云**:社壇餘胙酒,治孩兒語遲。以少許喫,吐酒噴屋四角,辟蚊子。又云:糟罯撲損瘀血,浸洗凍瘡及傅蛇、蜂叮毒。又云:糟下酒,暖。開胃下食,暖水藏,温腸胃,消宿食,禦風寒,殺一切蔬菜毒。多食微毒。

【**食療云**:紫酒,治角弓風。薑酒,主偏風中惡。桑椹酒,補五藏，明耳目。葱豉酒，解煩熱，補虚勞。蜜酒，療風瘮。地黄、牛膝、虎骨、仙靈脾、通草、大豆、牛蒡、枸杞等，皆可和釀作酒，在别方。蒲桃子釀酒，益氣調中，耐飢强志。取藤汁釀酒亦佳。狗肉汁釀酒，大補。

外臺秘要：治水下，或不下則滿溢，下之則虚竭，虚竭還腹，十無一活：以桑椹并心皮兩物細剉，重煑煎，取四斗以釀米，四升釀酒，一服一升。　**又方**：治痔下部𧏾方：掘地作小坑，燒令赤，酒沃中，杵吴茱萸三升，内中極熱，板覆開小孔子，以下部坐上，冷乃下，不過三度良。　**又方**：治牛馬六畜水穀疫病：酒和麝香少許，灌之。

千金方：斷酒方：以酒七升，着瓶中，硃砂半兩，細研，着酒中，緊閉塞瓶口，安猪圈中，任猪摇動，經七日，頓飲之。　**又方**：正月一日酒五升，淋碓頭杵下，取飲。　**又方**：治耳聾：酒三升，漬牡荆子一升，碎之，浸七日，去滓，任性飲盡，三十年聾差。

肘後方：鬼擊之病，得之無漸，卒着人，如刀刺狀，胸脇腹内疞結切痛，不可抑按，或吐血，鼻血出，或下血，一名鬼排：以淳酒吹兩鼻内。　**又方**：中風，體角弓反張，四肢不隨，煩亂欲死：清酒五升，雞屎白一升杵末，合和之，搗千遍乃飲，大人服一升，日三，少小五合，差。　**又方**：人體上先有瘡，因乘馬，馬汗、馬毛入瘡中，或爲馬氣所蒸，皆致腫痛煩熱，入腹則殺人：多飲醇酒以醉，即愈。

經驗後方：孫真人催産：以鐵器燒赤淬酒，喫，便令分解。

梅師方:治虎傷人瘡:但飲酒,常令大醉,當吐毛出。　**又方**:治産後有血,心煩腹痛:清酒一升,生地黄汁和煎二十沸,分三服。

孫真人:空腹飲酒醉,必患嘔逆。　**又方**:治風癬:煖酒以蜜中攪之,飲一杯即差。　**又方**:治腰膝疼痛久不已:糟底酒摩腰脚及痛處、筋攣處。

廣利方:治蛇咬瘡:煖酒淋洗瘡上,日三易。

兵部手集:治蜘蛛遍身成瘡:取上好春酒飲醉,使人翻不得一向卧,恐酒毒腐人,須臾蟲於肉中小如米自出。

傷寒類要:天行病毒攻手足,疼痛欲斷:作坑令深三尺,大小容足,燒令中熱,以酒灌坑中,著屐踞坑上,衣壅,勿令泄氣。

衍義曰:酒,《吕氏春秋》曰"儀狄造酒",《戰國策》曰"帝女儀狄造酒,進之於禹"。然本草中已著酒名,信非儀狄明矣。又讀《素問》,首言"以妄爲常,以酒爲醬",如此則酒自黄帝始,非儀狄也。古方用酒,有醇酒、春酒、社壇餘胙酒、糟[1]下酒、白酒、清酒、好酒、美酒、葡萄酒、秫黍酒、秔酒、蜜酒、有灰酒、新熟無灰酒、地黄酒。今有糯酒、煮酒、小豆麴酒、香藥麴酒、鹿頭酒、羔兒等酒。今江、浙、湖南北又以糯米粉入衆藥,和合爲麴,曰餅子酒。至於官務中,亦用四夷酒,更别中國,不可取以爲法。今醫家所用酒,正宜斟酌。但飲家惟取其味,不顧入藥如何爾,然久之未見不作疾者。蓋此物損益兼行,可不慎歟?漢賜丞相上樽酒,糯爲上,稷爲中,粟爲下者。今入藥佐使,專以糯米,用清

① 糟:底本作"槽",據上下文改。

水白麪麴所造爲正。古人造麴，未見入諸藥合和者，如此則功力和厚，皆勝餘酒；今人又以麥蘖造者，蓋止是醴爾，非酒也。《書》曰"若作酒醴，爾爲麴蘖"，酒則須用麴，醴故用蘖。蓋酒與醴，其氣味甚相遼，治療豈不殊也。

〔箋釋〕

釀造酒乙醇含量較低，仍可以醉人和成癮，墨蓋子下引《千金要方》斷酒方，《太平聖惠方》引此，專門注明"治因爲酒毒所傷，斷酒方"。酒藥性大熱，陶弘景説明理由："大寒凝海，惟酒不冰，明其性熱獨冠群物。"礜石條陶説："常取少室生礜石内水中，令水不冰，如此則生亦大熱。"都是用冰點來證明寒熱。一般認爲，在元代蒸餾酒技術傳來以前，酒主要通過釀造，由於乙醇濃度達到 20%以後，酵母菌就不再發酵，故釀造的酒精含量一般在 18%左右。乙醇的冰點隨醇濃度增高而下降，15%的乙醇液，冰點約在零下 6 度左右，陶弘景生活在南方地區，没有見過結冰的酒，也屬正常。

粟米　味鹹，微寒，無毒。主養腎氣，去胃脾中熱，益氣。陳者味苦，主胃熱，消渴，利小便。

陶隱居云：江東所種及西間皆是，其粒細於粱米，熟舂令白，亦以當白粱，呼爲白粱粟。陳者謂經三五年者，或呼爲粢音咨。米，以作粉尤解煩悶，服食家亦將食之。唐本注云：粟類多種，而並細於諸粱，北土常食，與粱有別。陶云當白粱，又云或呼爲粢，粢則是稷，稷乃穄音祭。之異名也。其米泔汁，主霍亂，卒熱，心煩渴,飲數升立差。臭泔[1],止消渴尤良。米麥麨,味甘、苦,寒,無毒。主寒中,除熱渴,解煩,消石氣。蒸米麥熬磨作之,一名糗也。臣禹錫等謹按,孟詵云:粟米,陳者止痢,甚壓丹石熱。顆粒小者是,今人間多不識耳。其粱米粒麁大,隨色别之。南方多畲田,種之極易。舂粒細,香美,少虚怯。秖爲灰中種之,又不鋤治故也。得北田種之,若不鋤之,即草翳死,若鋤之,即難舂,都由土地使然耳。但取好地,肥瘦得所由,熟犁,又細鋤,即得滑實。陳藏器云:粉解諸毒,主卒得鬼打,水攪服之。亦主熱腹痛,鼻衄,並水煮服之。秔粟總堪爲粉,粟强浸米至敗者損人。又云:泔,主霍亂,新研米清水和,濾取汁服,亦主轉筋入腹。胃冷者不宜多食。酸泔,洗皮膚瘡疥,服,主五野雞病及消渴。下澱酸者,殺蟲及惡瘡,和臭樗皮煎服,主疳痢。樗皮一名武目樹。又云:糗,一名麨,昌少切。味酸,寒。和水服之,解煩熱,止洩,實大腸,壓石熱,止渴。河東人以麥爲之,麁者爲乾糗糧;東人以粳米爲之,炒乾磨成也。陳士良云:粳粟米,五穀中最硬,得漿水即易化解。小麥虚熱。

圖經:文具青粱米條下。

【**千金方**:治反胃,食即吐:擣粟米作粉,和水丸如梧桐子大,七枚爛煑内醋中,細吞之,得下便已。麪亦得用之。

食醫心鏡:主脾胃氣弱,食不消化,嘔逆反胃,湯飲不下:粟米半升杵如粉,水和丸如梧子,煮令熟,點少鹽,空心和汁吞下。　**又方**:主消渴口乾:粟米炊飯,食之,良。　**又方**:主胃

---

① 泔:底本作"甘",據下文改。

中熱，消渴，利小便：以陳粟米炊飯食。

兵部手集：治孩子赤丹不止：研粟米傅之。

姚和衆：小孩初生七日，助穀神以導達腸胃：研粟米，煑粥飲，厚薄如乳，每日研與半粟殼。

子母秘録：治小兒重舌：用粟哺之。

産寶方：粢米粉熬令黑，以雞子白和如泥，以塗帛上，貼之，帛作穴，以洩癰毒氣，易之，効。

博物志云：鴈食，足重不能飛。

丹房鏡源云：禾草灰抽錫暈。

衍義曰：粟米利小便，故益脾胃。

〔箋釋〕

糧食作物栽培品種因時地不同，變化很大，粱米、秫米、粟米的名實，自古以來糾結不清。按照李時珍的觀點，"粱即粟也"。而粟則有古今名稱之變，粟條釋名説："古者以粟爲黍、稷、粱、秫之總稱，而今之粟，在古但呼爲粱。後人乃專以粱之細者名粟，故唐孟詵本草言人不識粟，而近世皆不識粱也。大抵粘者爲秫，不粘者爲粟。故呼此爲籼粟，以别秫而配籼。北人謂之小米也。"秫條釋名説："秫字篆文象其禾體柔弱之形，俗呼糯粟是矣。北人呼爲黄糯，亦曰黄米。釀酒劣於糯也。"集解項又説："秫即粱米、粟米之粘者。有赤、白、黄三色，皆可釀酒、熬糖、作餈糕食之。蘇頌《圖經》謂秫爲黍之粘者，許慎《説文》謂秫爲稷之粘者，崔豹《古今注》謂秫爲稻之粘者，皆誤也。惟蘇恭以粟、秫分秈、糯，孫炎注《爾雅》謂秫爲粘粟者得之。”現代植物學一般以禾本科 *Setaria italica* 爲粱，其變種 *Setaria italic* var. *germanica* 爲粟，粱、粟種子之黏者爲秫米，即主要根據李時珍的意見而來。

秫米　味甘，微寒。止寒熱，利大腸，療漆瘡。

陶隱居云：此人以作酒及煑糖者，肥軟易消。方藥不正用，惟嚼以塗漆及釀諸藥醪。唐本注云：此米功用是稻秫也。今大都呼粟糯爲秫，稻秫爲糯矣。北土亦多以粟秫釀酒，而汁少於黍米。粟秫應有別功，但本草不載。凡黍穄、粟秫、秔糯，此三穀之秈音仙。秫也。臣禹錫等謹按，顏師古刊謬正俗云：今之所謂秫米者，似黍米而粒小者耳，亦堪作酒。孟詵云：秫米，其性平。能殺瘡疥毒熱，擁五藏氣，動風，不可常食。北人往往有種者，代米作酒耳。又，生擣和雞子白，傅毒腫良。根，煑作湯，洗風。又，米一石，麴三斗，和地黄一斤，茵蔯蒿一斤，炙令黄，一依釀酒法，服之治筋骨攣急。日華子云：無毒，犬咬、凍瘡並嚼傅。

圖經：文具黍米條下。

【**聖惠方**：治食鴨肉成病，胸滿面赤，不下食：用秫米汁，服一中盞。

肘後方：卒得浸淫瘡有汁，多發於心，不早治，周身則殺人：熬秫米令黄黑，杵以傅之。

梅師方：治姙娠忽下黄水如膠，或如小豆汁：秫米、黄耆各一兩，細剉，以水七升，煎取三升，分服。

食醫心鏡：主寒熱，利大腸，治漆瘡：秫米飯食之，良。

衍義曰:秫米,初擣出淡黄白色,經久色如糯,用作酒者是。此米亦不堪爲飫,最粘,故宜酒。

〔箋釋〕

《禮記·内則》"饘、酏、酒、醴、芼、羹、菽、麥、蕡、稻、黍、粱、秫,唯所欲",孫希旦集解:"秫,黏粟也;然凡黍稻之黏者,皆謂之秫,不獨粟也。"今則以粱、粟之黏者爲秫米。

粳米　味甘、苦,平,無毒。主益氣,止煩,止洩。

陶隱居云:此即人常所食米,但有白赤、小大,異族四五種,猶同一類也。前陳廩米亦是此種,以廩軍人,故曰廩爾。唐本注云:傳稱"食廩爲禄"。廩,倉也。前陳倉米曰廩,字誤作廩,即廩軍米也。若廩軍新米,亦爲陳乎?臣禹錫等謹按,蜀本云:斷下痢,和胃氣,長肌肉,温中。孟詵云:粳米,平。主益氣,止煩洩。其赤則粒大而香,不禁水停;其黄緑即實中。又,水漬有味,益人。都大新熟者動氣,經再年者亦發病。江南貯倉人皆多收火稻,其火稻宜人,温中益氣,補下元。燒之去芒,舂舂米食之,即不發病耳。又云:倉粳米,炊作乾飯食之,止痢。又補中益氣,堅筋,通血脉,起陽道。北人炊之,甕中水浸令酸,食之煖五藏六腑氣。久陳者蒸作飯,和醋封毒腫,立差。又,研服之,去卒心痛。白粳米汁,主心痛,止渴,斷熱毒痢。若常食乾飯,令人熱中,脣口乾。不可和蒼耳食之,令人卒心痛,即急燒倉米灰,和蜜漿服之,不爾即死。不可與馬肉同食之,發痼疾。日華子云:補中,壯筋骨,補腸胃。

圖經:文具稻米條下。

【**食療**云:淮泗之間米多,京都、襄州土粳米亦香,堅實。又,諸處雖多,但充飢而已。

外臺秘要:蛟龍子生在芹菜上,食之入腹,變成龍子,須慎之。餳粳米、杏人、乳餅煑粥,食之三升,日三服,吐出蛟龍子,有兩頭。開皇元年,賈橋有人吐出蛟龍,大驗,無所忌。

肘後方:若遇荒年穀貴,無盡以充糧,應須藥濟命者:粳米一升,酒三升漬之,出暴乾之。又漬酒,次出,稍食之,渴飲,辟三十日。足一斗三升,辟周年。　**又方**:小兒新生三日,應開腸胃,助穀神:碎米濃作汁飲,如乳酪,與兒大豆許,數合飲之,頻與三豆許。二七日可與哺,慎不得取次與雜藥,紅雪少少得也。

食醫心鏡:止煩,斷下利,平胃氣,温中,長肌:粳米飯及粥食之。

衍義曰:粳米,白晚米爲第一,早熟米不及也。平和五藏,補益胃氣,其功莫逮。然稍生則復不益脾,過熟則佳。

〔**箋釋**〕

《名醫别録》載稻米、粳米,《本草綱目》又增加秈米,所指代的應該都是禾本科植物水稻 *Oryza sativa* 的不同品種。古人爲稻米之糯與粳争論不休,録李時珍的意見備參。稻條釋名項説:"稻稌者,粳、糯之通稱。《物理論》所謂稻者溉種之總稱是矣。本草則專指糯爲稻也。稻從舀,音舀,象人在臼上治稻之義。稌則方言稻音之轉爾。其性粘軟,故謂之糯。"集解項又説:"糯稻,南方水田多種之。其性粘,可以釀酒,可以爲粢,可以蒸糕,可以熬餳,可以炒食。其類亦多。其穀殼有紅、白二色,或有毛,或無毛。其米亦有赤、白二色,赤者酒多糟少,一種粒白如霜,長三四分者。《齊民要術》糯有九格、雉木、大黄、馬首、虎皮、火色等名是矣。古人釀酒多用秫,故諸説論糯稻,往往費辯也。秫乃糯粟,見本條。"粳條又説:"粳有水、旱二稻。南方土下塗泥多,宜水稻。北方地平,惟澤土,宜旱稻。西南夷亦有燒山地爲畬田種旱稻者,謂之火米。古者惟下種成畦,故祭祀謂稻爲嘉蔬,今人皆拔秧栽插矣。其種近百,各各不同,俱隨土地所宜也。其穀之光、芒、長、短、大、細,百不同也。其米之赤、白、紫、烏、堅、鬆、香、否,不同也。其性之温、涼、寒、熱,亦因土産形色而異也。真臘有水稻,高丈許,隨水而長。南方有一歲再熟之稻。蘇頌之香粳,長白如玉,可充御貢。皆粳之稍異者也。"秈條説:"秈似粳而粒小,始自閩入,得種於占城國。宋真宗遣使就閩取三萬斛,分給諸道爲種,故今各處皆有之。高仰處俱可種,其熟最早,六七月可收。品類亦多,有赤、白二色,與粳大同小異。"

本條《新修本草》注:"傳稱'食廪爲禄'。廪,倉也。前陳倉米曰廪,字誤作廪,即廪軍米也。若廪軍新米,亦爲陳乎?"句中提到"陳倉米曰廪,字誤作廪",前後都寫作"廪",看不出誤在何處。按,《説文》以"㐭"爲正字,本义是倉廪,引申爲俸禄,即引文"食廪爲禄"。"㐭"異體作"廪",音義没有差别,不知《新修本草》所指。又按,和寫本此句作:"傳稱'食㐭爲禄'。㐭,倉也。前陳倉米曰廪,字誤作㐭,即㐭軍米也。若㐭軍新米,亦爲陳乎?"揆其意,乃是以“㢝”字專指俸禄，但字書無“㢝”字，仍待詳考。

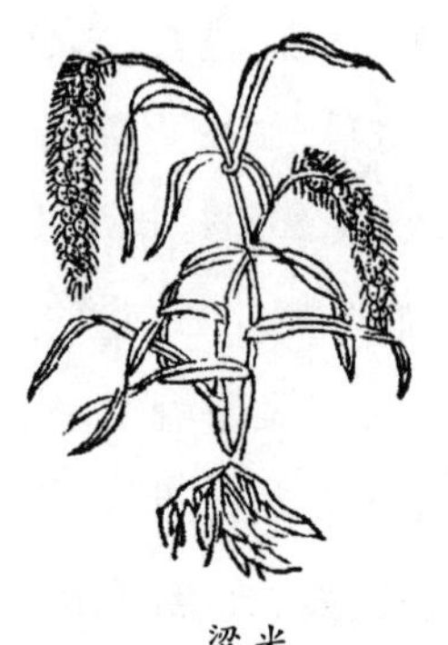
梁米

青粱米　味甘，微寒，無毒。主胃痺，熱中，消渴，止洩痢，利小便，益氣補中，輕身長年。

陶隱居云：凡云粱米，皆是粟類，惟其牙頭色異爲分别爾。青粱出北，今江東少有。《氾音泛。勝之書》云“粱是秫粟”，今俗用則不爾。唐本注云：青粱殼穗有毛，粒青，米亦微青而細於黄、白粱也。穀粒似青稞而少麄。夏月食之，極爲清凉，但以味短色惡，不如黄、白粱，故人少種之。此穀早熟而收少也。作餳，清白勝餘米。臣禹錫等謹按，孟詵云：青粱米，以純苦酒一斗漬之，三日出，百蒸百暴，好裹藏之。遠行一飡，十日不飢。重飡，四百九十日不飢。又方：以米一斗、赤石脂三斤合，以水漬之，令足相淹，置於暖處二三日，上清白衣，擣爲丸如李大，日服三丸，不飢。謹按，《靈寶五符經》中，白鮮米九蒸九暴，作辟穀糧。此文用青粱米，未見有别出處。其米微寒，常作飦食之，澀於黄、白米，體性相似。日華子云：建脾，治洩精。醋拌，百蒸百暴，可作糗糧。

圖經曰：粱米有青粱、黄粱、白粱，皆粟類也。舊不著所出州土，陶隱居云“青粱出北方，黄粱出青、冀州，白粱處處皆有”，蘇恭云“黄粱出蜀、漢，商、淅間亦種之”，今惟京東、西，河、陜間種蒔，皆白粱耳，青、黄乃稀有。青粱殼穗有毛，粒青，米亦微青而細於黄、白米也。黄粱穗大毛長，殼米俱麄於白粱而收子少，不耐水旱，襄陽有竹根者是也。白粱穗亦大，毛多而長，殻麄扁長，不似粟圓也。大抵人多種粟而少種粱，以其損地力而收獲少。而諸粱食之，比他穀最益脾胃，性亦相似耳。粟米比粱乃細而圓，種類亦多，功用則無別矣。其泔汁及米粉皆入藥。近世作英粉，乃用粟米，浸累日令敗，研澄取之，今人用去痱瘡尤佳。

【**外臺秘要**：主消渴：煑汁飲之，差。

食醫心鏡：主胃脾熱中，除渴，止痢，利小便，益氣力，補中，輕身長年：以粱米炊飯，食之。

衍義曰：青、黄、白粱米，此三種。食之不及黄粱。青、白二種性皆微凉，獨黄粱性甘平，豈非得土之中和氣多邪？今黄、白二種，西洛間農家多種，爲飫尤佳，餘用則不相宜。然其粒尖，小於佗穀，收實少，故能種者亦稀。白色者味淡。

黍米　味甘，温，無毒。主益氣補中，多熱，令人煩。

陶隱居云：荆、郢州及江北皆種此。其苗如蘆而異於粟，粒亦大。粟而多是秫，今人又呼秫粟爲黍，非也。北人作黍飯，方藥釀黍米酒，則皆用秫黍也。又有穄米，與黍米相似，而粒殊大，食不宜人，言發宿病。**唐本注**云：黍有數種，已備注前條，今此通論丹黑黍米爾。亦不似蘆，雖似粟而非粟也。穄即稷也，其釋後條。**臣禹錫等謹按，孟詵**云：黍米，性寒。患鼈瘕者，以新熟赤黍米淘取泔汁，生服一升，不過三兩度愈。謹按，性寒，有少毒，不堪久服，昏五藏，令人好睡。仙家重此，作酒最勝餘糧。又，燒爲灰，和油塗杖瘡，不作瘢，止痛。不得與小兒食之，令不能行。若與小猫、犬食之，其脚便蹋曲，行不正。緩人筋骨，絶血脉。

【**食療云**:合葵菜食之,成癎疾。於黍米中藏乾脯通。《食禁》云:牛肉不得和黍米、白酒食之,必生寸白蟲。

千金方:治人、六畜天行時氣病,豌豆瘡方:濃煑黍穰汁洗之。一莖是穄,穰則不差。瘡若黑者,杵蒜封之。亦可煑乾芸臺洗之。　**又方**:小兒鵝口,不能飲乳:以黍米汁傅之。　**又方**:姙娠尿血:黍穰莖燒灰,酒服方寸匕。

肘後方:食苦瓠中毒:煑黍穰汁解之,飲數升止。　**又方**:治湯火所灼未成瘡:黍米、女麴等分,各熬令焦杵,下以鷄子白傅之。

經驗方:治四十年心痛不差:黍米淘汁,温服,隨多少。

孫真人:黍米,肺之穀也。肺病宜食,主[①]益氣。　**又方**:黍米合葵食之,成癎。

食醫心鏡:益氣安中,補不足,宜脉。不可久食,多熱,令人煩悶。白黍飯食之。

〔**箋釋**〕

古代稷黍所對應的物種,同樣糾結不清。《本草綱目》云:"稷與黍,一類二種也。粘者爲黍,不粘者爲稷。稷可作飯,黍可釀酒。猶稻之有粳與糯也。陳藏器獨指黑黍爲稷,亦偏矣。稷黍之苗似粟而低小有毛,結子成枝而殊散,其粒如粟而光滑。三月下種,五六月可收,亦有七八月收者。其色有赤、白、黄、黑數種,黑者禾稍高,今俗通呼爲黍

① 主:底本作"生",據文意改。

子,不復呼稷矣。北邊地寒,種之有補。河西出者,顆粒尤硬。稷熟最早,作飯疎爽香美,爲五穀之長而屬土,故祠穀神者以稷配社。五穀不可遍祭,祭其長以該之也。上古以厲山氏之子爲稷主,至成湯始易以后稷,皆有功於農事者云。"又説:"黍乃稷之粘者。亦有赤、白、黄、黑數種,其苗色亦然。郭義恭《廣志》有赤黍、白黍、黄黍、大黑黍、牛黍、燕頷、馬革、驢皮、稻尾諸名。俱以三月種者爲上時,五月即熟。四月種者爲中時,七月即熟。五月種者爲下時,八月乃熟。《詩》云秬鬯一卣,則黍之爲酒尚也。白者亞於糯,赤者最粘,可蒸食,俱可作餳。古人以黍粘履,以黍雪桃,皆取其粘也。菰葉裹成糉食,謂之角黍。《淮南萬畢術》云:獲黍置溝,即生蠐螬。"後世一般接受李時珍的意見,認爲稷黍同種,原植物爲禾本科黍 *Panicum miliaceum*,子粒糯者爲黍,粳者爲稷。

丹黍米　味苦,微温,無毒。主欬逆,霍亂,止洩,除熱,止煩渴。

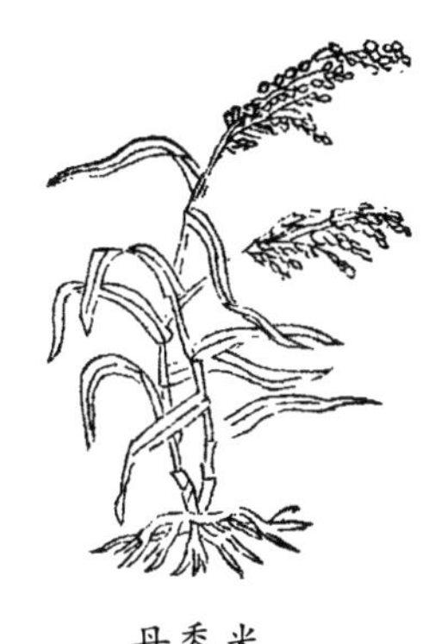

丹黍米

陶隱居云:此即赤黍米也,亦出北間,江東時有種,而非土所宜,多入神藥用。又,黑黍名秬,共釀酒祭祀用之。**臣禹錫等謹按,爾雅**云:"秬,黑黍。秠,一稃二米。"釋曰:按《詩·生民》云"誕降嘉種,維秬維秠",李巡云:"黑黍一名秬黍。秬即墨黍之大名也。秠是黑黍中一稃有二米者,别名爲秠。"若然,秬、秠皆黑黍矣。而《春官·鬯人》注云:"釀秬爲酒。秬如黑黍,一秠二米。言如者,以黑黍一米者多,秬爲正二米。則秬中之異,故言如,以明秬有二等,則一米者亦可爲汁。"又云:"秠即皮,其稃亦皮也。秠、稃,古今語之異耳。漢和帝時,任城縣生黑黍,或三四實,實二米,得黍三斛八㪷是也。"日華子云:赤黍米,温。下氣,止欬嗽,除煩,止渴,退熱。不可合蜜并葵同食。

圖經曰:丹黍米,舊不載所出州土,陶隱居云"出北間,江東亦時有種,而非土所宜",今京東西、河、陝間皆種之。然有二種米:粘者爲秫,可以釀酒;不粘者爲黍,可食,如稻之有粳、糯耳。謹按,《爾雅》云:"虋,赤苗。秬,黑黍。秠,一稃二米。"釋者引《生民》詩云"誕降嘉種,維秬維秠,維糜與虋同。維芑",虋即嘉穀赤苗者。李巡云:"秬即黑黍之大者名也。秠是黑黍中一稃有二米者,别名爲秠。"若然,秬、秠皆黑黍矣。《周禮·鬯人》注:"亦以一秠二米者爲秬,一米者爲黑黍。後漢和帝時,任城縣生黑黍,或三四實,實二米,得三斛八斗是也。"古之定律,以上黨黑牡秬黍之中者累之,以生律度量衡。後之人取此黍定之,終不能協律。一説:秬,黍之中者,乃一稃二米之黍也。此黍得天地中和之氣乃生,蓋不常有。有則一穗皆同二米,米粒皆匀,無大小,得此,然後可以定鍾律。古今所以不能協聲律者,以無此黍也。他黍則不然,地有腴瘠,歲有凶穰,則米之大小不常,何由知其中者,此説爲信然矣。今上黨民間或值豐歲,往往得二米者,皆如此説,但稀闊而得之,故不以充貢耳。北人謂秫爲黄米,亦謂之黄糯,釀酒比糯稻差劣也。

【**食醫心鏡**:主除煩熱,止泄痢并渴:丹黍米飯食之。

傷寒類要:傷寒後,男子陰易:米三兩煑薄飲,酒和飲之,發汗出愈,隨人加減。

子母秘録:小兒鵝口不乳:丹黍米汁傅上。

衍義曰:丹黍米,黍皮赤,其米黄,惟可爲糜,不堪爲飯。粘着難解,然亦動風。

〔箋釋〕

丹黍米應該也是禾本科黍 *Panicum miliaceum* 之類。古代有"累黍定律"之説,據説就是使用上黨所産的黍米。傳説古人以一定數目的黍米疊加而確定律管的長度作爲音律標準,並確定分、寸、尺長度標準,合、升、斗、斛容量標準,銖、兩、斤、鈞、石重量標準。事實究竟如何,不得而知,王國維《東山雜記》説:"累黍爲尺之説,始於《吕覽》,劉歆、班固皆用其説,此最無謂也。歷代之尺,多以累黍爲名,而長短不同,後人求之不得,於是有縱黍、横黍、斜黍種種之説,實皆以尺求黍,不能以黍定尺,以爲起度之準,殊爲失之。此不獨黍有大小之差,年有豐耗之異,如《隋志》所云而已。即令黍之大小終古不變,而銖銖而累之,至石必差;寸寸而量之,至大必失。累分爲尺,理亦如之。此事理之最易明者,而人乃多爲之説,是何異已!"

白粱米　味甘,微寒,無毒。主除熱,益氣。

陶隱居云:今處處有,襄陽竹根者最佳。所以夏月作粟飡,亦以除熱。唐本注云:白粱穗大,多毛且長。諸粱都相似,而白粱穀麄扁長，不似粟圓也。米亦白而大，食之香美，爲黄粱之亞矣。陶云竹根，竹根乃黄粱，非白粱也。然粱雖粟類，細論則别，謂作粟飡，殊乖的稱也。臣禹錫等謹按，孟詵云：白粱米，患胃虚并嘔吐食及水者，用米汁二合，生薑汁一合，服之。性微寒，除胸膈中客熱，移五藏氣，續筋骨。此北人長食者是，亦堪作粉。

圖經：文具青粱米條下。

【**千金方**：主霍亂不吐：白粱米五合，水一升，和之頓服如粥食。

肘後方：手足忽發疣：取粱粉，鐵鐺熬令赤，以塗之，以衆人唾和塗上，厚一寸，即消。

食醫心鏡：治虚熱，益氣和中，止煩滿：以白粱米炊飯食之。

衍義：文已具青粱米條下。

黄粱米　味甘，平，無毒。主益氣和中，止洩。

陶隱居云：黄粱，出青、冀州，此間不見有爾。唐本注云：黄粱，出蜀、漢，商、淅間亦種之。穗大毛長，穀米俱麄於白粱，而收子少，不耐水旱。食之香美，逾於諸粱，人號爲竹根黄。而陶注白粱云"襄陽竹根者是"，此乃黄粱，非白粱也。臣禹錫等謹按，日華子云：去客風，治頑痺。

圖經：文具青粱米條下。

【**外臺秘要**：小兒面身生瘡如火燒：以一升末，蜜水和傅之，差爲度。　**又方**：治霍亂煩燥：以黄粱米粉半升，水一升半,和絞如白飲,頓服。糯米亦得。

肘後方:治霍亂吐下後,大渴多飲則殺人:黄粱米五升,水一斗,煑取三升,清澄,稍稍飲之。

食醫心鏡:主益氣和中,止洩痢,去當風卧濕,遇冷所中等病:以作飲食之。

兵部手集:治孩子赤丹不止:土番黄米粉、雞子白和傅之。

衍義:文已具青粱米條下。

〔**箋釋**〕

古稱之粱米,應該都是禾本科粱 *Setaria italica* 及其變种粟 *Setaria italic* var. *germanica* 之類,不同品種種子顔色不一,而有青粱米、白粱米、黄粱米之區别,通常以黄粱米爲佳,即《新修本草》所言"食之香美,逾於諸粱,人號爲竹根黄"。

糵米　味苦,無毒。主寒中,下氣,除熱。

陶隱居云:此是以米爲糵爾,非别米名也。末其米脂和傅面,亦使皮膚悦澤,爲熱不及麥糵也。唐本注云:糵者,生不以理之名也,皆當以可生之物爲之。陶稱以米爲糵,其米豈更能生乎?止當取糵中之米爾。按,《食經》稱用稻糵,稻即穬穀之名,明非米作。臣禹錫等謹按,日華子云:糵米,温。能除煩,消宿食,開胃。又名黄子。可作米醋。

【**唐本餘:**取半生者作之。

衍義曰:糵米,此則粟糵也,今穀神散中用之,性又温於大麥糵。

〔箋釋〕

糵米即是今穀芽之類,《本草圖經》小麥條說:"水漬之,生芽爲糵。"按,"糵",據《説文》正寫作"糱",釋作"牙米也",段注:"牙同芽。芽米者,生芽之米也。凡黍稷稻粱米已出於穅者不牙;麥豆亦得云米,本無穅,故能芽。芽米謂之糵,猶伐木餘謂之櫱,庶子謂之孼也。"故陶弘景注謂"以米爲糵",乃是從《説文》立言,此"米"爲泛指,《新修本草》糾結於狹義的米,故指責陶弘景敘述不準確。

舂杵頭細糠　主卒噎。

陶隱居云:食卒噎不下,刮取含之即去,亦是舂擣義爾。天下事理,多有相影響如此也。自草部,今移。臣禹錫等謹按,日華子云:平,治噎煎湯呷。

【**聖惠方**:治膈氣,咽喉噎塞,飲食不下:用碓觜上細糠,蜜丸如彈子大,非時含一丸嚥津。

子母秘録:令易産:以糠燒末,服方寸匕。

丹房鏡源:糠火力倍常。

莊子云:瞽者愛其子,不免以糠枕枕之,以損其目。

衍義:文已附陳廩米條下。

〔箋釋〕

此即舂穀杵頭沾的糠屑,用來治療噎病。此當然是從杵頭舂穀向下獲得的"靈感",屬於交感巫術之標準樣板。

陶弘景解釋："天下事理，多有相影響如此也。"《紹興校定經史證類備急本草》進一步發揮説："止云主卒噎，蓋借意爲用而已。"這正是古人的標準思維狀態。

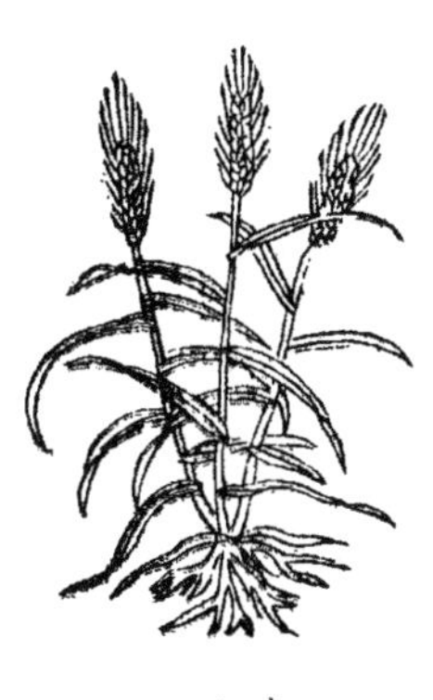
小麥

小麥　味甘，微寒，無毒。主除熱，止躁渴咽乾，利小便，養肝氣，止漏血、唾血。以作麴，温，消穀，止痢。以作麪，温，不能消熱止煩。

陶隱居云：小麥合湯皆完，用之熱家療也，作麪則温，明穬麥亦當如此。今服食家噉麪，不及大、穬麥，猶勝於米爾。唐本注云：小麥湯用，不許皮坼，云坼則温，明麪不能消熱止煩也。小麥麴止痢，平胃，主小兒癇，消食痔。又有女麴、黄蒸。女麴，完小麥爲之，一名䴰音桓。子。黄蒸，磨小麥爲之，一名黄衣。並消食，止洩痢，下胎，破冷血也。今按，陳藏器本草云：小麥，秋種夏熟，受四時氣足，自然兼有寒温。麪熱麩冷，宜其然也。河、渭已西，白麥麪凉，以其春種，闕二時氣，使之然也。臣禹錫等謹按，蜀本云：以作麨，微寒。主消渴，止煩。以作麴，止痢，平胃，主小兒癇，消食痔。蕭炳云：麥醬和鯉魚食之，令人口瘡。藥性論云：小麥，臣，有小毒。能殺腸中蚘蟲，熬末服。陳藏器云：麩，味甘，寒，無毒。和麪作餅，止洩利，調中，去熱，健人。蒸熱袋盛，熨人。馬冷失腰脚，和醋蒸，抱所傷折處，止痛散血。人作麪，第三磨者凉，爲近麩也。小麥，皮寒肉熱。又云：麥苗，味辛，寒，無毒。主酒疸目黄，消酒毒暴熱。

麥苗上黑黴名麥奴,主熱煩,解丹石,天行熱毒。**又云**:麪,味甘,温。補虚,實人膚體,厚腸胃,强氣力,性擁熱,小動風氣。又云:女麴,一名䴷子。按䴷子與黄蒸不殊。黄蒸,温補,消諸生物。北人以小麥,南人以秔米,皆六七月作之。蘇又云[①]"磨破之",謂當完作之,亦呼爲黄衣,塵緑者佳。**孟詵**云:小麥,平,服之止渴。又,作麪有熱毒,多是陳裛之色。作粉,補中益氣,和五藏,調脉。又,炒粉一合,和服斷下痢。又,性主傷折,和醋蒸之,裹所傷處便定。重者,再蒸裹之,甚良。**日華子**云:麪,養氣,補不足,助五藏,久食實人。**又云**:麥黄,暖。温中下氣,消食除煩。麸,凉。治時疾,熱瘡,湯火瘡爛,撲損傷折瘀血,醋炒貼署。麥苗,凉。除煩悶,解時疾狂熱,消酒毒,退胸膈熱。患黄疸人絞汁服,并利小腸。作虀喫,甚益顔色。

圖經曰:麥有大麥、小麥、穬麥、蕎麥,舊不著所出州土,蘇云大麥出關中,今南北之人皆能種蒔。屑之作麪,平胃,止渴,消食。水漬之,生芽爲蘖,化宿食,破冷氣,止心腹脹滿。今醫方用之最多。穬麥有二種:一種類小麥,一種類大麥,皆比大、小麥差大。凡麥,秋種冬長,春秀夏實,具四時中和之氣,故爲五穀之貴。大、小麥,地暖處亦可春種之,至夏便收。然比秋種者,四氣不足,故有毒。小麥性寒,作麪則温而有毒,作麴則平胃止利。其皮爲麸,性復寒,調中去熱,亦猶大豆作醬、豉,性便不同也。蕎麥實腸胃,益氣力,然不宜多食,亦能動風氣,令人昏眩也。藥品不甚用之。

① 又云:底本爲黑底白字,不妥,改。或前"蘇"字爲衍文。

【**食療云**:平。養肝氣,煑飲服之,良。又云:麪有熱毒者,爲多是陳黦之色。又,爲磨中石末在内,所以有毒,但杵食之即良。又宜作粉食之,補中益氣,和五藏,調經絡,續氣脉。

聖惠方:治煩熱,少睡多渴:用小麥作飯,水淘食之。　**又方**:主婦人乳癰不消:右用白麪半斤,炒令黄色,用醋煑爲糊,塗於乳上,即消。

外臺秘要:治痢,色白不消者爲寒下方:好麪炒,右一味,擣篩,煮米粥,内麪方寸匕。又云:此療瀉百行,師不救者。

千金方:治黄疸:取小麥苗,杵絞取汁,飲六七合,晝夜三四飲之,三四日便愈。　**又方**:治火瘡:熬麵入梔子人末,和油傅。已成瘡者,篩白糖灰粉之或摻,差。

肘後方:主食過飽煩悶,但欲卧而腹脹:熬麪令微香,杵,服方寸匕。以大麥生麵佳,無麵以蘗亦得。　**又方**:一切傷折:寒食蒸餅,不限多少,末,酒服之,驗。

經驗方:治鼻衄:以冷水調麪漿,服之立差。　**又方**:治吹妳:以水調麪煑如糊,欲熟即投無灰酒一盞,共攪之,極熱,令如稀粥,可飲即熱喫。仍令人徐徐按之,藥行即差。

梅師方:治頭上皮虚腫,薄如蒸餅,狀如裹水:以口嚼麪傅之,差。

孫真人:麥,心之穀也,心病宜食。主除熱止渴,利小便,養心氣。　**又方**:治酒黄:取小麥三升杵,和少水取汁,服五合。　**又方**:治黄疸,皮膚、眼睛如金色,小便赤:取小麥杵取汁,服一合。

食醫心鏡:主消渴口乾:小麥用炊作飯及煮粥食之。

兵部手集:治嘔噦:麪、醋和作彈丸二三十箇,以沸湯煑,别盛漿水二㪷已來,彈丸湯内漉出於漿中,看外熱氣稍減,乘熱吞三兩箇。其噦定,即不用吞餘者。加至七八丸尚未定,晚後飦前再作吞之。

鬼遺方:治金瘡腹腸出,不能内之:小麥五升,水九升,煮取四升,去滓綿濾,使極冷。令人含噀之,瘡腸漸漸入,冷噀其背。不宜多人見,不欲傍人語,又不須令病人知,腸不即入。取病人卧席四角,合病人舉摇,稍須臾便腸自入。十日中,食不飽,數食須使少。勿使驚,即殺人。

别説云:謹按,小麥即今人所磨爲麵,日常食者。八九月種,夏至前熟。一種春種,作麵不及經年者良。大麥,今以粒皮似稻者爲之,作飦滑,飼馬良。穬麥,今以似小麥而大粒,色青黄,作麵脆鞕,食多脹人。京東西、河北近京又呼爲黄顆。關中又有一種青顆,比近道者粒微小,色微青,專以飼馬,未見入藥用。然大麥、穬麥二種,其名差互,今之穬麥與小麥相似而差大,宜爲之大麥。今之大麥不與小麥相似,而其皮礦脆,宜爲之穬麥。用此恐傳記因俗而差之爾,不可不審也。

衍義曰:小麥暴淋煎湯飲,爲麵作糊。入藥水調,治人中暑。馬病肺卒熱,亦以水調嚾,愈。生嚼成筋,可以粘禽蟲。

〔箋釋〕

小麥至今仍是主要糧食作物,原植物爲禾本科小麥 *Triticum aestivum*。

《新修本草》提到女麴與黄蒸。女麴又稱“麥䴷”,《齊民要術》名“黄衣”,據繆啓愉集釋:“衣”指大量繁殖着的菌類群體,一般以黄色代表好色,因亦稱其成品爲“黄衣”。《本草拾遺》“塵蒖者佳”。事實上,黄蒖色的也是好麴。黄衣又名“麥䴷”,也叫“䴷子”,又有“麥圇”的俗名。䴷是完整,圇是“囫圇”不破,所以這是整粒小麥罨製成的醬麴。至於黄蒸,則是用磨成帶麩皮的麵粉罨製成的醬麴。《齊民要術》詳載作法云:“作黄衣法:六月中,取小麥,净淘訖,於甕中以水浸之,令醋。漉出,熟蒸之。槌箔上敷席,置麥於上,攤令厚二寸許,預前一日刈薍葉薄覆。無薍葉者,刈胡枲,擇去雜草,無令有水露氣;候麥冷,以胡枲覆之。七日,看黄衣色足,便出曝之,令乾。去胡枲而已,慎勿揚簸。齊人喜當風揚去黄衣,此大謬。凡有所造作用麥䴷者,皆仰其衣爲勢,今反揚去之,作物必不善矣。”又“作黄蒸法:六七月中,𣻉生小麥,細磨之。以水溲而蒸之,氣餾好熟,便下之,攤令冷。布置,覆蓋,成就,一如麥䴷法。亦勿颺之,慮其所損”。按,《齊民要術》卷九引《食次》另有女麴的作法:“秫稻米三斗,净淅,炊爲飯,軟炊。停令極冷,以麴範中用手餅之。以青蒿上下奄之,置床上,如作麥麴法。三七二十一日,開看,遍有黄衣則止。三七日無衣,乃停,要須衣遍乃止。出,日中曝之。燥則用。”此當是本書後條“麴”的作法,似非《新修本草》提到的女麴。

又,陶弘景説:“小麥合湯皆完,用之熱家療也。”此處“完”即“䴷”,《廣韻》“不破麥也”,《新修本草》言“小麥湯用，不許皮坼”，與之同義。

大麥　味鹹，温、微寒，無毒。主消渴，除熱，益氣調中。又云：令人多熱，爲五穀長。蜜爲之使。

陶隱居云：今稞麥，一名䴬音牟。麥，似穬麥，惟皮薄爾。唐本注云：大麥出關中，即青稞麥是。形似小麥而大，皮厚，故謂大麥，殊不似穬麥也。大麥麫，平胃，止渴，消食，療脹。臣禹錫等謹按，藥性論云：大麥蘖，使，味甘，無毒。能消化宿食，破冷氣，去心腹脹滿。孟詵云：大麥，久食之，頭髮不白。和針沙、没石子等染髮黑色。暴食之，亦稍似脚弱，爲下氣及腰腎故。久服甚宜人，熟即益人；帶生即冷，損人。陳士良云：大麥，補虚劣，壯血脉，益顔色，實五藏，化穀食。久食令人肥白，滑肌膚。爲麫勝小麥，無躁熱。又云：蘖，微暖，久食消腎，不可多食。日華子云：麥蘖，温中下氣，開胃，止霍亂，除煩，消痰，破癥結，能催生落胎。

圖經：文具小麥條下。

【陳藏器云：不動風氣，調中止泄，令人肥建。大麥、穬麥，本經前後兩出。蘇云“青稞麥是大麥”，本經有條，粳一稻二米，亦如大、穬兩麥。蘇云“稻是穀之通名”，則穬是麥之皮號。麥之穬，猶米之與稻。本經於米麥條中重出皮殼兩件者，但爲有殼之與無殼也。蘇云“大麥是青稞，穬麥是大麥”，如此則與米注不同，自相矛楯。愚謂大麥是麥米，穬麥是麥穀，與青稞種子不同。青稞似大麥，天生皮肉相離，秦隴已西種之，今人將當本麥米粜之，不能分也。

聖惠方：治姙娠欲去胎：以麥蘖二兩，水一盞半，煎至一盞,分温三服。

外臺秘要:治妊娠得病去胎方:麥蘗一升,和蜜一升,服之即下,神驗。

孫真人:麥芒入目:煮大麥汁洗之。

兵部手集:治産後腹中鼓脹不通轉,氣急,坐卧不安,供奉輔太初與崔家方:以麥蘗末一合,和酒服食,良久通轉。崔郎中云神驗。

傷寒類要:治諸黄:杵苗汁服之。　**又方**:蠼螋尿瘡:嚼大麥以傅之,日三上。

衍義曰:大麥性平、凉。有人患纏喉風,食不能下,將此麵作稀糊,令嚥之,既滑膩容易下嚥,以助胃氣。三伏中,朝廷作麨,以賜臣下,作蘗造餳。

〔箋釋〕

《本草綱目》釋名項説:"麥之苗粒皆大於來,故得大名。牟亦大也。通作麰。"此即禾本科植物大麥 *Hordeum vulgare*,亦是常見糧食作物。

麴　味甘,大暖。療藏腑中風氣,調中下氣,開胃消宿食,主霍亂,心膈氣,痰逆,除煩,破癥結及補虚,去冷氣,除腸胃中塞,不下食,令人有顔色。六月作者良,陳久者入藥,用之當炒令香。六畜食米脹欲死者,煮麴汁灌之,立消。落胎并下鬼胎。又,神麴,使,無毒。能化水穀宿食癥氣,建脾暖胃。新補。見陳藏器、孟詵、蕭炳、陳士良、日華子。

【**雷公云**:麴,凡使,搗作末後,掘地坑,深二尺,用物裹,内坑中至一宿,明出,焙乾用。

千金方:治産後運絶:麴末,水服方寸匕。不差,更服即差。　**又方**:治小腹堅大如盤,胸中滿,能食而不消:麴末服方寸匕,日三。

肘後方:治赤白痢下,水穀食不消:以麴熬粟米粥,服方寸匕,日四五止。　**又方**:姙娠卒胎動不安,或腰痛,胎轉搶心,下血不止:生麴半餅碎末,水和絞取汁,服三升。

古今録驗:治狐刺:取麴末和獨頭蒜,杵如帽簪頭,内瘡孔中,蟲出,愈。

子母秘録:姙娠胎動上迫,心痛如折:以生麴半餅碎,水和絞取汁服。

傷寒類要:治傷寒飲食勞復:以麴一餅,煑取汁飲之。

楊氏産乳:療胎上迫,心痛兼下血:取麴半餅,搗碎,水和絞取汁。

梁簡文帝《勸醫文》:麥麴止河魚之腹疾。

賈相公《進過牛經》:牛生衣不下:取六月六麴末三合,酒一升,灌,便下。

蜀本云:温,消穀,止痢,平胃,主小兒癇,消食痔。

〔箋釋〕

麴通常指酒麴,一般以麥麵爲培養基來保存曲霉菌。《列子·楊朱》説:"朝之室也聚酒千鍾,積麴成封,望門百步，糟漿之氣逆於人鼻。”即是此類酒麴。《素問·血氣形志論》“形數驚恐，經絡不通，病生於不仁，治之以按摩醪藥”，王冰注：“醪藥，謂酒藥也。養正祛邪，調中理氣也。”所謂“酒藥”即是麴。

穬麥　味甘，微寒，無毒。主輕身，除熱。久服令人多力健行。以作蘗，温，消食和中。

陶隱居云：此是今馬所食者，性乃熱而云微寒，恐是作屑與合殼異也。服食家並食大、穬二麥，令人輕健。**唐本注**云：穬麥性寒，陶云性熱，非也。復云“作屑與合殼異”，此皆江東少有，故斟酌言之。**臣禹錫等謹按，蕭炳**云：穬麥，補中，不動風氣，先患冷氣人，即不相當。大麥之類，西川人種食之。山東、河北人正月種之，名春穬，形狀與大麥相似。**孟詵**云：穬麥，主輕身補中，不動疾。**日華子**云：作餅食，不動氣，若暴食時，間似動氣，多食即益人。

圖經：文具小麥條下。

〔箋釋〕

穬麥名實也頗有争論，《植物名實圖考》云：“穬麥，《别録》中品，蘇恭以爲大麥，陳藏器以爲麥殻，《圖經》以爲有大小二種，言人人殊。今山西多種之，與大麥無異。熟時不用打碾，仁即離殻，但仁外有薄皮如麩，打不能去。《山西通志》：穬麥皮肉相連似稻，土人謂之草麥，造用麴之，亦有碾其皮以食者。考《齊民要術》：穬麥，大麥類，早晚無常。《九穀考》以爲大麥之别種，是也。《説文》：穬，芒粟也。麥爲芒穀,不應此種獨名穬。西北志書多載露仁麥,似即穬麥,又或以爲青稞。《説文》稞,穀之善者,一曰無皮穀。青稞與穬麥迥異,然皆不需碾打而殼自落,疑穬麥即稞麥一聲之轉,而青稞以色青獨著。《唐書》謂吐蕃出青稞,而《齊民要術》已有青稞之名,與穬麥用同。蓋外國方言皆無正字,如山西之呼莜呼油,皆本蒙古人語。而作《唐書》者以中國之産譯爲青稞,非必來自外國也。《天工開物》謂穬麥獨産陝西,一名青稞,即大麥隨土而變,皮成青黑色。此則糅雜臆斷,不由目覩也。"其原植物應是禾本科青稞 *Hordeum vulgare* 一類。

蕎麥 **味甘,平、寒,無毒。實腸胃,益氣力。久食動風,令人頭眩。和猪肉食之,患熱風,脱人眉鬚。雖動諸病,猶挫丹石,能鍊五藏滓穢,續精神。作飯與丹石人食之,良。其飯法,可蒸使氣餾,於烈日中暴令口開,使舂取人作飯。葉作茹,食之下氣,利耳目,多食即微洩。燒其穰作灰,淋洗六畜瘡,并驢、馬躁蹄。**新補。見陳藏器、孟詵、蕭炳、陳士良、日華子。

圖經:文具小麥條下。

【**孫真人**:蕎麥合猪、羊肉食,成風癩。

兵部手集:孩子赤丹不止:蕎麥麪、醋和傅之,差。　**又方**:治小兒油丹赤腫:蕎麥麪、醋和傅之,良。

楊氏産乳:瘡熱油赤腫:取蕎麥麪、醋和塗之。

丹房鏡源：蕎麥灰煮粉霜。

〔箋釋〕

《本草綱目》釋名項説："蕎麥之莖弱而翹然，易長易收，磨麪如麥，故曰蕎曰荍，而與麥同名也。俗亦呼爲甜蕎，以别苦蕎。"此即蓼科植物蕎麥 *Fagopyrum esculentum*，其種子富含澱粉，爲雜糧之一。

藊音扁。**豆　味甘，微温。主和中下氣。**

葉　主霍亂吐下不止。

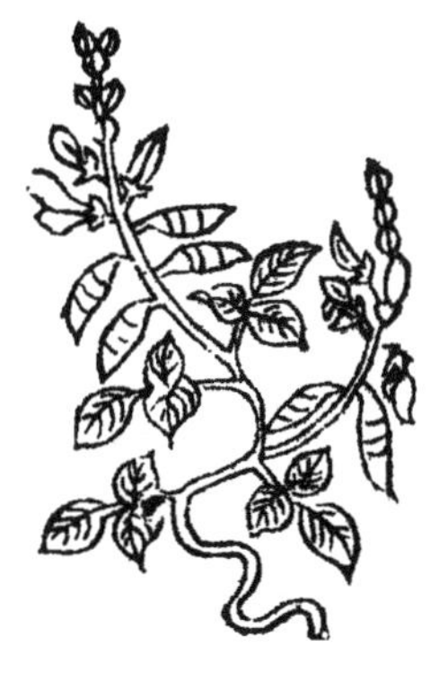

藊豆

陶隱居云：人家種之於籬援，其莢蒸食甚美，無正用取其豆者。葉乃單行用之。患寒熱病者，不可食。**唐本注**云：此北人名鵲豆，以其黑而白間故也。**臣禹錫等謹按，孟詵**云：藊豆，療霍亂吐痢不止，末和醋服之，下氣。又，吐痢後轉筋，生擣葉一把，以少酢浸汁，服之立差。其豆如菉豆，餅食亦可。**藥性論**云：白藊豆，亦可單用，主解一切草木毒，生嚼及煎湯服，取效。**日華子**云：平，無毒。補五藏。葉傅蛇蟲咬。

圖經曰：藊豆，舊不著所出州土，今處處有之。人家多種於籬援間，蔓延而上，大葉細花，花有紫、白二色，莢生花下。其實亦有黑、白二種，白者温而黑者小冷，入藥當用白者。主行風氣，女子帶下，兼殺一切草木及酒毒，亦解河狵毒。花亦主女子赤白下：乾末采飲和服。葉主吐痢後轉筋：生擣，研以少酢，浸取汁飲之，立止。黑色者亦名鵲豆，以其黑間而有白道如鵲羽耳。

【**食療云**：微寒。主嘔逆，久食頭不白。患冷氣人勿食。其葉治瘕，和醋煑。理轉筋，葉汁醋服効。

衍義曰：藊豆有黑、白、鵲三等，皆於豆脊有白路。白者治霍亂筋轉。

〔**箋釋**〕

《本草綱目》釋名項李時珍説："藊本作扁，莢形扁也。沿籬蔓延也。蛾眉，象豆脊白路之形也。"集解項又云："藊豆二月下種，蔓生延纏。葉大如杯，團而有尖。其花狀如小蛾，有翅尾形。其莢凡十餘樣，或長或團，或如龍爪、虎爪，或如豬耳、刀鐮，種種不同，皆纍纍成枝。白露後實更繁衍，嫩時可充蔬食茶料，老則收子煮食。子有黑、白、赤、斑四色。一種莢硬不堪食。惟豆子粗圓而色白者可入藥，本草不分别，亦缺文也。"藥用多以白色者，故亦稱"白藊豆"。此即豆科植物扁豆 *Dolichos lablab*。

豉　味苦，寒，無毒。主傷寒，頭痛寒熱，瘴氣惡毒，煩躁滿悶，虚勞喘吸，兩脚疼冷。又殺六畜胎子諸毒。

陶隱居云：豉，食中之常用。春夏天氣不和，蒸炒，以酒漬服之，至佳。依康伯法，先以醋酒溲蒸暴燥，以麻油和，又蒸暴之，凡三過，乃末椒、乾薑屑合和，以進食，勝今作油豉也。患脚人常將其酒浸，以滓傅脚，皆差。好者出襄陽、錢塘，香美而濃，取中心者彌善。臣禹錫等謹按,藥性論云:豆豉,得醯良,殺六畜毒,味苦、甘。主下血痢如刺者:豉一升,水漬纔令相淹,煎一兩沸,絞汁頓服。不差可再服。又傷寒暴痢腹痛者:豉一升,薤白一握切,以水三升,先煑薤,内豉更煑,湯色黑去豉,分爲二服。不差再服。熬末能止汗,主除煩躁。治時疾熱病,發汗。又治陰莖上瘡痛爛:豉一分,蚯蚓濕泥二分,水研和塗上,乾易,禁熱食酒、菜、蒜。又寒熱風,胸中瘡,生者可擣爲丸服,良。陳藏器云:蒲州豉,味鹹,無毒。主解煩熱,熱毒,寒熱,虚勞,調中,發汗,通關節,殺腥氣,傷寒鼻塞。作法與諸豉不同,其味烈。陝州又有豉汁,經年不敗,大除煩熱,入藥並不如今之豉心,爲其無鹽故也。孟詵云:豉,能治久盜汗患者:以一升微炒令香,清酒三升漬,滿三日取汁,冷暖任人服之,不差,更作三兩劑即止。日華子云:治中毒藥,蠱氣,瘧疾,骨蒸,并治犬咬。

圖經:文具大豆黄卷條下。

【**食療云**:陝府豉汁,甚勝於常豉。以大豆爲黄蒸,每一蚪加鹽四升,椒四兩,春三日,夏兩日,冬五日即成。半熟,加生薑五兩,既潔且精,勝埋於馬糞中。黄蒸,以好豉心代之。

聖惠方:治口舌生瘡,胸膈疼痛:用焦豉細末,含一宿便差。

外臺秘要:治蟲刺螫人方:好豉心以足爲限,但覺刺,即熟嚼豉以傅之,少頃見豉中毛,即差。不見,又嚼傅之,晝夜勿絶,見毛爲度。

千金方:治酒病:豉、葱白各半升,水二升,煮取一升,頓服。 **又方**:治喉痺卒不語:煮豉汁一升服,覆取汗。亦可末桂著舌下，漸咽。　**又方**：治被歐傷瘀血聚腹滿：豉一升，水三升，煑三沸，分服，不差再作。　**又方**：四肢骨破及筋傷蹉跌：以水二升、豉三升漬之，攪取汁飲，止心悶。　**又方**：蠼螋尿瘡：杵豉傅之。　**又方**：治發背癰腫已潰、未潰方：香豉三升，少與水和，熟擣成泥，可腫處作餅子，厚三分已上。有孔勿覆。孔上布豉餅，以艾烈其上灸之，使温温而熱，勿令破肉。如熱痛，即急易之，患當減。快得分穩，一日二度灸之。如先有瘡孔中汁出，即差。

肘後方：中緩風，四肢不收者：豉三升，水九升，煑取三升。分爲三服，日二作。亦可酒漬飲之。

葛氏方：治重下，此即赤白痢也：熬豉令小焦，擣服一合，日三，無比。又，豉熬令焦，水一升，淋取汁令服，冷則酒淋，日三服，有驗。　**又方**：舌上出血如針孔：取豉三升，水三升，煑之沸，去滓，服一升，日三。

梅師方：治傷寒，汗出不解，已三四日，胸中悶吐方：豉一升，鹽一合，水四升，煎取一升半，分服當吐。　**又方**：辟温疫法：熬豉和白术浸酒，常服之。　**又方**：治傷寒，服藥搶心煩熱：以豉一升，梔子十四枚㓗，水三升，煎取一升，分三服。

孫真人：治頭風痛：以豉湯洗頭，避風即差。

食醫心鏡：主風毒，脚膝攣急，骨節痛：豉心五升，九蒸九暴，以酒一㪷取浸經宿，空心隨性緩飲之。　**又方**：小兒寒熱，惡氣中人：以濕豉爲丸如雞子大，以摩腮上及手足心六七遍，又摩心、臍上，旋旋祝之了，破豉丸，看有細毛，棄道中，即差。

勝金方：治小兒頭上生惡瘡：以黄泥聚豉煨熟，冷後取出豆豉爲末，以蓴菜油傅之，差。

王氏博濟：治藏毒，下血不止：用豉、大蒜等分，一處杵匀，丸如梧子大，每服鹽湯下三十丸，血痢亦治。

簡要濟衆：主傷寒後，毒氣攻手足及身體虚腫，豉酒方：豉五合微炒，以酒一升半，同煎五七沸，任性稍熱服之。

姚和衆：治小兒丹毒，破作瘡，黄水出：焦炒豉令煙絶，爲末，油調傅之。

傷寒類要：治傷寒熱病後攻目生翳者：燒豉二七枚，末，以管吹之。

子母秘録：華佗安胎：豉汁服之，妙。　**又方**：治墮胎血下盡煩滿：豉一升，水三升，三沸煮，末鹿角，服方寸匕。

楊氏産乳：療惡瘡：熬豉爲末傅之，不過三四次。

茆亭客話：蝦蟇小者有毒，主人小便秘澁，臍下憋疼，痛至死者：以生豉一合，投新汲水半椀，浸令水濃，頓飲之，愈。

〔箋釋〕

陶弘景説"依康伯法"，據《北堂書鈔》豉條引《博物志》云："外國有豉，法以苦酒溲豆，暴令極燥，以麻油蒸訖，復暴三過，擣椒屑合之。中國謂之康伯。"

菉豆　味甘，寒，無毒。主丹毒，煩熱，風疹，藥石發動，熱氣奔豘。生研絞汁服，亦煮食。消腫，下氣，壓熱，解石。用之勿去皮，令人小壅，當是皮寒肉平。圓小緑

者佳。又有稙音陟。**豆，苗子相似，主霍亂吐下：取葉擣絞汁，和少醋温服，子亦下氣。**今附。

臣禹錫等謹按，孟詵云：菉豆，平。諸食法，作餅炙食之，佳。謹按，補益，和五藏，安精神，行十二經脉，此最爲良。今人食皆撻去皮，即有少擁氣。若愈病，須和皮，故不可去。又，研汁煮，飲服之，治消渴。又，去浮風，益氣力，潤皮肉，可長食之。日華子云：菉豆，冷。益氣，除熱毒風，厚腸胃，作枕明目，治頭風頭痛。

〔**箋釋**〕

菉豆，今寫作緑豆，《本草綱目》釋名項李時珍説："緑以色名也。舊本作菉者，非矣。"原植物即豆科緑豆 *Vigna radiata*。

白豆 **平，無毒。補五藏，益中，助十二經脉，調中，暖腸胃。葉，利五藏，下氣，嫩者可作菜食，生食之亦佳，可常食。**新補。見孟詵及日華子。

【**孫真人食忌**：白豆，味鹹。腎之穀，腎病宜食，煞鬼氣。

重修政和經史證類備用本草卷第二十六

米穀下品總一十八種

一種神農本經白字。

五種名醫別録墨字。

一種今附皆醫家嘗用有效,注云"今附"。

一十一種陳藏器餘

凡墨蓋子已下並唐慎微續證類

醋

稻米稻穩、稻稈(續注)。

稷米彫胡、烏米(續注)。

腐婢

醬

陳廩米

罌子粟今附。

一十一種陳藏器餘

師草實　寒食飰　罔米　狼尾草　胡豆子

東廧　麥苗　糟筍中酒　社酒　蓬草子

寒食麥人粥

醋　味酸,温,無毒。主消癰腫,散水氣,殺邪毒。

陶隱居云：醋酒爲用，無所不入，逾久逾良，亦謂之醯。以有苦味，俗呼爲苦酒。丹家又加餘物，謂爲華池左味，但不可多食之，損人肌藏。唐本注云：醋有數種，此言米醋。若蜜醋、麥醋、麴醋、桃醋、葡萄、大棗、蘡薁音燠。等諸雜果醋及糠糟等醋，會意者亦極酸烈，止可噉之，不可入藥也。臣禹錫等謹按，陳藏器云：醋，破血運，除癥塊堅積，消食，殺惡毒，破結氣，心中酸水，痰飲。多食損筋骨。然藥中用之，當取二三年米酢良。蘇云葡萄、大棗皆堪作酢，緣渠是荆楚人，土地儉嗇，果敗猶取以釀醋。糟醋猶不入藥，況於果乎。孟詵云：醋，多食損人胃。消諸毒氣，能治婦人産後血氣運。取美清醋，熱煎，稍稍含之即愈。又，人口有瘡，以黄蘗皮醋漬，含之即愈。又，牛馬疫病，和灌之。服諸藥，不可多食。不可與蛤肉同食，相反。又，江外人多爲米醋，北人多爲糟醋。發諸藥，不可同食。研青木香服之，止卒心痛、血氣等。又，大黄塗腫，米醋飛丹用之。日華子云：醋，治産後婦人并傷損及金瘡血運，下氣，除煩，破癥結。治婦人心痛，助諸藥力，殺一切魚、肉、菜毒。又云：米醋功用同醋，多食不益男子，損人顏色。

【**食療**：治痃癖：醋煎大黄，生者甚効。用米醋佳，小麥醋不及，糟多妨忌。大麥醋，微寒。餘如小麥也。氣滯風壅，手臂、脚膝痛：炒醋糟裹之，三兩易，當差。人食多，損腰肌藏。

外臺秘要：治轉筋：取故綿，以釅醋浸，甑中蒸及熱用，裹病人脚，冷更易，勿停，差止。　**又方**：治風毒腫，白虎病：以三年釅醋五升，熱煎三五沸，切葱白二三升，煮一沸許漉出，布帛熱裹，當病上熨之，差爲度。　**又方**：癧瘍風：酢磨硫黄傅之，止。**又方**：主狐臭：以三年釅醋和石灰傅之。

千金方：治耳聾：以醇酢微火煎附子，削令尖，塞耳，効。　**又方**：治鼻血出不止：以酢和胡粉半棗許服。　**又方**：治舌腫：以酢和釜底墨，厚傅舌上下，脱皮更傅，須臾即消。若洗決出血，汁竟知彌佳。　**又方**：蠼螋尿：以酢和粉傅之。　**又方**：治霍亂，心腹脹痛，煩滿短氣，未得吐下：飲好苦酒三升，小、老、羸者可飲一二升。　**又方**：治身體手足卒腫大：醋和蚯蚓屎傅之。　**又方**：治單服硫黄發爲癰：以醋和豉，研如膏，傅癰上，燥則易之。

肘後方：治癰已有膿當壞：以苦酒和雀屎，傅癰頭上如小豆大，即穿。　**又方**：齒痛漱方：大醋一升，煮枸杞、白皮一升，取半升，含之即差。　**又方**：治面多皯黵或似雀卵色者：苦酒漬术，常以拭面，即漸漸除之。

經驗後方：治汗不溜，瘦却腰脚并耳聾：米醋浸荆三稜，夏浸四日，冬浸六日，杵爲末，醋湯調下三錢匕。

食醫心鏡：醋，主消癰腫，散水氣，殺邪氣。扁鵲云：多食醋損人骨，能理諸藥毒熱。　**又方**：治蠍螫人：以醋磨附子傅之。

錢相公篋中方：治百節、蚰蜒并蟻入耳：以苦醋注之，起行即出。　**又方**：治蜈蚣、蜘蛛毒：以醋磨生鐵傅之。

北夢瑣[①]**言**云：有少年眼中常見一鏡子，趙卿診之曰：來晨以魚鱠奉候。及期延於閣内，從容久飢，候客退方得攀接。俄

① 瑣：底本作"鎖"，據本書《證類本草所出經史方書》改。

而臺上施一甌芥醋,更無他味。少年飢甚,聞芥醋香,輕啜之,逡巡再啜,遂覺胸中豁然,眼花不見。卿云:君喫魚鱠,鱠太多,芥醋不快,故權誑而愈其疾也。　**又云**:孫光憲家婢抱小兒,不覺落炭火上,便以醋泥傅之,無痕。

子母秘録:治妊娠月未足,胎死不出:醋煑大豆,服三升,死兒立便分解。如未下再服。又云:醋二升,格口灌之。

丹房鏡源:米醋煮四黄,花[①]諸藥丹砂、膽礬味。蜀本[②]:酢酒有數種,此米酢也。

衍義曰:醋,酒糟爲之,乞鄰者是此物。然有米醋、麥醋、棗醋,米醋最釅,入藥多用,穀氣全也,故勝糟醋。産婦房中常得醋氣則爲佳,酸益血也。磨雄黄塗蜂蠆,亦取其收而不散也。今人食酸則齒軟,謂其水生木,水氣弱,木氣盛,故如是。造靴皮須得此而紋皺,故知其性收斂,不負酸收之説。

〔箋釋〕

《本草綱目》記醋的别名有酢、醯、苦酒,李時珍解釋説:"劉熙《釋名》云:醋,措也。能措置食毒也。古方多用酢字也。"如陶弘景言,丹經稱醋爲"左味",《黄帝九鼎神丹經訣》説:"凡作九轉、九鼎大丹,必須先覓三年淳醯大酢,其味驗重,謂之左味。"又説:"凡所措手,皆憑醋,内過百日者謂之淳醯,三年已上謂苦酒,投之以藥即曰華池,古人秘之,號之左味。"《本草衍義》説"乞鄰者是此物",典故

① 花:底本如此,疑當作"化"。

② 蜀本:此當是唐慎微墨蓋子下引《丹房鏡源》後,再引《蜀本草》作爲注釋。

出自《論語·公冶長》:"子曰:孰謂微生高直?或乞醯焉,乞諸其鄰而與之。"

稻米　味苦。主温中,令人多熱,大便堅。

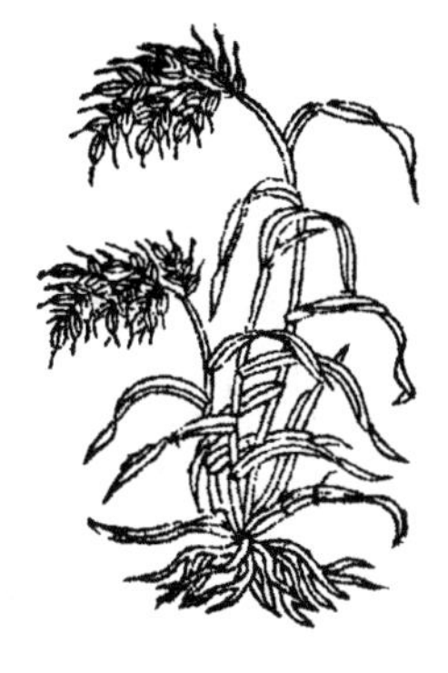
稻米

陶隱居云:道家方藥有俱用稻米、粳米,此則是兩物矣。云稻米白如霜。又,江東無此,皆通呼粳爲稻爾,不知其色類復云何也。**唐本注**云:稻者,穬穀通名。《爾雅》云"稌,音渡。稻也",秔者不糯之稱,一曰秈。氾勝之云"秔稻、秫稻,三月種秔稻,四月種秫稻",即並稻也。今陶爲二事,深不可解也。**今按,**李含光《音義》云:按字書解粳字云"稻也";解秔字云"稻屬也,不粘";解粢音慈。字云"稻餅也"。明稻米作粢,蓋糯米爾。其細糠白如霜,粒大小似秔米,但體性粘殢爲異。然今通呼秔、糯穀爲稻,所以惑之。新舊注殆是臆説,今此稻米即糯米也。**又按**[1]**,**秔、粳二字同音,蓋古人當分别二米爲殊爾。**臣禹錫等謹按,爾雅**云:稌,稻。釋曰:别二名也。郭云:今沛國呼稌。《詩·周頌》云"豐年多黍多稌",《禮記·内則》云"牛宜稌",《豳風·七月》云"十月穫稻",是一物也。《説文》云:"沛國謂[2]稻爲糯。""秔,稌屬也。"《字林》云:"糯,粘稻也。""秔,稻不粘者。"然秔、糯甚相類,粘不粘爲異耳。依《説文》,稻即糯也。江

① 按:底本作"檢",據文意改。
② 謂:底本作"爲",據上下文改。

東呼稬。乃亂切。顔師古刊謬正俗云：本草所謂稻米者，今之稬米耳。陶以稬爲秫，不識稻是稬，故説之不曉。許氏《説文解字》曰：秫，稷之粘者。稻，稌也。沛國謂稻爲稌。又《急就篇》云：稻、黍、秫、稷。左太沖《蜀都賦》云：粳稻漠漠。益知稻即稬，共粳並出矣。然後以稻是有芒之穀，故於後或通呼粳稬，總謂之稻。孔子曰食夫稻，周官有稻人之職，漢置稻田使者，此並指屬稻，稬之一色，所以後人混稬，不知稻本是稬耳。陳藏器云：糯米，性微寒，姙身與雜肉食之，不利子。作糜食一斗，主消渴。久食之，令人身軟。黍米及糯，飼小猫、犬，令脚屈不能行，緩人筋故也。又云：稻穰，主黄病，身作金色，煑汁浸之。又稻穀芒炒令黄，細研作末，酒服之。孟詵云：糯米，寒。使人多睡，發風，動氣，不可多食。又，霍亂後吐逆不止，清水研一椀，飲之即止。陳士良云：糯米，能行榮衛中血，積久食，發心悸及癰疽瘡癤中痛。不可合酒共食，醉難醒。解芫菁毒。蕭炳云：糯米，擁諸經絡氣，使四肢不收，發風昏昏。主痔疾：駱駝脂作煎餅服之，空腹與服，勿令病人知。日華子云：糯米，凉，無毒。補中益氣，止霍亂：取一合，以水研服，煮粥。稻穩，治蠱毒，濃煎汁服。稻稈，治黄病通身，煑汁服。

圖經曰：稻米有秔與粳同。稻，有糯稻。舊不載所出州土，今有水田處皆能種之。秔、糯既通爲稻，而本經以秔爲粳米，糯爲稻米者。謹按，《爾雅》云"稌，音渡。稻"。釋曰：别二名也。郭璞云"沛國呼稌"，《詩·頌》云"多黍多稌"，《禮記·内則》云"牛宜稌"，《豳詩》云"十月穫稻"，是一物也。《説文解字》云："沛國謂稻爲糯。""秔，稌屬也。"《字林》云："糯，粘稻也。""秔，稻不粘者。”今人呼之者,如《字林》所説也。本經稱號者,如《説文》所説也。前條有陳廩米,即秔米以廩軍人者是也。入藥最多。稻稈灰亦主病,見劉禹錫《傳信方》云:湖南李從事治馬墜撲損,用稻稈燒灰,用新熟酒未壓者,和糟入鹽和合,淋前灰,取汁,以淋痛處,立差。直至背損亦可淋用。好糟淋灰亦得,不必新壓酒也。糯米性寒,作酒則熱,糟乃温平,亦如大豆與豉、醬不同之類耳。

【**唐本云**:無毒。

外臺秘要:治渴方:糯米二升,淘取泔,飲訖則定。若不渴,不須。一方:渴者服當飽,研糯米取白汁恣飲之,以差爲度。

梅師方:治霍亂,心悸,熱,心煩渴:以糯米水清研之,冷熟水混取米泔汁,任意飲之。

孫真人:糯米味甘,脾之穀,脾病宜食,益氣止泄。

食醫心鏡:糯米釬食之,主温中,令人多熱,利大便。

簡要濟衆:治鼻衄不止,服藥不應,獨聖散:糯米微炒黄,爲末,每服二錢,新汲水調下。

靈苑方:治金瘡水毒及竹木簽刺,癰疽熱毒等:糯三升,揀去粳米,入甆盆内,於端午前四十九日,以冷水浸之。一日兩度换水,輕以手淘轉,逼去水,勿令攪碎。浸至端午日,取出陰乾,生絹袋盛,掛通風處。旋取少許,炒令燋黑,碾爲末,冷水調如膏藥,隨大小裹定瘡口,外以絹帛包定,更不要動,直候瘡愈。若金瘡誤犯生水,瘡口作膿,洪腫漸甚者,急以藥膏裹定,一二食久,其腫處已消,更不作膿,直至瘡合。若癰疽毒瘡初發,纔覺焮腫赤熱,急以藥膏貼之,明日揭看,腫毒一夜便消。喉閉及咽喉腫痛，吒腮，並用藥貼項下及腫處。竹木簽刺者，臨卧貼之，明日看其刺出在藥内。若貼腫處，乾即换之，常令濕爲妙。惟金瘡及水毒不可换，恐傷動瘡口。

傷寒類要：治天行熱病，手腫欲脱者：以稻穰灰汁漬之，佳。

楊氏産乳：療霍亂，心煩悶亂，渴不止：糯米三合，以水五升細研，和蜜一合，研濾取汁，分兩服。

博物志：馬食穀，足重不行。

衍義曰：稻米，今造酒者是此。水田米皆謂之稻，前既言粳米，即此稻米乃糯稻無疑。温，故可以爲酒；酒爲陽，故多熱，又令人大便堅，非糯稻，孰能與於此？《西域記》"天竺國土溽熱，稻歲四熟"，亦可驗矣。

〔箋釋〕

稻米即是禾本科植物水稻 *Oryza sativa*，栽培品種甚多，按照黏與不黏，又可以分爲糯米與粳米兩類。今天以"稻米"爲集合概念，下分糯米、粳米，但古代文獻有時候也以稻米專指糯米，遂成爲與粳米並列的次級概念，由此引起諸多混淆。

稷米　味甘，無毒。主益氣，補不足。

陶隱居云：稷米亦不識，書多云黍與稷相似。又有稌，音渡。亦不知是何米。《詩》云"黍稷稻粱""禾麻菽麥"，此即八穀也，俗人莫能證辨。如此穀稼尚弗能明，而況芝英乎？按氾勝之

《種植書》有黍,即如前説;無稷有稻,猶是粳穀;粱是秫,禾即是粟。董仲舒云:"禾是粟苗,麻是胡麻,枲是大麻,菽是大豆。"大豆有兩種。小豆一名荅,丁合切。有三四種。麥有大、小、穬,穬即宿麥,亦謂種麥。如此諸穀之限也。菰米一名彫胡,可作餅。又,漢中有一種名枲粱,粒如粟而皮黑,亦可食,釀爲酒,甚消玉。又有烏禾,生野中如稗,步賣切。荒年代糧而殺蟲,煮以沃地,螻蚓皆死。稗亦可食。凡此之類,復有數種爾。**唐本注**云:《吕氏春秋》云:"飯之美者,有陽山之穄。"高誘曰:關西謂之䵚,冀州謂之䵜。音棒。《廣雅》云:䵜,穄也。《禮記》云:祭宗廟,稷曰明粢。《穆天子傳》云:赤烏之人獻穄百載。音在。《説文》云:稷,五穀長,田正也。自商已來,周棄主之。此官名,非穀號也。又按,先儒以爲粟類,或言粟之上者。《爾雅》云:粢,稷也。傳云粢盛,解云黍稷爲粢。氾勝之《種植書》又不言稷。陶云:"八穀者,黍、稷、稻、粱、禾、麻、菽、麥,俗人尚不能辨,況芝英乎?"即有稷禾,明非粟也。本草有稷,不載穄,稷即穄也。今楚人謂之稷,關中謂之䵚,呼其米爲黄米,與黍爲仙秫,故其苗與黍同類。陶引《詩》,云稷恐與黍相似,斯並得之矣。儒家但説其義,而不知其實也。尋鄭玄注《禮》王瓜云是菝葜,謂柤爲梨之不臧者。《周官》瘍人主祝藥,云祝當爲注,義如附著,此尺有所短爾。**臣禹錫等謹按,陳藏器**云:彫胡,是菰蔣草米,古今所貴。彫胡,性冷,止渴。《内則》云:魚宜菰、枲粱。按枲粱,亦粱

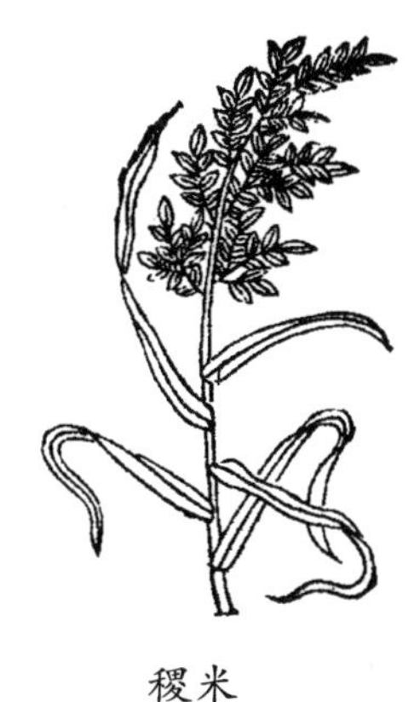
稷米

之類，消玉未聞。按穈穄一物，性冷，塞北最多。《廣雅》云：穄也，如黍黑色。稗有二種：一黄白，一紫黑。其紫黑者，芑有毛，北人呼爲烏禾。**又云**：五穀，燒作灰藝，主惡瘡疥癬，蟲瘻疽螫毒，塗之。和松脂、雄黄燒灰更良。作法如甲煎爲之。**孟詵**云：稷，益諸不足。山東多食。服丹石人發熱，食之熱消也。發三十六種冷病氣。八穀之中，最爲下苗。黍乃作酒，此乃作飯，用之殊途。不與瓠子同食，令冷病發。發即黍釀汁，飲之即差。**日華子**云：稷米，冷。治熱，壓丹石毒，多食發冷氣，能解苦瓠毒，不可與川附子同服。

圖經曰：稷米，今所謂穄米也。舊不著所出州土，今出粟米處皆能種之。書傳皆稱稷爲五穀之長，五穀不可遍祭，故祀其長以配社。《吕氏春秋》云：飯之美者，有陽山之穄。高誘云：關西謂之穈，冀州謂之蘩，音棒。皆一物也。《廣雅》解云：如黍黑色。稗有二種：一黄白，一紫黑。其紫黑者，其芑有毛，北人呼爲烏禾是也。今人不甚珍此，惟祠事則用之。農家種之，以備他穀之不熟，則爲糧耳。

【**食療**：黍之莖穗，人家用作提拂以將掃地。食苦瓠毒，煮汁飲之即止。又，破提掃，煮取汁，浴之去浮腫。又，和小豆煮汁服之，下小便。

外臺秘要：治脚氣衝心悶，洗脚漬脚湯：以穈穰一石内釜中，多煮取濃汁，去滓，内椒目一斗，更煎十餘沸，漬脚三兩度，如冷，温漬洗，差。

食醫心鏡：益氣力，安中補不足，利胃宜脾：稷米飦食之，良。

曹子建《七啓》:芳菰精稗。注云:菰,稗草名,其實如細米,可以爲飦。

衍義曰:稷米,今謂之穄米,先謂米熟。又其香可愛,故取以供祭祀。然發故疾,只堪爲飦,不粘著,其味淡。

〔箋釋〕

黍與稷糾結不清,見卷二十五"黍米"條箋釋。

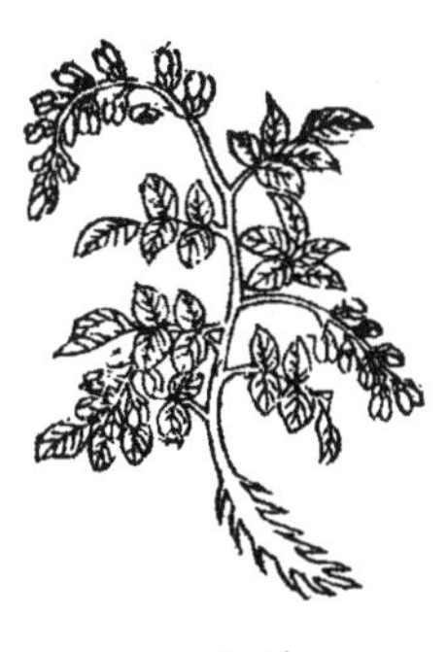

腐婢

腐婢　味辛,平,無毒。主痎音皆。**瘧寒熱,邪氣,洩痢,陰不起,止消渴,病酒頭痛。生漢中,即小豆花也。七月採,陰乾。**

陶隱居云:花用異實,故其類不得同品,方家都不用之,今自可依其所主以爲療也。但未解何故有腐婢之名。本經不云是小豆花,後醫顯之爾,未知審是否。今海邊有小樹,狀似梔子,莖條多曲,氣作腐臭,土人呼爲腐婢,用療瘧有効,亦酒漬皮療心腹,恐此當是真,若爾,此條應在木部下品卷中。唐本注云:腐婢,山南相承以爲葛花。本經云小豆花,陶復稱海邊小樹,未知孰是。然葛花消酒,大勝豆花,葛根亦能消酒,小豆全無此効。校量葛、豆二花,葛爲真也。今按,别本注云:小豆花亦有腐氣。經云"病酒頭痛",即明其療同矣。葛根條中見其花,并小豆花,乾末,服方寸匕,飲酒不知醉。唐注證葛花是腐婢,非也。陶云海邊有小樹,土人呼爲腐婢,其如經稱小豆花是腐婢。二家所説證據並非。**臣禹錫等謹按，藥性論**云：赤小豆，花名腐婢。能消酒毒，明目，散氣滿不能食，煑一頓服之。又下水氣，并治小兒丹毒熱腫。

圖經曰：腐婢，小豆花也。生漢中，今處處有之。陶隱居以爲海邊有小木，狀似梔子，氣作臭腐，土人呼爲腐婢，疑是此；蘇恭云"山南相承，呼爲葛花"是也；今注云"小豆花，亦有腐氣"。按，本經云"主病酒頭痛"。海邊小木，自主瘧及心腹痛；葛花不言主酒病，注云"并小豆花，末，服方寸匕，飲酒不知醉"。然則三物皆有腐婢名，是異類同名耳。本經此比甚多也。一説赤小豆花，亦主酒病。

【**外臺秘要**：治渴，小便利復非淋：小豆藿一把，擣取汁，頓服。

食醫心鏡：主痎瘧，寒熱邪氣，泄痢，陰氣不足，止渴及病酒頭痛：以小豆花於豉中煮，五味調和，作羹食之。

别説云：謹按，腐婢，今既收在此，乃是小豆花，設有别物同名，自從所説，不必多辨。《外臺》小豆，治失血尤多，功用殊勝。

〔**箋釋**〕

腐婢的名實諸家意見不一，因爲《名醫别録》説其"即小豆花也"，所以列在米穀部中。陶弘景已不能明，後世更不得而詳。《本草綱目》集解項李時珍説："葛花已見本條。小豆能利小便，治熱中，下氣，止渴，與腐婢主療相同，其爲豆花無疑。但小豆有數種，甄氏《藥性論》獨指爲赤小豆，今姑從之。"此也只是一家之言。

醬　**味鹹、酸，冷利。主除熱，止煩滿，殺百藥，熱湯及火毒。**

陶隱居云：醬多以豆作，純麥者少。今此當是豆者，亦以久久者彌好。又有肉醬、魚醬，皆呼爲醢，不入藥用。唐本注云：又有榆人醬，亦辛美，利大小便。蕪荑醬大美，殺三蟲，雖有少臭，亦辛好也。臣禹錫等謹按，日華子云：醬，無毒。殺一切魚、肉、菜蔬、蕈毒，并治蛇、蟲、蜂、蠆等毒。

【**食療**：主火毒，殺百藥。發小兒無辜，小麥醬不如豆。又，榆人醬亦辛美，殺諸蟲，利大小便，心腹惡氣。不宜多食。又，蕪荑醬，功力强於榆人醬，多食落髮。麞、雉、兔及鱧魚醬，皆不可多食，爲陳久故也。

聖惠方：治飛蛾入耳：醬汁灌入耳即出。又，擊銅器於耳傍。

千金方：治指掣痛：以醬清和蜜，任多少，温傅之，愈。

肘後方：湯火燒灼未成瘡：豆醬汁傅之。

楊氏産乳：妊娠不得豆醬合雀肉食之，令兒面黑。

衍義曰：醬，聖人以謂不得即不食，意欲五味和、五藏悦而受之。此亦安樂之一端。

〔**箋釋**〕

《説文》："醢也，從肉酉。酒以和醬也。"段玉裁注："從肉者，醢無不用肉也。"故醬本指用鹽醋等調料腌製而成的肉醬。用麥、麪、豆等發酵製成的調味品亦稱"醬"，《論語·鄉黨》"割不正不食。不得其醬不食"之"醬"，應該就是此類。《本草經》載入米穀部,也是後者,所以陶弘景先言:"醬多以豆作,純麥者少。今此當是豆者,亦以久久者彌好。"然後才説:"又有肉醬、魚醬,皆呼爲醢,不入藥用。"

陳廩米　味鹹、酸,温,無毒。主下氣,除煩渴,調胃,止洩。

陶隱居云:此今久入倉陳赤者,湯中多用之。人以作醋,勝於新粳米也。臣禹錫等謹按,陳士良云:陳倉米,平胃口,止洩瀉,煖脾,去憊氣,宜作湯食。日華子云:陳倉米,補五藏,澀腸胃。

【**陳藏器云**:和馬肉食之,發痼疾。凡熱食即熱,冷食即冷,假以火氣也,體自温平。吴人以粟爲良,漢地以粳爲善,亦猶吴紵鄭縞,蓋貴遠賤近之義焉。確論其功,粟居前也。

食療:炊作乾飰食之,止痢,補中益氣,堅筋骨,通血脉,起陽道。又,毒腫惡瘡,久陳者蒸作飰,和酢封腫上,立差。卒心痛,研取汁服之。北人炊之,於甕中水浸令酸,食之煖五藏六腑之氣。

食醫心鏡:除煩熱,下氣,調胃,止泄痢,作飰食之。

衍義曰:陳廩米,今經與諸家注説皆不言是秔米,爲復是粟米。然秔、粟二米,陳者性皆冷,頻食之令人自利,與經所説稍戾,煎煑亦無膏膩。入藥者,今人多用新粟米。至如舂杵頭細糠,又復不言新陳,秔粟,然皆不及新稻、粟二糠,陳則氣味已腐敗。

〔箋釋〕

陳廪米即是陳倉米，並不特别限定米的種類。粳米條陶弘景注："此即人常所食米，但有白赤、小大，異族四五種，猶同一類也。前陳廪米亦是此種，以廪軍人，故曰廪爾。"顔師古《匡謬正俗》專門批評説："本草有陳廪米，陶弘景注云'此今久倉陳赤者'。下條有稉米，弘景又注云'此即今常所食米，前陳廪米亦是此種，以廪給軍人，故曰廪耳'。按，陳廪米正是陳倉米，廪即是倉，其義無别。陶公既知已久入倉故謂之陳，而不知呼倉爲廪，改易本字，妄以廪給爲名，殊爲失理。"

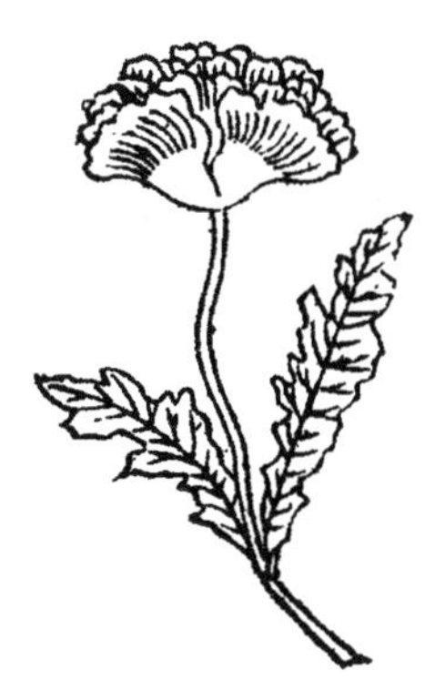
罌子粟

罌子粟　味甘，平，無毒。主丹石發動，不下食，和竹瀝煑作粥食之，極美。一名象穀，一名米囊，一名御米。花紅白色，似髇音哮。**箭頭，中有米，亦名囊子。**今附。

臣禹錫等謹按，陳藏器云：罌子粟，嵩陽子曰：其花四葉，有淺紅暈子也。

圖經曰：罌子粟，舊不著所出州土，今處處有之，人家園庭多蒔以爲飾。花有紅、白二種，微腥氣。其實作瓶子，似髇音哮。箭頭，中有米極細，種之甚難。圃人隔年糞地，九月布子，涉冬至春始生，苗極繁茂矣。不爾，種之多不出，出亦不茂。俟其缾焦黄則採之。主行風氣，驅逐邪熱，治反胃，胸中痰滯及丹石發動。亦可合竹瀝作粥，大佳。然性寒，利大小腸,不宜多食,食過度則動膀胱氣耳。《南唐食醫方》療反胃不下飲食,罌粟粥法:白罌粟米二合,人參末三大錢,生山芋五寸長,細切,研,三物以水一升二合煑取六合,入生薑汁及鹽花少許,攪匀,分二服,不計早晚,食之亦不妨别服湯丸。

衍義曰:罌子粟,其花亦有多葉者,其子一罌數千萬粒,大小如葶藶子,其色白。隔年種則佳。研子,以水煎,仍加蜜爲罌粟湯,服石人甚宜飲。

〔箋釋〕

罌子粟即罌粟科植物罌粟 *Papaver somniferum*,在隋唐時期傳入中國,古人食用其種子,稱罌粟米,故列入米穀部。《本草綱目》記其别名有米囊子、御米、象穀,李時珍釋名説:"其實狀如罌子,其米如粟,乃象乎穀,而可以供御,故有諸名。"集解項描述説:"罌粟秋種冬生,嫩苗作蔬食甚佳。葉如白苣,三四月抽薹結青苞,花開則苞脱。花凡四瓣,大如仰盞,罌在花中,須蕊裹之。花開三日即謝,而罌在莖頭,長一二寸,大如馬兜鈴,上有蓋,下有蒂,宛然如酒罌。中有白米極細,可煮粥和飯食。水研濾漿,同緑豆粉作腐食尤佳。亦可取油。其殼入藥甚多,而本草不載,乃知古人不用之也。江東人呼千葉者爲麗春花。或謂是罌粟别種,蓋亦不然。其花變態,本自不常。有白者、紅者、紫者、粉紅者、杏黄者、半紅者、半紫者、半白者,豔麗可愛,故曰麗春,又曰賽牡丹,曰錦被花。詳見《遊默齋花譜》。"所謂麗春花,乃是同屬植物虞美人 *Papaver rhoeas*。

一十一種陳藏器餘

師草實　味甘，平，無毒。主不飢輕身。出東海洲島。似大麥，秋熟，一名禹餘糧，非石之餘糧也。

【**海藥**：其實如毬子，八月收之。彼常飡之物。主補虚羸乏損，温腸胃，止嘔逆。久食健人。一名然穀。中國人未曾見也。

〔**箋釋**〕

《齊民要術》卷十引《博物志》云："扶海洲上有草，名曰蒒。其實如大麥，從七月熟，人斂獲，至冬乃訖。名曰自然穀，或曰禹餘糧。"今本《博物志》卷二，《太平御覽》卷八百三十七、九百九十四並同，《海藥本草》所言即出於此，"然穀"當是"自然穀"之脱訛。這種師草應該是莎草科薹草屬 *Carex* 多種植物，生長在沿海沙灘地。

寒食飰　主滅瘢痕，有舊瘢及雜瘡，並細研傅之。飯灰，主病後食勞。

【**外臺秘要**：治蛟龍瘕：寒食餳三升，每服五合，一日三服，遂吐出蛟龍，有兩頭及尾也。

菵米　味甘，寒，無毒。主利腸胃，益氣力，久食不飢，去熱，益人，可爲飯。生水田中，苗子似小麥而小，四月熟。《爾雅》云：皇，守田。似燕麥，可食。一名守氣也。

狼尾草　子作黍食之，令人不飢。似茅，作穗，生澤地。《廣志》云：可作黍。《爾雅》云：孟，狼尾。今人呼爲狼茅子。蒯草子，亦堪食，如秔米，苗似茅。

〔箋釋〕

《爾雅·釋草》"孟，狼尾"，郭璞注："似茅，今人亦以覆屋。"《詩經·下泉》"冽彼下泉，浸彼苞稂"之"稂"即此。《本草綱目》釋名項李時珍説："狼尾，其穗象形也。秀而不成，嶷然在田，故有宿田、守田之稱。"此即禾本科植物狼尾草 *Pennisetum alopecuroides*。

胡豆子　味甘，無毒。主消渴。勿與鹽煮食之。苗似豆，生野田間，米中往往有之。

東廧　味甘，平，無毒。益氣輕身，久服不飢，堅筋骨，能步行。生河西。苗似蓬，子似葵，可爲飯。《魏書》曰：東廧生焉，九月、十月熟。《廣志》曰：東廧之子，似葵，青色。并、涼間有之。河西人語：貸我東廧，償爾田粱。廧。疾羊切。

〔箋釋〕

《植物名實圖考》卷一東廧條引康熙《幾暇格物篇》

云:“沙蓬米,凡沙地皆有之,鄂爾多斯所産尤多,枝葉叢生如蓬,米似胡麻而小。”此即藜科植物沙蓬 *Agriophyllum squarrosum*。

麥苗　**味辛,寒,無毒。主蠱,煮取汁,細絹濾,服之。穩,**與本反。**即芒粃也。**

〔箋釋〕

《玉篇》云:“穩,蹂穀聚。”《廣韻》作“持穀聚”,據周祖謨校勘記説:“持爲治。民國《續修鹽城縣志》:稻秕稃聚者謂之穩。《玉篇》穩字訓蹂穀聚。今謂稻中秕稃揚之使聚者曰穩子,又曰偃子。”按照陳藏器此處的解釋,“穩”乃是稻子的芒和秕殼。

糟筍中酒　**味鹹,平,無毒。主噦氣,嘔逆,小兒乳和少牛乳飲之,亦可單服。少許磨瀝瘍風。此糟筍節中水也。**

社酒　**噴屋四壁去蚊子,内小兒口中令速語。此祭祀社餘者酒也。**

蓬草子　**作飯食之,無異粇米,儉年食之也。**

寒食麥人粥　**有小毒。主咳嗽,下熱氣,調中。和**

杏人作之，佳也。

【千金方：治蛟龍病，寒食强餳。開皇六年，有人正月食芹得之，其病發似癇，面色青黄，服寒食强餳二升，日三，吐出蛟龍有兩頭，大驗。

重修政和經史證類備用本草卷第二十七

菜部上品總三十種

五種神農本經白字。

七種名醫别録墨字。

二種唐本先附注云"唐附"。

二種今附皆醫家嘗用有效,注云"今附"。

一十種新補

一種新定

三種陳藏器餘

凡墨蓋子已下並唐慎微續證類

冬葵子根、葉(附)。 莧實 胡荽子(附)。新補。

邪蒿新補。 同蒿新補。 羅勒新補。

石胡荽新補。 蕪菁即蔓菁也。

瓜蔕花(附)。莖(續注)。 白冬瓜

白瓜子 甜瓜葉(附)。新補。

胡瓜葉亦呼黄瓜。實(附)。新補。 越瓜今附。

白芥子(附)。今附。 芥 萊菔即蘿蔔也。唐附。

菘紫花菘(續注)。　**苦菜**苦藚(續注)。

荏子葉(附)。　**黃蜀葵花**新定。**蜀葵**花(附)。新補。

龍葵唐附。　**苦耽**新補。　**苦苣**新補。

苜蓿　**薺**

三種陳藏器餘

蕨　翹搖　甘藍

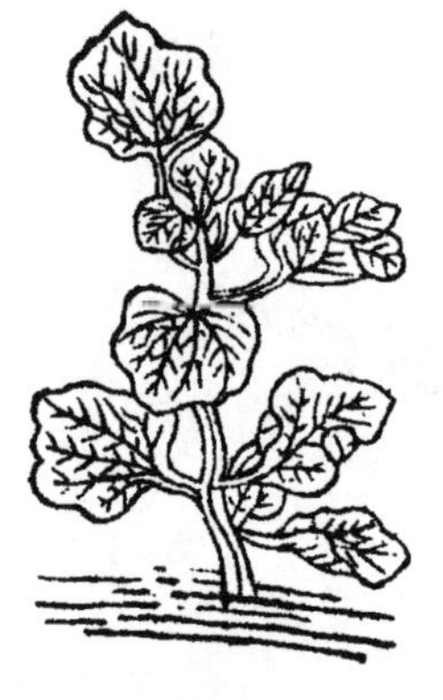

冬葵子

冬葵子　**味甘，寒，無毒。主五藏六腑寒熱，羸瘦，五癃，利小便，療婦人乳難内閉。久服堅骨，長肌肉，輕身延年。生少室山。十二月採之。**黄芩爲之使。

葵根　味甘，寒，無毒。主惡瘡，療淋，利小便，解蜀椒毒。

○葉　爲百菜主，其心傷人。

陶隱居云：以秋種葵，覆養經冬，至春作子，謂之冬葵。多入藥用，至滑利，能下石。春葵子亦滑，不堪餘藥用。根，故是常葵爾。葉尤冷利，不可多食。術家取此葵子，微炒令熚音畢。炧，音吒。散著濕地，遍踏之。朝種暮生，遠不過宿。又云，取羊角、馬蹄燒作灰，散著於濕地，遍踏之，即生羅勒，俗呼爲西王母菜，食之益人。生菜中，又有胡荽、芸臺、白苣、邪蒿，並不可多食，大都服藥通忌生菜爾。佛家齋，忌食薰渠，不的知是何菜，多言今芸臺，憎其臭矣。唐本注云：羅勒，北人謂之蘭香，避石勒諱故也。

又，薰渠者，婆羅門云阿魏是，言此草苗根似白芷，取根汁暴之如膠，或截根日乾，並極臭。西國持呪人禁食之。常食中用之，云去臭氣。戎人重此，猶俗中貴胡椒、巴人重負蠜音樊。等，非芸臺也。**臣禹錫等謹按，藥性論**云：冬葵子，臣，滑，平。能治五淋，主奶腫，能下乳汁。根，治惡瘡，小兒吞錢不出，煮飲之，即出，神妙。若患天行病後食之，頓喪明。又，葉燒灰及擣乾葉末，治金瘡。煮汁能滑小腸。單煮汁，主治時行黃病。**孟詵**云：葵，冷。主疳瘡生身面上，汁黃者，可取根作灰，和猪脂塗之。其性冷，若熱食之，令人熱悶，甚動風氣。久服丹石人，時喫一頓，佳也。冬月葵葅汁，服丹石人發動，舌乾，欬嗽，每食後飲一盞，便卧少時。其子，患瘡者吞一粒，便作頭。女人産時，可煮頓服之，佳。若生時困悶，以子一合，水二升，煮取半升，去滓，頓服之，少時便産。**日華子**云：冬葵，久服堅筋骨。秋葵即是種早者。俗呼爲葵菜。

圖經曰：冬葵子生少室山，今處處有之。其子是秋種葵，覆養經冬，至春作子者，謂之冬葵子，古方入藥用最多。苗葉作菜茹，更甘美。大抵性滑利，能宣導積壅，服丹石人尤相宜。煮汁單飲亦佳，仍利小腸。孕婦臨産煮葉食之，則胎滑易産。暴乾葉及燒灰同作末，主金瘡。根主惡瘡。小兒吞錢，煮汁飲之，立出。凡葵有數種，有蜀葵，《爾雅》所謂“菺，古田切。戎葵”者是也。郭璞云：“似葵，華如槿華。”戎、蜀蓋其所自出，因以名之。花有五色。白者主痎瘧及邪熱：陰乾末服之，午日取花，挼手亦去瘧。黃者主瘡癰：乾末，水調塗之，立愈。小花者名錦葵，功用更强。黃葵子主淋澀，又令婦人易産。又有終葵，大莖小葉，紫黃色，吴人呼爲繁露，即下品落葵，《爾雅》所謂“終葵，繁露”者是也。一名承露,俗呼曰胡燕脂,子可婦人塗面及作口脂。又有菟葵,似葵而葉小,狀若藜,有毛,汋而啖之甚滑,《爾雅》所謂"莃,菟葵"是也。亦名天葵,葉主淋瀝熱結。皆有功效,故并載之。

【**唐本注**:此即常食者葵根也。《左傳》"能衛其足"者是也。據此有數種,多不入藥用。

食療:主患腫未得頭破者:三日後,取葵子一百粒吞之,當日瘡頭開。又,凡有難産,若生未得者:取一合擣破,以水二升,煑取一升已下,只可半升,去滓,頓服之,則小便與兒便出。切須在意,勿上厠。昔有人如此,立撲兒入厠中。又細剉,以水煎服一盞食之,能滑小腸。女人産時,煮一頓食,令兒易生。天行病後,食一頓,便失目。吞錢不出:煮汁,冷飲之,即出。無蒜勿食。四季月食生葵,令飲食不消化,發宿疾。又,霜葵生食,動五種留飲。黄葵尤忌。

聖惠方:小兒發班,散惡毒氣:用生葵菜葉絞取汁,少少與服之。

外臺秘要:天行班瘡,須臾遍身,皆戴白漿,此惡毒氣。永徽四年,此瘡自西域東流于海内。但煮葵菜葉,以蒜韲啖之,則止。　**又方**:治消渴利:葵根五大斤切,以水五升,煑取三升。宿不食,平旦一服三升。　**又方**:治口吻瘡:掘經年葵根,燒灰傅之。

千金方:小兒死腹中:葵子末,酒服方寸匕。若口噤不開,格口灌之,藥下即活。《肘後方》同。　**又方**:治姙娠卒下血:

葵子一升，水五升，煮取二升，分三服，差。　**又方**：姙娠患淋：葵子一升，水三升，煑取二升，分爲二服。無葵子，用葵根一把。

肘後方：大便不通十日至一月：葵子三升，水四升，煮取一升，去滓服。不差更作。　**又方**：治卒關格，大小便不通，支滿欲死：葵子二升，水四升，煑取一升，頓服。内猪脂如雞子一丸則彌佳。

經驗後方：治一切癰腫無頭：以葵菜子一粒，新汲水吞下，須臾即破。如要兩處破，服兩粒。要破處逐粒加之，驗。

孫真人食忌：葵，能充脾氣。又，霜葵多食吐水。葵合鯉魚食，害人矣。

必効方：治諸瘻：先以泔清温洗，以綿拭水，取葵菜微火煖，貼之瘡引膿，不過二三百葉，膿盡即肉生。忌諸雜魚、蒜、房室等。

子母秘録：小兒蓐瘡：燒葵根，末傅之。

産寶：治妬乳及癰：葵莖及子爲末，酒服方寸匕，愈。

産書：治倒生，手足冷，口噤：以葵子炒令黄，搗末，酒服二錢匕，則順。

衍義曰：冬葵子，葵菜子也，四方皆有。苗性滑利，不益人。患癰癤，毒熱内攻，未出膿者，水吞三五枚，遂作竅，膿出。

〔箋釋〕

冬葵之得名，據陶弘景言："以秋種葵，覆養經冬，至春作子，謂之冬葵。"此説見《博物志》："陳葵子秋種，覆蓋，令經冬不死，春有子也。"《本草綱目》集解項李時珍説：

“四五月種者可留子，六七月種者爲秋葵，八九月種者爲冬葵，經年收采。正月復種者爲春葵。然宿根至春亦生。”此正冬葵之意。原植物爲錦葵科冬葵 *Malva verticillata*，至今仍是常見菜蔬。

《本草綱目》記冬葵别名露葵、滑菜，解釋説：“按《爾雅翼》云：葵者，揆也。葵葉傾日，不使照其根，乃智以揆之也。古人採葵必待露解，故曰露葵。今人呼爲滑菜，言其性也。”冬葵嫩莖葉中含有果膠等粘液質，因此得名“滑菜”。本草言其“至滑利，能下石”，服丹石人尤相宜，小兒吞錢不出，婦人難産等，大約也爲此。所謂“葵葉傾日，不使照其根”，則是其葉的趨光性、向日性。張九齡詩“場藿已成歲，園葵亦向陽”所描述者即此。至於説葵葉遮擋日光，不使直射其根，此雖然出於傳説，但别名“衛足”由此而來。墨蓋子下引唐本注説“《左傳》能衛其足”，即是指此。按，《左傳·成公十七年》，齊靈公刖鮑牽而逐高無咎，仲尼曰：“鮑莊子之智不如葵，葵猶能衛其足。”杜注：“葵傾葉向日，以蔽其根。”此張九齡詩“成蹊謝李徑，衛足感葵陰”者。

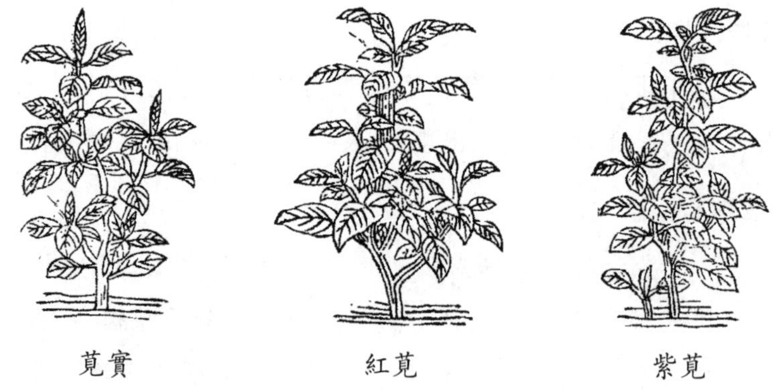

莧實　　紅莧　　紫莧

莧實　味甘，寒、大寒，無毒。主青盲，白瞖，明目，除邪，利大小便，去寒熱，殺蚘蟲。久服益氣力，不飢輕身。一名馬莧，一名莫實。細莧亦同。生淮陽川澤及田中。葉如藍。十一月採。

陶隱居云：李云即莧菜也。今馬莧别一種，布地生，實至微細，俗呼爲馬齒莧，亦可食，小酸，恐非今莧實；其莧實當是白莧，所以云"細莧亦同，葉如藍"也。細莧即是糠莧，食之乃勝，而並冷利，被霜乃熟，故云"十一月採"。又有赤莧，莖純紫，能療赤下，而不堪食。藥方用莧實甚稀，斷穀方中時用之。唐本注云：赤莧一名蕢。音匱。今莧實一名莫實，疑莫字誤矣。赤莧，味辛，寒，無毒。主赤痢，又主射工，沙蝨，此是赤葉莧也。馬莧，一名馬齒草，味辛，寒，無毒。主諸腫瘻，疣目，擣揩之，飲汁，主反胃，諸淋，金瘡，血流，破血，癥癖，小兒尤良。用汁洗緊脣，面皰、馬汁、射工毒，塗之差。今按，陳藏器本草云：忌與鼈同食。今以鼈細剉，和莧，於近水濕處置之，則變爲生鼈。紫莧殺蟲毒。臣禹錫等謹按，蜀本注云：圖經説有赤莧、白莧、人莧、馬莧、紫莧、五色莧，凡六種。惟人、白二莧實入藥用。按，人莧小，白莧大，馬莧如馬齒，赤莧味辛，俱别有功，紫及五色二莧不入藥。孟詵云：莧，補氣，除熱。其子明目。九月霜後採之。葉亦動氣，令人煩悶，冷中損腹。日華子云：莧菜，通九竅。子益精。

圖經曰：莧實生淮陽川澤及田中，今處處有之，即人莧也，經云"細莧亦同，葉如藍"是也。謹按，莧有六種：有人莧、赤莧、白莧、紫莧、馬莧、五色莧。馬莧即馬齒莧也，自見後條。入藥者，人、白二莧，俱大寒，亦謂之糠莧，亦謂之胡莧，亦謂之細莧，其實一也。但人莧小而白莧大耳,其子霜後方熟,實細而黑,主瞖目黑花,肝風客熱等。紫莧,莖葉通紫,吴人用染菜、瓜者,諸莧中此無毒,不寒,兼主氣痢。赤莧亦謂之花莧,莖葉深赤,《爾雅》所謂"蕢,赤莧"是也。根莖亦可糟藏,食之甚美,然性微寒,故主血痢。五色莧,今亦稀有。細莧,俗謂之野莧,猪好食之,又名猪莧。《集驗方》治衆蛇螫人:取紫莧擣絞汁,飲一升,滓以水和,塗瘡上。又射工毒中人,令寒熱發瘡,偏在一處,有異於常者:取赤莧合莖葉擣絞汁,飲一升,日再,差。

【陳藏器云:陶以馬齒與莧同類,蘇亦於莧條出馬齒功用。按此二物,厥類既殊,合從别品。

食療:葉,食動氣,令人煩悶,冷中損腹。不可與鼈肉同食,生鼈癥。又取鼈甲如豆片大者,以莧菜封裹之,置於土坑内,上以土蓋之,一宿盡變成鼈兒也。又,五月五日採莧菜,和馬齒莧爲末,等分調,與妊娠服之,易産。

衍義曰:莧實入藥亦稀,苗又謂之人莧,人多食之。莖高而葉紅、黄二色者,謂之紅人莧,可淹菜用。

〔箋釋〕

《説文》云:"莧,莧菜。"莧多指莧科莧屬植物,一般認爲,白莧、野莧爲莧屬白莧 *Amaranthus albus*,赤莧、紫莧、紅莧皆是莧屬莧 *Amaranthus tricolor*。後者含有莧菜紅色素,特徵性甚强。從《本草經》來看,馬莧其實是莧的别名,但後世則以馬齒莧科馬齒莧 *Portulaca oleracea* 作爲馬莧,陶弘景説"今馬莧别一種",《本草拾遺》指責説:"陶以馬齒與莧同類,蘇亦於莧條出馬齒功用。按此二物,厥類既殊,合從别品。”馬齒莧至《開寶本草》始單列條目。

胡荽　味辛，温，一云微寒。**微毒。消穀，治五藏，補不足，利大小腸，通小腹氣，拔四肢熱，止頭痛。療沙瘮、豌豆瘡不出，作酒歕之，立出。通心竅。久食令人多忘，發腋臭、脚氣，根發痼疾。**

○子　主小兒秃瘡：油煎傅之。亦主蠱，五痔及食肉中毒下血：煮，冷取汁服。并州人呼爲香荽，入藥炒用。

【陳藏器：胡妥①，防風注蘇云“防風子似胡妥”。味辛，温。消穀，久食令人多忘，發腋臭，根發痼疾。子主小兒秃瘡：油煎傅之。亦主蟲毒，五野雞病及食肉中毒下血：煮令子拆，服汁。石勒諱胡，并、汾人呼爲香荽也。

食療：平。利五藏，補筋脉。主消穀能食。若食多，則令人多忘。又，食着諸毒肉，吐下血不止，頓痞黄者：取净胡荽子一升煑食，腹破取汁，停冷，服半升，一日一夜二服即止。又，狐臭、䘌齒病人不可食，疾更加。久冷人食之，脚弱。患氣，彌不得食。又，不得與斜蒿同食，食之令人汗臭，難差。不得久食，此是薰菜，損人精神。秋冬擣子，醋煮熨腸頭出，甚効。可和生菜食，治腸風。熱餅裹食甚良。

外臺秘要：主齒疼：胡菒子五升，應是胡荽子也②。以水

① 妥：據上下文，當作“荽”。下同。

② “應是胡荽子也”，此五字當是“胡菒子”的注釋。

五升，煮取一升，含之。

經驗後方：治小兒胗豆，欲令速出：宜用胡荽三二兩切，以酒二大盞煎令沸，沃胡荽，便以物合定，不令洩氣。候冷去滓，微微從項已下噴，一身令遍，除面不噴。

孫真人：食之令人多忘，發痼疾，胡臭，䘌齒，口氣臭，金瘡。

兵部手集：治孩子赤丹不止：以汁傅之，差。譚氏方同。

必効方：治蠱毒神驗：以根絞汁半升，和酒服之，立下。又治熱氣結滯，經年數發：以半斤，五月五日採，陰乾，水七升，煮取一升半，去滓分服。未差更服。春夏葉、秋冬莖根並用，亦可預備之。

子母秘録：治肛帶出：切一升燒，以煙薰肛，即入。

〔箋釋〕

胡荽作爲調味品歷史悠久，其原植物爲傘形科芫荽 *Coriandrum sativum*。胡荽是其本名，後趙石勒諱胡，遂改稱"香荽"，漸漸則有"香菜"之名。《本草綱目》釋名項李時珍說："荽，許氏《説文》作葰，云'薑屬，可以香口'也。其莖柔葉細而根多鬚，綏綏然也。張騫使西域始得種歸，故名胡荽。今俗呼蒝荽，蒝乃莖葉布散之貌。俗作芫花之芫，非矣。"

邪蒿　味辛，温、平，無毒。似青蒿細軟。主胸膈中臭爛惡邪氣，利腸胃，通血脉，續不足氣。生食微動風

氣,作羹食良,不與胡荽同食,令人汗臭氣。

【**食醫心鏡**:治五藏邪氣猒穀者,治脾胃腸澼,大渴熱中,暴疾惡瘡:以煮令熟,和醬、醋食之。

〔**箋釋**〕

《本草綱目》釋名項李時珍説:"此蒿葉紋皆邪,故名。"集解項又説:"三四月生苗,葉似青蒿,色淺不臭。根、葉皆可茹。"此當是傘形科西風芹屬 *Seseli* 植物。

同蒿　平。主安心氣,養脾胃,消水飲。又動風氣,熏人心,令人氣滿,不可多食。

〔**箋釋**〕

同蒿又寫作"茼蒿",《本草綱目》釋名項説:"形氣同乎蓬蒿,故名。"按如此説,似當以"同蒿"的寫法爲正。《救荒本草》云:"同蒿,處處有之,人家園圃中多種。苗高一二尺,葉類葫蘿蔔葉而肥大,開黄花,似菊花。味辛,性平。"根據所繪圖例,其原植物爲菊科茼蒿 *Chrysanthemum segetum* 之類。

羅勒　味辛,温,微毒。調中消食,去惡氣,消水氣,宜生食。又療齒根爛瘡,爲灰用甚良。不可過多食,壅關節,澀榮衛,令血脉不行。又動風,發脚氣。患啘,取汁服半合定。冬月用乾者煮之。子,主目瞖及物入目:三五顆致目中,少頃當濕脹,與物俱出。又療風赤眵淚。

根,主小兒黄爛瘡:燒灰傅之,佳。北人呼爲蘭香,爲石勒諱也。

此有三種:一種堪作生菜;一種葉大,二十步内聞香;一種似紫蘇葉。

【陶隱居:術家取羊角、馬蹄燒作灰,撒於濕地,遍踏之,即生羅勒,俗呼爲西王母菜,食之益人。

外臺秘要:治面上滅瘢方:木蘭香一斤,以三歲米醋浸令没,百日出,暴乾,爲末以傅之。用醋漿漬,百日出,日乾,末服方寸匕。

〔**箋釋**〕

羅勒即唇形科植物羅勒 *Ocimum basilicum* 之類,爲常見的芳香植物。後趙石勒時避諱改爲蘭香,《齊民要術》説:"蘭香者,羅勒也,中國爲石勒諱,故改,今人因以名焉。且蘭香之目,美於羅勒之名,故即而用之。"按,石勒不僅諱言"勒",亦諱"胡"字,《藝文類聚》引《鄴中記》云:"石勒諱胡,胡物皆改名,胡餅曰麻餅,胡綏曰香綏,胡豆曰國豆。"前條胡荽的别名香荽、香菜,即由此而來。需説明者,《救荒本草》香菜條云:"生伊、洛間,人家園圃種之。苗高一尺許,莖方,窊面四稜,莖色紫,稔葉似薄荷葉微小,邊有細鋸齒,亦有細毛,梢頭開花作穗,花淡藕褐色。味辛香,性温。"結合所繪圖例,這種香菜亦是羅勒。

本條墨蓋子下引"陶隱居"云云,乃見於冬葵子條陶注,其説當依據《博物志》云:"燒馬蹄、羊角成灰,春夏散著濕地,生羅勒。"

石胡荽　**寒，無毒。通鼻氣，利九竅，吐風痰。不任食，亦去瞖，熟挼内鼻中，瞖自落。俗名鵝不食草。**已上五種新補。見孟詵、陳藏器、蕭炳、陳士良、日華子。

蕪菁及蘆菔　**味苦，温，無毒。主利五藏，輕身益氣，可長食之。蕪菁子，主明目。**

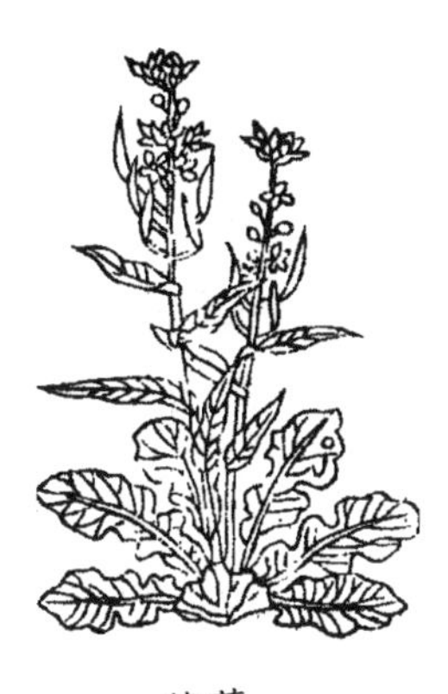
蕪菁

陶隱居云：蘆菔是今温菘，其根可食，葉不中噉。蕪菁根乃細於温菘，而葉似菘，好食。西川惟種此，而其子與温菘甚相似，小細爾。俗方無用，服食家亦煉餌之，而不云蘆菔子，恐不用也。俗人蒸其根及作菹，皆好，但小薰臭爾。又有䔰根，細而過辛，不宜服之。唐本注云：蕪菁，北人又名蔓菁，根、葉及子乃是菘類，與蘆菔全别，至於體用亦殊。今言蕪菁子似蘆菔，或謂蘆菔葉不堪食，兼言小薰體，是江表不産二物，斟酌注説，理喪其真爾。其蔓菁子，療黄疸，利小便。水煮三升，取濃汁服，主癥瘕積聚；少飲汁，主霍亂，心腹脹；末服，主目暗。其蘆菔别顯後條。今按，陳藏器本草云：蕪菁，主急黄，黄疸及内黄，腹結不通。擣爲末，水絞汁服，當得嚏，鼻中出黄水及下痢。仙經云：長服可斷穀長生。和油傅蜘蛛咬，恐毒入肉，亦擣爲末，酒服。蔓菁園中無蜘蛛，是其相畏也。爲油入面膏，令人去黑䵟。今并、汾、河朔間，燒食其根，呼爲蕪根，猶是蕪菁之號。蕪菁，南北之通稱也。塞北種者，名九英蔓菁，根大，并將爲軍糧。菘菜，南土所種多是也。**臣禹錫等謹按,爾雅**云:須,薞蕪。釋曰:《詩·谷風》云"采葑采菲",毛云:葑,須也。先儒即以須葑蓯當之。孫炎云:須,一名葑蓯。郭注云:薞蕪似羊蹄,葉細,味酢,可食。《禮·坊記》注云:葑,蔓菁也。陳、宋之間謂之葑。陸機云:葑,蕪菁,幽州人謂之芥。《方言》云:蘴、蕘,蕪菁也。陳、楚謂之蘴,齊、魯謂之蕘,關西謂之蕪菁,趙、魏之部謂之大芥。蘴、葑音同,然則葑也,須也,蕪菁也,蔓菁也,薞蕪也,蕘也,芥也,七者一物也。**孟詵**云:蔓菁,消食下氣。其子九蒸九暴,擣爲粉,服之長生。壓油塗頭,能變蒜髮。又,研子入面脂,極去皺。又,擣子,水和服,治熱黄,結實不通,少頃當瀉一切惡物,沙石、草髮並出。又利小便。又,女子妬乳腫,取其根生擣後,和鹽、醋、漿水煑,取汁洗之,五六度差。又擣和雞子白封之,亦妙。**蕭炳**云:蔓菁子,别入丸藥用,令人肥健,尤宜婦人。**劉禹錫嘉話録**云:諸葛亮所止,令兵士獨種蔓菁者,取其纔出甲可生啖,一也;葉舒可煑食,二也;久居則隨以滋長,三也;棄不令惜,四也;迴則易尋而採,五也;冬有根可斸而食,六也。比諸蔬屬,其利不亦博矣。三蜀之人,今呼蔓菁爲諸葛菜,江陵亦然。**日華子**云:蔓菁,梗短葉大、連地上生、闊葉紅色者,是蔓菁。

圖經曰:蕪菁及蘆菔,舊不著所出州土,今南北皆通有之。蕪菁即蔓菁也,蘆菔即下萊菔,音蔔。今俗呼蘿蔔是也。此二菜,北土種之尤多。蕪菁四時仍有,春食苗,夏食心,亦謂之薹子,秋食莖,冬食根。河朔尤多種,亦可以備飢歲,菜中之最有益者惟此耳。常食之,通中益氣,令人肥健。《嘉話録》云:"諸葛亮所止,令兵士獨種蔓菁者,取其纔出甲可生啖,一也;葉舒可煑食,二也；久居則隨以滋長，三也；棄不令惜，四也；回即易尋而採之，五也；冬有根可斸食，六也。比諸蔬屬，其利不亦博乎。劉禹錫曰：信矣。三蜀、江陵之人，今呼蔓菁爲諸葛菜是也。”其實夏秋熟時採之。仙方亦單服，用水煮三過，令苦味盡，暴乾，擣篵，水服二錢匕，日三。久增服，可以辟穀。又治發黄，下小腸藥用之。又主青盲，崔元亮《海上方》云：但瞳子不壞者，療十得九愈。蔓菁子六升，一物蒸之，看氣遍，合甑下，以釜中熱湯淋之，乃暴令乾，還淋，如是三遍，即取杵篩爲末，食上清酒服二寸匕，日再。塗面膏亦有用者。又療乳癰痛寒熱者：取蔓菁根并葉，净擇去土，不用水洗，以鹽擣傅乳上，熱即换，不過三五易之，即差。冬月無葉，但空用根亦可，切須避風耳。南人取北種種之，初年相類，至二三歲則變爲菘矣。萊菔功用亦同，然力猛更出其右。斷下方亦用其根燒熟入藥。尤能製麪毒。昔有婆羅門僧東來，見食麥麪者云：此大熱，何以食之？又見食中有蘆菔，云：賴有此以解其性。自此相傳，食麪必啖蘆菔。凡人飲食過度飽，宜生嚼之，佳。子，研水服，吐風涎甚效。此有大、小二種，大者肉堅宜蒸食，小者白而脆宜生啖。《爾雅》所謂“葖，蘆肥”，郭璞云：“紫花菘也。俗呼温菘，似蕪菁，大根。一名葖，俗呼雹突。”然則紫花菘、温菘，皆南人所呼也。吴人呼楚菘，廣南人呼秦菘。河朔蘆菔極有大者，其説舊矣，而江南有國時，有得安州、洪州、信陽者甚大，重至五六斤，或近一秤，亦一時種蒔之力也。又今醫以治痟渴，其方：出了子蘿蔔三枚，净洗，薄切，暴乾，一味擣羅爲散，每服二錢，煎猪肉湯，澄清調下，食後臨卧，日三服，漸增至三錢，差。

【食療：温。下氣，治黄疸，利小便。根主消渴，治熱毒風腫。食令人氣脹滿。

聖惠方：治風瘮入腹，身體强，舌乾躁硬：用蔓菁子三兩爲末，每服温酒下一錢匕。

外臺秘要：治心腹脹：蔓菁子一大合，揀净擣熟，研水一升，更和研，濾取汁，可得一盞，頓服之。少頃自得轉利，或亦自吐，腹中自寬，或得汗，愈。　**又方**：陰黄，汗染衣，涕唾黄：取蔓菁子擣末，平旦以井花水服一匙，日再，加至兩匙，以知爲度。每夜小便重浸少許帛子，各書記日色，漸退白則差，不過服五升已來。　**又方**：輕身益氣，明目：蕪菁子一升，水九升，煮令汁盡，日乾。如此三度，搗末，水服方寸匕，日二。　**又方**：治瘭疽着手足肩背，累累如米起，色白，刮之汁出，復發熱：蕪菁子熟搗，帛裹傅之，爛止。

千金方：治頭禿：蕪菁子末，酢和傅之，日三。　**又方**：治血皯面皺：取子爛研，入常用面脂中良。　**又方**：常服明目，洞視，肥腸：蕪菁子三升，以苦酒三升，煑令熟，日乾，末下篩，以井花水服方寸匕，加至三匕，日三，無所忌。

肘後方：治豌豆瘡：蔓菁根搗汁，挑瘡破，傅在上，三食頃，根出。　**又方**：犬咬人重發，治之：服蔓菁汁佳。

葛氏方：卒腫毒起，急痛：蕪菁根大者，削去上皮熟擣，苦酒和如泥，煮三沸，急攪之，出傅腫，帛裹上，日再三易。

經驗後方：治虚勞眼暗：採三月蔓菁花，陰乾爲末，以井花水每空心調下二錢匕。久服長生，可夜讀書。

孫真人食忌：治黄疸，皮膚、眼睛如金色，小便赤：生蔓菁子末，熟水調下方寸匕，日三。　**又方**：主一切熱腫毒：取生蔓菁根一握，鹽花入少訖，和擣，傅腫上，日三易。

集療：男子陰腫如斗大，核痛，人所不能治者：蕪菁根擣傅之。

兵部手集：治妳癰，疼痛，寒熱，傅救十餘人方：蔓菁根、葉，净擇去土，不用洗，以鹽擣傅乳上，熱即换，不過三五度。冬無葉即用根，切須避風。

傷寒類要①：神仙教子法：立春後有庚子日，温蕪菁汁，合家大小並服，不限多少，可理時疾。　**又方**：急黄：服蔓菁子油一盞，頓服之。臨時無油，則蔓菁子杵汁，水和之，服亦得。候顔色黄，或精神急，用之有効。

子母秘録：治姙娠小便不利：蕪菁子末，水服方寸匕，日二。《楊氏産乳》同。

抱朴子：大醋煑蕪菁子令熟，日乾爲末，井花水服方寸匕，日三，盡一斗，能夜視有所見。

荆楚歲時記：採經霜者乾之。《詩》云“我有旨蓄，可以禦冬”。

衍義曰：蕪菁、蘆菔，二菜也。蘆菔，即蘿蔔也。蕪菁，今世俗謂之蔓菁，夏則枯，當此之時，蔬圃中復種之，謂之雞毛菜。食心，正在春時。諸菜之中，有益無損，於世有功。採擷之餘，收子爲油。根過食動氣。河東、太原所出極大，他處不及也，又出

① 類要：底本作“要類”，誤。

吐谷渾。後於萊菔條中,《爾雅》釋但名"蘆菔,今謂之蘿蔔"是也。則蕪菁條中,不合更言"及蘆菔"三字,顯見重複,從《爾雅》爲正。

〔箋釋〕

蕪菁與蘆菔爲兩種植物,蕪菁爲十字花科芸薹屬植物 *Brassica rapa*,蘆菔即蘿蔔,爲同科蘿蔔屬植物蘿蔔 *Raphanus sativus*。蕪菁也有肉質根,經常與蘿蔔混淆。按,《詩經·谷風》"采葑采菲",鄭箋云:"此二菜者,蔓菁與葍之類也,皆上下可食。然而其根有美時,有惡時,采之者不可以根惡時並棄其葉。"按此意見,葑菲即相當於蔓菁與蘆菔,《名醫别録》將二者併爲一條,或許也是受此影響。《新修本草》始將蘆菔單列。

《嘉祐本草》本條下引《爾雅》"須,蕵蕪"。按,郭璞注:"蕵蕪似羊蹄,葉細,味酢,可食。"郝懿行義疏認爲:"酸模、蕵蕪,一聲之轉。"結合葉似羊蹄、滋味酸酢的特點,這種蕵蕪應該是蓼科酸模 *Rumex acetosa* 之類。

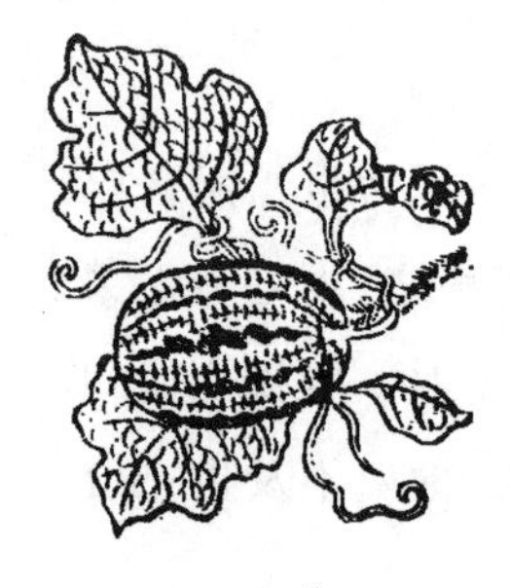

瓜蔕

瓜蔕　味苦,寒,有毒。主大水,身面四肢浮腫,下水,殺蠱毒,欬逆上氣,及食諸果病在胸腹中,皆吐下之。去鼻中息肉,療黄疸。

○花　主心痛,欬逆。生嵩高平澤。七月七日採,陰乾。

陶隱居云:瓜蔕,多用早青蔕,此云七月採,便是甜瓜蔕也。人亦有用熟瓜蔕者,取吐乃無異。此止於論其蔕所主爾,今瓜例皆冷利,早青者尤甚。熟瓜乃有數種,除瓤食之不害人,若覺多,即入水自漬便即消。永嘉有寒瓜甚大,今每取藏,經年食之。亦有再熟瓜,又有越瓜,人作葅食之,亦冷,並非藥用爾。今注:甜瓜有青、白二種,入藥當用青瓜蔕。前條白瓜子,唐注云"甘瓜子,主腹内結聚,破潰膿血,最爲腸胃脾内壅要藥",正是此甜瓜子之功。前條便以白瓜子爲甘瓜子,非也。臣禹錫等謹按,藥性論云:瓜蔕,使。莖主鼻中息肉,齆鼻。和小豆、丁香吹鼻,治黄。日華子云:無毒。治腦塞,熱齆,眼昏,吐痰。

圖經曰:瓜蔕即甜瓜蔕也。生嵩高平澤,今處處有之,亦園圃所蒔。舊説瓜有青、白二種,入藥當用青瓜蔕,七月採,陰乾。方書所用,多入吹鼻及吐膈散中。莖亦主鼻中息肉,齆鼻等。葉主無髪,搗汁塗之即生。花主心痛,欬逆。肉主煩渴,除熱,多食則動痼疾。又有越瓜,色正白,生越中。胡瓜黄色,亦謂之黄瓜,别無功用,食之亦不益人,故可略之。

【**雷公:**凡使,勿用白瓜蔕,要採取青緑色瓜,待瓜氣足,其瓜蔕自然落在蔓莖上。採得未用時,使榔榔葉裹,於東牆有風處掛,令吹乾用。瓜子,凡使,勿用瓜子實,恐誤。採得後,便於日中曝令内外乾,便杵,用馬尾篩篩過,成粉末了用。其藥不出油,其効力短。若要出油,生杵作膏,用三重紙裹,用重物覆壓之,取無油用。

食療:瓜蔕,主身面、四肢浮腫,殺蠱,去鼻中瘜肉,癊黄黄疸及暴急黄。取瓜蔕、丁香各七枚,小豆七粒,爲末,吹黑豆許於鼻中,少時黄水出,差。其子,熱。補中,宜人。瓜有毒。止渴,益氣,除煩熱,利小便,通三焦壅塞氣。多食令人陰下濕癢,生瘡,動宿冷病,癥癖人不可食之。若食之飽脹,入水自消。多食令人惙惙虚弱,脚手無力。葉生擣汁生髮。又,補中,打損折,碾末酒服去瘀血,治小兒疳。《龍魚河圖》云:瓜有兩鼻者殺人,沉水者殺人。食多腹脹,可食鹽,化①成水。

聖惠方:治時氣,三日外忽覺心滿堅硬,脚手心熱,變黄,不治殺人:以瓜蔕七枚杵末,如大豆許吹兩鼻中,令黄水出,殘末水調服之,得吐黄水一二升,差。　**又方**:治鼻中瘜肉:陳瓜蔕一分爲末,羊脂和少許,傅瘜肉上,日三。

經驗方:治遍身如金色:瓜蔕四十九箇,須是六月六日收者,丁香四十九箇,用甘鍋子燒,煙盡爲度,細研爲末,小兒用半字,吹鼻内及揩牙,大人只用一字,吹鼻内,立差。

經驗後方:治大人、小兒久患風癇,纏喉風,㗇嗽,遍身風疹,急中涎潮等:此藥不大吐逆,只出涎水。小兒服一字。瓜蔕不限多少,細碾爲末,壯年一字,十五已下、老怯半字,早晨井花水下。一食頃,含沙糖一塊。良久涎如水出,年深涎盡,有一塊如涎布,水上如鑑矣。涎盡食粥一兩日。如吐多困甚,即嚥麝香湯一盞,即止矣。麝細研,温水調下。昔天平尚書覺昏眩,即服之取涎,有効。

傷寒類要:治急黄,心上堅硬,渴欲得水喫,氣息喘麄,眼黄:但有一候相當,則以瓜蔕二小合,熬赤小豆二合,爲末,煖

① 化:底本作"花",據文意改。

漿水五合，服方寸匕，一炊久當吐，不吐，再服五分匕，亦減之。若吹鼻中兩三黑豆許，黄水出歇。　**又方**：治黄疸，目黄不除，瓜丁散：瓜丁細末，如大豆許内鼻中，令病人深吸，取鼻中黄水出。

衍義曰：瓜蔕，此即甜瓜蔕也。去瓜皮，用蔕約半寸許，暴極乾，不限多少，爲細末。量疾，每用一二錢匕，膩粉一錢匕，以水半合同調匀，嚾之，治風涎暴作，氣塞倒卧。服之，良久涎自出。或覺有涎，用諸藥行化不下，但如此服，涎即出。或服藥良久涎未出，啥沙糖一塊，下咽即涎出。此物甚不損人，全勝石碌、硇砂輩。

〔箋釋〕

按照陶弘景的意見，瓜蒂爲甜瓜的瓜蒂。甜瓜又名甘瓜、果瓜，原植物爲葫蘆科甜瓜 *Cucumis melo* 之類。

白冬瓜　味甘，微寒。主除小腹水脹，利小便，止渴。

陶隱居云：被霜後合取，置經年，破取核，水洗，燥，乃檑取人用之。冬瓜性冷利，解毒，消渴，止煩悶，直擣絞汁服之。**今注**：此物經霜後，皮上白如粉塗，故云白冬瓜也。前條即冬瓜子之功，此乃説皮肉之效爾。陶注爲子人，非也。**臣禹錫等謹按，藥性論**云：冬瓜練，亦可單用，味甘，平。汁，止煩躁熱。練，壓丹石毒，止熱渴，利小腸，能除消渴，差五淋。**孟詵**云：冬瓜，益氣耐老，除胸心滿，去頭面熱。熱者食之佳，冷者食之瘦人。**日華子**

云：冬瓜，冷，無毒。除煩，治胸膈熱，消熱毒癰腫，切摩痱子甚良。葉，殺蜂，可傔事蜂兒，并熁腫毒及蜂丁。藤燒灰，可出繡點黯，洗黑䵟，并洗瘡疥。濕穰，亦可潄練白縑。

【食療：益氣能老，除心胸滿。取瓜子七升，下同白瓜條，壓丹石。又，取瓜一顆，和桐葉與猪肉食之。一冬更不要與諸物食，自然不飢，長三四倍矣。又，煑食之，練五藏，爲下氣故也。欲得瘦輕健者，則可長食之。若要肥，則勿食。孟詵説：肺熱消渴，取濮瓜去皮，每食後嚼喫三二兩，五七度良。

千金方：治小兒渴利：單擣冬瓜汁飲之。

肘後方：發背欲死方：取冬瓜截去頭，合瘡上。瓜當爛，截去更合之。瓜未盡，瘡已斂小矣。即用膏養之。

小品方：食魚中毒：冬瓜汁最驗。

孫真人：九月勿食被霜瓜，食之令人成反胃病。

古今録驗：治傷寒後痢，日久津液枯竭，四肢浮腫，口乾：冬瓜一枚，黄土泥厚裹五寸，煨令爛熟，去土絞汁服之。

兵部手集：治水病初得危急：冬瓜不限多少，任喫，神効無比。

子母秘録：小兒生一月至五箇月，乍寒乍熱：炮冬瓜，絞汁服。

楊氏産乳：療渴不止：燒冬瓜，絞取汁，細細飲之盡，更作。

丹房鏡源：冬瓜蔓灰煮汞及丹砂，淬銅、錫。

衍義曰：白冬瓜一二斗許大，冬月收爲菜，壓去汁，蜜煎，代果。患發背及一切癰疽：削一大塊置瘡上，熱則易之，分散熱毒氣，甚良。

〔箋釋〕

白冬瓜即是葫蘆科植物冬瓜 *Benincasa hispida*，至今仍是常見菜蔬。宋人詠冬瓜詩云："翦翦黄花秋後春，霜皮露葉護長身。生來籠統君休笑，腹内能容數百人。"冬瓜果實中的空洞較大，内有大量種子，因此説"腹内能容數百人"。這裏"人"即是種子仁(人)，語涉雙關。

白瓜子　味甘，平、寒，無毒。主令人悦澤，好顔色，益氣不飢。久服輕身耐老。主除煩滿不樂，久服寒中。可作面脂，令面[①]悦澤。一名水芝，一名白爪側絞切。**子。生嵩高平澤。冬瓜人也，八月採。**

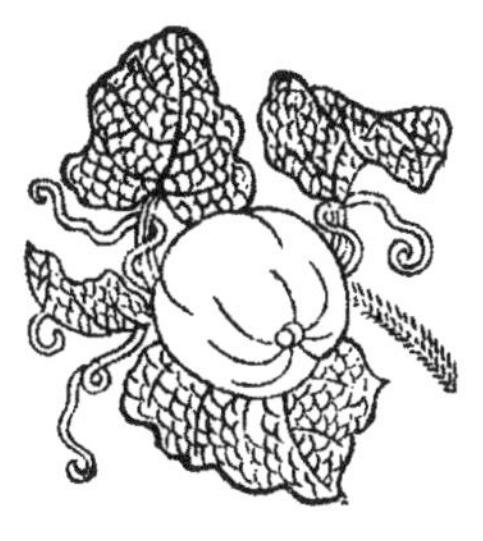
白瓜子

唐本注云：經云"冬瓜人也，八月採之"。已下爲冬瓜人説，非謂冬瓜别名。據經及下條瓜蔕，並生嵩高平澤，此即一物，但以"甘"字似"白"字，後人誤以爲"白"也。若其不是甘瓜，何因一名白瓜？此即甘瓜不惑。且朱書論白瓜之效，墨書説冬瓜之功，功異條同，陶爲深誤。按，《廣雅》"冬瓜一名地芝"，與甘瓜全别，墨書宜附冬瓜科下。瓜蔕與甘瓜共條。《别録》云：甘瓜子，主腹内結聚，破潰膿血，最爲腸胃脾内壅要藥。本草以爲冬瓜，但用蔕，不云子也。今腸癰湯中用之，俗人或用冬瓜子也。

① 面：底本作"而"，據文意改。

又按，諸本草云瓜子或云甘瓜子，今此本誤作“白”字，當改從“甘”也。今按，此即冬瓜子也。唐注稱是甘瓜子，謂“甘”字似“白”字，後人誤以爲“白”。此之所言，何孟浪之甚耶？且《本經》云“主令人悦澤”，《别録》云“可作面脂，令人悦澤”，而又面脂方中多用冬瓜人，不見用甘瓜子，按此即是冬瓜子明矣。故陶於後條注中云：“取核水洗，燥，乃檑取人用之。”且此物與甘瓜全别，其甘瓜有青、白二種，子色皆黄，主療與白瓜子有異，而冬瓜皮雖青，經霜亦有白衣，其中子白，白瓜子之號，因斯而得。況陶隱居以《别録》白冬瓜附於白瓜子之下，白瓜子更不加注，足明一物而不能顯辨爾。《别録》“爪”字側絞切，今以讀作瓜字。唐注謬誤，都不可憑。臣禹錫等謹按，蜀本注：蘇云是甘瓜子也。圖經云“别有胡瓜，黄赤，無味”。今據此兩説俱不可憑矣。本經云即“冬瓜人也”，蘇注蓋以冬瓜色青，乃云是甘瓜者。且甘瓜自有青、白二種，只合云白甘瓜也。今據本經云白瓜子即冬瓜人無疑也。按，冬瓜雖色青，而其中子甚白，謂如白瓜子者，猶如蟲部有白龍骨焉，人但看骨之白而不知龍之色也。若以甘瓜子爲之，則甘瓜青、白二種，其子並黄色，而《千金》面藥方只用冬瓜人，信蘇注爲妄，圖經難憑矣。孟詵云：取冬瓜人七升，以絹袋盛之，投三沸湯中，須臾出暴乾，如此三度止。又，與清苦酒漬，經一宿，暴乾爲末，日服之方寸匕，令人肥悦，明目，延年不老。又，取子三五升，退去皮，擣爲丸，空腹服三十丸，令人白净如玉。日華子云：冬瓜人，去皮膚風剥，黑皯，潤肌膚。

圖經曰：白瓜子即冬瓜人也。生嵩高平澤，今處處有之，皆園圃所蒔。其實生苗蔓下，大者如斗而更長，皮厚而有毛，初生正青緑,經霜則白如塗粉,其中肉及子亦白,故謂之白瓜。人家多藏蓄彌年,作菜果。入藥須霜後合取,置之經年,破出核洗,燥,乃檑取人用之。亦堪單作服餌。又有末作湯飲,又作面藥,並令人顔色光澤。宗懔《荆楚歲時記》云:七月採瓜犀,以爲面脂。犀,辨也。瓤亦堪作澡豆。其肉主三消渴疾,解積熱,利大小腸,壓丹石毒。《廣雅》"一名地芝"是也。皮可作丸服,亦入面脂中,功用與上等。

【**外臺秘要**:補肝①散,治男子五勞七傷,明目:白瓜子七升,絹袋盛,絞沸湯中三遍,訖,以酢五升漬一宿,暴乾,搗下篩,酒服方寸匕,日三,久服差。

孫真人:治多年損傷不差:熬瓜子末,温酒服之。

衍義曰:白瓜子寔冬瓜人也,服食中亦稀用。

〔箋釋〕

白瓜子,按照陶弘景的意見,即是冬瓜子。《本草圖經》引《荆楚歲時記》説"七月採瓜犀,以爲面脂"。《本草綱目》冬瓜條集解項李時珍説:"其瓤謂之瓜練,白虚如絮,可以浣練衣服;其子謂之瓜犀,在瓤中成列。"據此説,瓜犀即是瓜子。方回《雪中憶昔》有句:"定應冥漠猶遺恨,蔗節瓜犀啓夜丘。"元代沈景高《沁園春》有句:"凝情處,把瓜犀謾剥,消遣春閑。"皆將瓜犀一詞作瓜子用。

甜瓜　寒,有毒。止渴,除煩熱,多食令人陰下濕癢

① 肝:底本作"肚",據《外臺秘要》卷二十一改。

生瘡，動宿冷病，發虚熱，破腹。又令人惙惙弱，脚手無力。少食即止渴，利小便，通三膲間擁塞氣，兼主口鼻瘡。臣禹錫等謹按，日華子云：無毒。

○葉　治人無髮，擣汁塗之即生。

○圖經：文具瓜蔕條下。

【**陳藏器序云**：甘瓜子，止月經太過：爲末去油，水調服。

千金方：治口臭：杵乾甜瓜子作末，蜜和丸，每旦洗浄漱，含一丸如棗核大。亦用傅齒。

孫真人食忌：患脚氣人勿食甜瓜，其患永不除。又，五月甜瓜沉水者殺人。又，多食發黄疸病，動冷疾，令人虚羸，解藥力。兩蔕者殺人。

食醫心鏡：治熱，去煩渴。甜瓜去皮，食後喫之。煑皮作羹亦佳。

衍義曰：甜瓜，暑月服之，永不中暑氣。多食未有不下利者，貧下多食，至深秋作痢爲難治，爲其消損陽氣故也。亦可以如白甜瓜煎漬收。

〔箋釋〕

《本草綱目》釋名項李時珍説："甜瓜，北土、中州種蒔甚多。二三月下種，延蔓而生，葉大數寸，五六月花開黄色，六七月瓜熟。其類甚繁：有團有長，有尖有扁。大或徑尺，小或一捻。其稜或有或無，其色或青或緑，或黄斑、糝斑，或白路、黄路。其瓤或白或紅。其子或黄或赤或白或黑。按王禎《農書》云：瓜品甚多，不可枚舉。以狀得名，則有龍肝、虎掌、兔頭、狸首、羊髓、蜜筒之稱；以色得名，則有烏瓜、白團、黄觚、白觚、小青、大斑之别。然其味，不出乎甘香而已。《廣志》惟以遼東、敦煌、廬江之瓜爲勝。然瓜州之大瓜，陽城之御瓜，西蜀之温瓜，永嘉之寒瓜，未可以優劣論也。甘肅甜瓜，皮、瓤皆甘，勝糖蜜，其皮暴乾猶美。浙中一種陰瓜，種於陰處，熟則色黄如金，膚皮稍厚，藏之至春，食之如新。此皆種之功，不必拘於土地也。甜瓜子曝裂取仁，可充果食。凡瓜最畏麝氣，觸之，甚至一蒂不收。”其説大半本於《農書》甜瓜條，考其種類，當指葫蘆科植物甜瓜 *Cucumis melo*。

胡瓜葉　味苦，平，小毒。主小兒閃癖，一歲服一葉已上，斟酌與之。生挼絞汁服，得吐下。根擣傅胡刺毒腫。其實味甘，寒，有毒。不可多食，動寒熱，多瘧病，積瘀熱，發疰氣，令人虚熱，上逆少氣，發百病及瘡疥，損陰血脉氣，發脚氣。天行後不可食，小兒切忌，滑中，生疳蟲。不與醋同食。北人亦呼爲黄瓜，爲石勒諱，因而不改。已上二種新補。見《千金方》及孟詵、陳藏器、日華子。

圖經：文具瓜蔕條下。

【**千金髓**：水病肚脹至四肢腫：胡瓜一箇破作兩片，不出子，以醋煮一半、水煮一半俱爛，空心頓服，須臾下水。

孫真人：主蛇咬：取胡瓜傅之，數易，良。

〔箋釋〕

《本草綱目》釋名項李時珍説:"張騫使西域得種,故名胡瓜。按杜寶《拾遺録》云:隋大業四年避諱,改胡瓜爲黄瓜。與陳氏之説微異。今俗以《月令》王瓜生即此,誤矣。王瓜,土瓜也。見草部。"按,胡瓜因避諱改名黄瓜,但據《齊民要術·種瓜法》種越瓜胡瓜法條,胡瓜"候色黄則摘"句後注釋説:"若待色赤,則皮存而肉消也。"此言胡瓜成熟時色黄,過熟則色赤且"皮存而肉消";《蜀本草》引《圖經》也提到:"别有胡瓜,黄赤無味。"從瓜皮顔色等特徵來看,顯然不是今天菜蔬常見之葫蘆科植物黄瓜 *Cucumis sativus*。

越瓜　**味甘,寒。利腸胃,止煩渴。不可多食,動氣,發諸瘡,令人虛弱不能行。不益小兒。天行病後不可食。又不得與牛乳、酪及鮓同飡,及空心食,令人心痛。**今附。

臣禹錫等謹按,陳藏器云:越瓜,大者色正白,越人當果食之,利小便,去煩熱,解酒毒,宣洩熱氣。小者糟藏之,爲灰,傅口吻瘡及陰莖熱瘡。

圖經:文具瓜蔕條下。

【**食療:**小兒夏月不可與食。又,發諸瘡。令人虛弱,冷中。常令人臍下爲癥,痛不止。又,天行病後不可食。

食醫心鏡:越瓜鮓,久食益腸胃,和飯作鮓并虀葅之並得。

〔箋釋〕

《本草綱目》記越瓜别名梢瓜、菜瓜，釋名項説："越瓜以地名也，俗名梢瓜，南人呼爲菜瓜。"集解項説："越瓜南北皆有。二三月下種生苗，就地引蔓，青葉黄花，並如冬瓜花葉而小。夏秋之間結瓜，有青、白二色，大如瓠子。一種長者至二尺許，俗呼羊角瓜。其子狀如胡瓜子，大如麥粒。其瓜生食，可充果、蔬，醬、豉、糖、醋藏浸皆宜，亦可作菹。"此即葫蘆科植物越瓜 *Cucumis melo* var. *conomon*，爲甜瓜的變種。

白芥　**味辛，温，無毒。主冷氣。色白，甚辛美，從西戎來。子，主射工及疰氣，上氣發汗，胸膈痰冷，面黄。生河東。**今附。

臣禹錫等謹按，陳藏器云：白芥，生太原。如芥而葉白，爲茹食之，甚美。**日華子**云：白芥，能安五藏，功用與芥頗同。子，燒及服，可辟邪魅。

圖經：文具芥條下。

【**陳藏器云**：主冷氣。子主上氣，發汗，胸膈痰冷，面目黄赤，亦入鎮宅用之。

外臺秘要：治氣：小芥子一升，搗碎，以絹袋盛，好酒二升浸七日，空心温服三合，日二服。

千金方：治反胃，吐食上氣：小芥子日乾爲末，酒服方寸匕。　**又方**：三種射工即水弩子：以芥子杵令熟，苦酒和，厚傅上,半日痛即便止。　**又方**:治遊腫諸癧:以芥子末、猪膽和如泥傅上,日三易之。

肘後方:治中風,卒不得語:以苦酒煮芥子,傅頸一周,以帛苞之,一日一夕乃差。

〔箋釋〕

此下芥條《蜀本圖經》提到"一種葉大,子白且麄,名曰胡芥"者即此,原植物爲十字花科白芥 *Sinapis alba*。

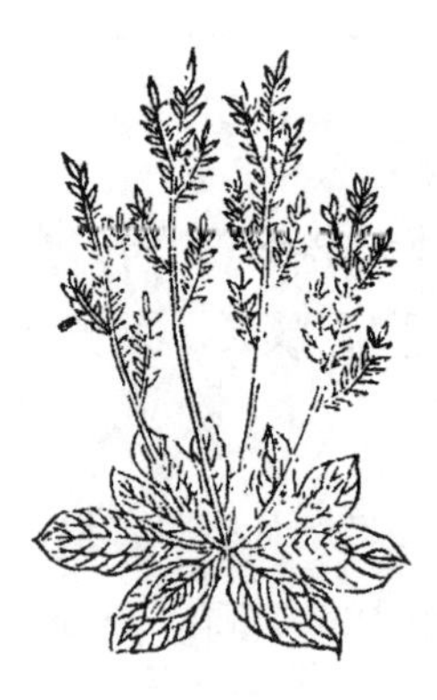

蜀州芥

芥　味辛,温,無毒。歸鼻。主除腎邪氣,利九竅,明耳目,安中,久食温中。

陶隱居云:似菘而有毛,味辣,好作葅,亦生食。其子可藏冬瓜。又有莨,音郎。以作葅,甚辣快。唐本注云:此芥有三種:葉大麁者,葉堪食,子入藥用,熨惡疰至良;葉小子細者,葉不堪食,其子但堪爲虀爾;又有白芥,子麁大白色,如白粱米,甚辛美,從戎中來。《別録》云:子主射工及疰氣發無常處,丸服之,或擣爲末,醋和塗之,隨手有驗。臣禹錫等謹按,蜀本圖經云:一種葉大,子白且麄,名曰胡芥。噉之及藥用最佳,而人間未多用之。孟詵云:芥,煮食之亦動氣,生食發丹石,不可多食。日華子云:除邪氣,止欬嗽上氣,冷氣疾。子,治風毒腫及麻痺:醋研傅之。撲損瘀血,腰痛腎冷:和生薑研,微暖,塗貼。心痛:酒、醋服之。

圖經曰:芥,舊不著所出州土,今處處有之。似菘而有毛,味極辛辣,此所謂青芥也。芥之種亦多,有紫芥,莖葉純紫,多作虀者,食之最美;有白芥,子麄大色白,如粱米,此入藥者最佳。舊云從西戎來,又云生河東,今近處亦有。其餘南芥、旋芥、花芥、石芥之類,皆菜茹之美者,非藥品所須,不復悉録。大抵南土多芥,亦如菘類。相傳嶺南無蕪菁,有人攜種至彼,種之皆變作芥,言地氣暖使然耳。《續傳信方》主腹冷夜起:以白芥子一升,炒熟,勿令焦,細研,以湯浸蒸餅,丸如赤小豆,薑湯吞七丸,甚効。

【**食療**:主欬逆下氣,明目,去頭面風。大葉者良。煑食之動氣,猶勝諸菜。生食發丹石。其子微熬研之,作醬香美,有辛氣,能通利五藏。其葉不可多食。又,細葉有毛者殺人。

聖惠方:治走注風毒疼痛:用小芥子末,和雞子白調傅之。　**又方**:婦人中風,口噤,舌本縮:用芥子一升,細研,以醋三升,煎取一升,用傅頷頰下,立効。

外臺秘要:治聾:芥子擣碎,以人乳調和,綿裹塞耳,差。

孫真人:芥菜合兔肉食之,成惡瘡。

廣濟方:治瘻有九種,不過此方:取芥子擣碎,以水及蜜和滓,傅喉上下,乾易之。

子母秘録:小兒緊脣:擣馬芥子汁,令先揩脣血出,傅之,日七遍。馬芥即刺芥也。

左傳:季氏與郈氏鬭雞,季氏金其距,郈氏芥其羽。注云:施芥於羽令辛。

衍義曰:芥似蕪菁,葉上紋皺起,色尤深緑爲異。子與苗皆辛，子尤甚，多食動風。一品紫芥，與此無異，紫色可愛，人多食之，然亦動風。又白芥子，比諸芥稍大，其色白，入藥用。

〔箋釋〕

《本草綱目》釋名項説："按王安石《字説》云：芥者，界也。發汗散氣，界我者也。王禎《農書》云：其氣味辛烈，菜中之介然者，食之有剛介之象，故字從介。"芥作爲菜蔬的歷史非常悠久，《禮記·内則》云："膾，春用葱，秋用芥。"原植物爲十字花科芥菜 *Brassica juncea*，有若干栽培品種類型。

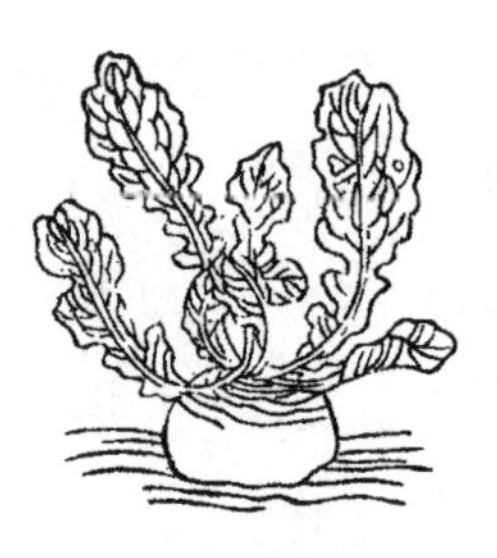
萊菔

萊菔音蔔。**根　味辛、甘，温，無毒。散服及炮煮服食，大下氣，消穀，去痰癖，肥健人。生擣汁服，主消渴，試大有驗。**

唐本注云：陶謂温菘是也。其嫩葉爲生菜食之，大葉熟噉，消食和中，根效在蕪菁之右。今注：俗呼爲蘿蔔。唐本先附。臣禹錫等謹按，蜀本圖經云：名蘆菔，生江北，秦、晉最多。爾雅云：葖，蘆萉，釋曰：紫花菘也。俗呼温菘，似蕪菁，大根，一名葖，俗呼雹葖，一名蘆菔，今謂之蘿蔔是也。蕭炳云：蘿蔔根，消食，利關節，理顔色，練五藏惡氣，制麵毒。凡人飲食過度，生嚼嚥之便消。研如泥制麪，作餺飥佳，飽食亦不發熱。亦主肺嗽吐血。酥煎食，下氣。孟詵云：蘿蔔，性冷。利五藏，輕身。根，服之令人白净肌細。日華子云：蘿蔔，平。能消痰止欬，治肺痿吐血，温中，補不足，治勞瘦，欬嗽，和羊肉、鲫魚煮食之。子，水研服，吐風痰。醋研消腫毒。不可以地黄同食。

圖經：文具蕪菁條下。

【**孫真人**：久服澁榮衛，令人髮早白。

食醫心鏡：治消渴口乾：蘿蔔絞汁一升，飲之則定。　**又方**：主積年上氣咳嗽，多痰喘促，唾膿血：以子一合，研煎湯，食上服之。　**又方**：下氣，消穀，去痰癖，肥健，作羹食之。生絞汁服，理消渴。

簡要濟衆：治消渴獨勝散：出子了蘿蔔三枚，净洗薄切，日乾爲末，每服二錢，煎猪肉汁，澄清調下，食後并夜卧，日三服。

勝金方：治風痰：以蘿蔔子爲末，温水調一匙頭，良久吐出涎沫。如是攤緩風，以此吐後，用緊疎藥服，疎後服和氣散，差。　**又方**：治肺疾咳嗽：以子半升，淘擇洗，焙乾，於銚子内炒令黄熟，爲末，以沙糖丸如彈，綿裹含之。

洞微志：蘿蔔解麪毒。

楊文公談苑：江東居民歲課種藝，初年種芋三十畝，計省米三十斛，次年種蘿蔔三十畝，計益米三十斛，可知蘿蔔消食也。《爾雅》"葖，蘆萉"，郭璞注萉爲菔，"蕪菁屬，紫花大根，俗呼雹葖"。更始敗，掖庭中宫女數百人，幽閉殿門内，掘庭中蘆菔根食之。今蘿蔔是也。

偏頭疼：用生蘿蔔汁一蜆殻，仰卧注之鼻，左痛注左，右痛注右，左右俱注亦得，神效。

衍義曰：萊菔根即前條所謂蘆菔，今人止謂之蘿蔔，河北甚多，登、萊亦好。服地黄、何首烏人食之，則令人髭髮白。世皆言草木中惟此下氣速者，爲其辛也。不然，如生薑、芥子又辛也，何止能散而已。萊菔辛而又甘，故能散緩而又下氣速也。散氣用生薑，下氣用萊菔。

〔箋釋〕

萊菔即蘿蔔，《名醫别録》與蕪菁併爲一條，稱作"蘆菔"，爲十字花科植物蘿蔔 *Raphanus sativus*。《説文》云："蘆，蘆菔也，一曰薺根。"《爾雅·釋草》"葖蘆葩"，郭璞注："葩宜爲菔。蘆菔，蕪菁屬，紫花大根，俗呼雹葖。"萊菔之名爲後起，據《新修本草》寫本即有"萊菔根"條，是當時已用此名。

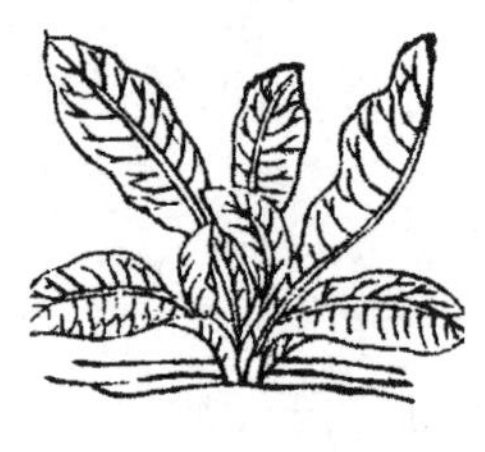

菘菜

菘音嵩。 **味甘，温，無毒。主通利腸胃，除胸中煩，解酒渴。**

陶隱居云：菜中有菘，最爲常食，性和利人，無餘逆忤，今人多食。如似小冷，而又耐霜雪。其子可作油，傅頭長髮，塗刀劍，令不鏥。音秀。其有數種，猶是一類，正論其美與不美爾。服藥有甘草而食菘，即令病不除。唐本注云：松菜不生北土，有人將子北種，初一年半爲蕪菁，二年菘種都絶；將蕪菁子南種，亦二年都變。土地所宜，頗有此例。其子亦隨色變，但麄細無異爾。菘子黑，蔓菁子紫赤，大小相似，惟①蘆菔子黄赤色，大數倍，復

① 惟：底本作"推"，據文意改。

不圓也。其菘有三種:有牛肚菘,葉最大厚,味甘;紫菘,葉薄細,味少苦;白菘,似蔓菁也。**臣禹錫等謹按,陳藏器**云:去魚腥,動氣發病,薑能制其毒。葉大多毛者是。**蕭炳**云:北人居南方,不勝土地之宜,遂病足,尤宜忌菘菜。又云:消食下氣,治瘴氣,止熱氣嗽,冬汁尤佳。**日華子**云:凉,微毒。多食發皮膚風瘙癢。梗長葉瘦高者爲菘,葉闊厚短肥而痺及梗細者爲蕪菁菜也。**陳士良**云:紫花菘,平,無毒。行風氣,去邪熱氣。花可以糟下酒藏,甚美。**爾雅**云:苞葵菜,吴人呼楚菘,廣南人呼秦菘。此菘薹不毒,宜食之。

圖經曰:菘,舊不載所出州土,今南北皆有之。與蕪菁相類,梗長葉不光者爲蕪菁,梗短葉闊厚而肥痺者爲菘。舊説菘不生北土,人有將子北土種之,初一年半爲蕪菁,二年菘種都絶,猶南人之種蕪菁。而今京都種菘,都類南種,但肥厚差不及耳。揚州一種菘,葉圓而大,或若箑,噉之無滓,絶勝他土者,此所謂白菘也。又有牛肚菘,葉最大厚,味甘,疑今揚州菘近之。紫菘,葉薄細,味小苦。北土無有菘。比蕪菁有小毒,不宜多食,然能殺魚腥,最相宜也。多食過度,惟生薑可解其性。

【**食療**:温。治消渴。又,發諸風冷。有熱人食之亦不發病,即明其性冷,本草云温,未解。又,消食,亦少下氣。九英菘,出河西,葉及大根亦麁長,和羊肉甚美,常食之,都不見發病。其冬月作菹,煮作羹食之,能消宿食,下氣治嗽。諸家商略,性冷非温,恐誤也。又,北無菘菜,南無蕪菁。其蔓菁子細,菜子麁也。

聖惠方:治酒醉不醒:用菘菜子二合,細研,井華水一盞調,爲二服。

食醫心鏡：主通利腸胃，除胸中煩熱，解酒渴：菘菜二斤，煑作羹，啜之，止渴。作虀葅食亦得。

傷寒類要①：辟温病：菘菜如粟米，酒服方寸匕，日三，辟五年温。　**又方**：治發背：杵地菘汁一升，日再服，以差止。

子母秘録：主小兒赤遊，行於上下，至心即死：杵菘菜傅上。

衍義曰：菘菜，張仲景《傷寒論》凡用甘草皆禁菘菜者，是此菘菜也。葉如蕪菁，緑色，差淡，其味微苦，葉嫩稍闊，不益中，虚人食之覺冷。

〔箋釋〕

菘菜即白菜，《本草綱目》釋名項説："按陸佃《埤雅》云：菘性淩冬晚凋，四時常見，有松之操，故曰菘。今俗謂之白菜，其色青白也。"據陶弘景注："菘有數種，猶是一類，正論其美與不美，菜中最爲常食。"菘的品種雖多，但大致都是十字花科芸薹屬 *Brassica* 植物。集解項李時珍説："菘，即今人呼爲白菜者，有二種：一種莖圓厚微青，一種莖扁薄而白，其葉皆淡青白色。燕、趙、遼陽、揚州所種者，最肥大而厚，一本有重十餘斤者。南方之菘畦内過冬，北方者多入窖内。燕京圃人又以馬糞入窖壅培，不見風日，長出苗葉皆嫩黄色，脆美無滓，謂之黄芽菜，豪貴以爲嘉品，蓋亦仿韭黄之法也。菘子如芸薹子而色灰黑，八月以後種之。二月開黄花，如芥花，四瓣。三月結角，亦如芥。其菜作葅食尤良，不宜蒸曬。"李時珍説菘菜有兩種，莖圓厚微

① 類要：底本作"要類"，誤。

青者當爲青菜 *Brassica chinensis*，而莖扁薄而白者爲白菜 *Brassica pekinensis*。

苦菜　味苦，寒，無毒。主五藏邪氣，厭於協切，伏也。**穀，胃痺，腸澼，渴熱中疾，惡瘡。久服安心益氣，聰察，少卧，輕身耐老，耐飢寒，高氣不老。一名荼草，一名選，一名游冬。生益州川谷，山陵道傍，凌冬不死。三月三日採，陰乾。**

陶隱居云：疑此即是今茗。茗一名荼，又令人不眠，亦凌冬不凋，而嫌其止生益州。益州乃有苦菜，正是苦蘵音式。爾，上卷上品白英下已注之。《桐君録》云："苦菜，三月生扶疎，六月華從葉出，莖直黄，八月實黑，實落根復生，冬不枯。"今茗極似此，西陽、武昌及廬江、晉熙皆好，東人正作青茗。茗皆有浡，飲之宜人。凡所飲物，有茗及木葉天門冬苗，并菝葜，皆益人，餘物並冷利。又巴東間别有真茶，火煏作卷結，爲飲亦令人不眠，恐或是此。俗中多煑檀葉及大皂李作茶飲，並冷。又南方有瓜蘆木，亦似茗，苦澀。取其葉作屑，煮飲汁，即通夜不睡。煮鹽人惟資此飲，而交、廣最所重，客來先設，乃加以香芼音耄。輩。唐本注云：苦菜，《詩》云"誰謂荼苦"，又云"堇荼如飴"，皆苦菜異名也。陶謂之茗，茗乃木類，殊非菜流。茗，春採爲苦荼。音遲遐反，非途音也。按，《爾雅·釋草》云"荼，苦菜"，《釋木》云"檟，苦荼"，二物全别，不得爲例。又《顏氏家訓》按《易通卦驗玄圖》曰：苦菜，生於寒秋，經冬歷春，得夏乃成。一名游冬。葉似苦苣而細，斷之有白汁，花黄似菊。此則與桐君略同，今所在有之。

苦蘵乃龍葵爾，俗亦名苦菜，非荼也。**臣禹錫等謹按，蜀本**圖經云：春花夏實，至秋復生，花而不實，經冬不凋。**陳藏器**云：苦蘵，味苦，寒，有小毒。擣葉傅小兒閃癖，煑汁服，去暴熱目黄，秘塞。葉極似龍葵，但龍葵子無殼，苦蘵子有殼，蘇云是龍葵，誤也。人亦呼爲小苦耽。崔豹《古今注》云：苦蘵，一名蘵子，有實形如皮弁，子圓如珠。

【月令：王瓜生，苦菜秀。

衍義曰：苦菜，四方皆有，在北道則冬方彫斃，生南方則冬夏常青。此《月令》小滿節後，所謂"苦菜秀"者是此。葉如苦苣，更狹，其緑色差淡，折之白乳汁出，常常點瘊子，自落。味苦，花與野菊相似，春、夏、秋皆旋開花。去中熱，安心神。

〔箋釋〕

關於《本草經》苦菜的名實，有兩種截然不同的意見。陶弘景懷疑其爲茗茶，即山茶科植物茶 *Camellia sinensis*，並以此爲注釋；《新修本草》則認爲是菊科苦苣、苦蕒之類，遂在木部另立茗苦條；《嘉祐本草》則放棄苦菜條，新立苦苣、苦蕒條。

按，表示茗茶的"茶"字爲唐代後起，《茶經》"其字或從草，或從木，或草木并"，注云："從草當作茶，其字出《開元文字音義》；從木當作搽，其字出本草；草木并作荼，其字出《爾雅》。"在《開元文字音義》之前應該没有"茶"字，此雖未必定論，但大致如此。論者注意到，顔師古注《漢書》，《王子侯表》"荼陵節侯訢"師古曰"荼音塗"，而《地理志》"荼陵"則注荼音"丈加反"。結合本條《新修本草》注：

"茗,春採爲苦茶。音遲遐反,非途音也。"也説明初唐"茶"有"查"與"塗"兩音,表示茗茶意讀作"查"。"茶"是從"荼"指代茗茶義項中分化出來的單字,後來"荼"的其他義項有時也寫作"茶"。如"荼毗",在柳公權書《玄秘塔碑》中即寫作"茶毗。"

荏子　味辛,温,無毒。主欬逆,下氣,温中,補體。○葉　主調中,去臭氣。九月採,陰乾。

陶隱居云:荏狀如蘇,高大白色,不甚香。其子研之,雜米作糜,甚肥美,下氣,補益。東人呼爲蕉,音魚。以其似蘇字,但除禾邊故也。笮其子作油,日煎之,即今油帛及和漆所用者,服食斷穀亦用之,名爲重油。**唐本注**云:《别録》:荏葉,人常生食,其子故不及蘇也。**今按,**陳藏器本草云:荏葉,擣傅蟲咬及男子陰腫。江東以荏子爲油,北土以大麻爲油,此二油俱堪油物,若其和漆,荏者爲强爾。**臣禹錫等謹按,孟詵**云:荏子,其葉性温,用時擣之。治男子陰腫,生擣和醋封之。女人綿裹内,三四易。**蕭炳**云:又有大荏,形似野荏高大,葉大小荏一倍,不堪食。人收其子,以充油絹帛,與大麻子同。其小荏子欲熟,人採其角食之,甚香美。大荏葉不堪食。**日華子**云:荏,調氣,潤心肺,長肌膚,益顔色,消宿食,止上氣欬嗽,去狐臭,傅蛇咬。子,下氣,止嗽,補中,填精髓。

【**食療:**主欬逆下氣。其葉杵之,治男子陰腫。謹按,子壓作油用,亦少破氣,多食發心悶。温。補中益氣,通血脉,填精髓。可蒸令熟,烈日乾之,當口開。春取米食之,亦可休糧。生食，止渴潤肺。

梅師方：治虺中人：以荏葉爛杵，猪脂和，薄傅上。

〔箋釋〕

荏與蘇一類二種，《方言》云："蘇亦荏也。關之東西或謂之蘇，或謂之荏。周鄭之間謂之公蕡。沅湘之南或謂之𦺇，其小者謂之釀葇。"《廣雅·釋草》："荏，蘇也。"二者的區别主要在顔色，蘇全株紫色，故稱紫蘇；荏緑色，上部枝葉被白色毛絨，又名白蘇。陶弘景説"東人呼爲蒸"，即是取"蘇"字一半。按照現代植物學的意見，白蘇的原植物與紫蘇一樣，都是唇形科蘇 *Perilla frutescens*，只是栽培變異，出現紫色、白色而已。

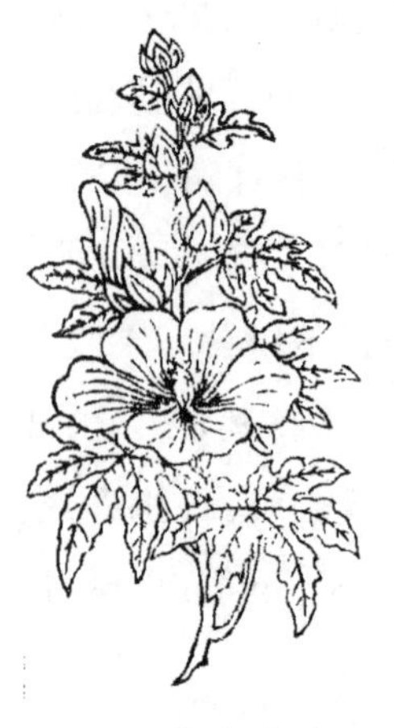
黄蜀葵

黄蜀葵花　治小便淋及催生。又主諸惡瘡膿水，久不差者：作末傅之即愈。近道處處有之。春生苗葉，與蜀葵頗相似，葉尖狹，多刻缺。夏末開花，淺黄色。六七月採之，陰乾用。新定。

圖經：文具冬葵條下。

【**經驗後方：**治臨産催産：以黄蜀葵子焙乾爲末，井華水下三錢匕。如無子，以根細切，煎汁令濃滑，待冷服。

衍義曰：黄蜀葵花與蜀葵别種，非爲蜀葵中黄者也。葉心下有紫檀色，摘之，剔爲數處，就日乾之，不爾即浥爛。瘡家爲要藥。子，臨産時，取四十九粒，研爛，用温水調服，良久，産。

〔箋釋〕

此即錦葵科植物黄蜀葵 *Abelmoschus manihot*。詠黄蜀葵的詩歌甚多，薛嵎詩云："嬌黄無力趁芳菲，待得秋風落葉飛。空有丹心能就日，年年憔悴對斜暉。"黄蜀葵花淡黄色，内面基部紫色，花柱紫黑色，詩句"丹心"應該就是指此。

蜀葵　味甘，寒，無毒。久食鈍人性靈。根及莖並主客熱，利小便，散膿血惡汁。葉燒爲末，傅金瘡。煮食，主丹石發，熱結。擣碎，傅火瘡。又葉炙煮，與小兒食，治熱毒下痢及大人丹痢。擣汁服亦可，恐腹痛，即煖飲之。

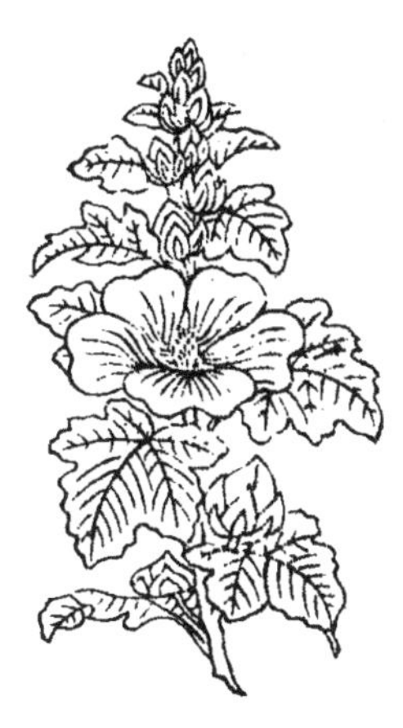

紅蜀葵

〇**花**　冷，無毒。治小兒風癮。子，冷，無毒。治淋澀，通小腸，催生落胎，療水腫，治一切瘡疥并瘢疵，土黶。花有五色，白者療痎瘧，去邪氣。陰乾，末食之。小花者名錦葵，一名茙葵，功用更强。

《爾雅》云：菺，戎葵。釋曰：菺，一名戎葵。郭曰：蜀葵也，似葵，華如槿華。戎、蜀蓋其所自也，因以名之。新補。見陳藏器、日華子。

圖經:文具冬葵條下。

【**聖惠方**:治婦人白帶下,臍腹冷痛,面色痿黄,日漸虚困:以白葵花一兩,陰乾爲末,空心温酒下二錢匕。如赤帶下,用赤花。

千金方:治横生倒産:末葵花,酒服方寸匕。

經驗後方:治癰毒無頭:杵蜀葵末傅之。

孫真人:食之,狗咬瘡不差。又能鈍人情性。

衍義曰:蜀葵,四時取紅單葉者根蔭乾,治帶下,排膿血惡物,極驗。

〔箋釋〕

此即錦葵科蜀葵 *Althaea rosea*。蜀葵並非四川特有植物,《爾雅·釋草》"菺,戎葵",邢昺疏"戎、蜀蓋其所自也,因以名之",應欠考慮。按,郝懿行《爾雅義疏》説:"蜀葵似葵而高大。戎、蜀皆大之名,非自戎蜀來也。或名吴葵、胡葵,吴、胡亦皆謂大也。"雖然如此,詩人詠蜀葵,偶然也以蜀川爲比興,如徐夤《蜀葵》詩説:"劍門南面樹,移向會仙亭。錦水饒花豔,岷山帶葉青。文君慚婉娩,神女讓娉婷。爛熳紅兼紫,飄香入繡扃。"

龍葵　味苦,寒,無毒。食之解勞少睡,去虚熱腫。其子療丁腫。所在有之。

唐本注云:即關、河間謂之苦菜者,葉圓花白,子若牛李子,生青熟黑，但堪煮食，不任生噉。唐本先附。臣禹錫等謹按，藥性論云：龍葵，臣。能明目，輕身。子甚良。其赤珠者名龍珠，服之變白令黑，耐老。若能生食得苦者，不食佗菜，十日後則有靈異。不與葱、薤同噉。孟詵云：其味苦，皆挼去汁食之。

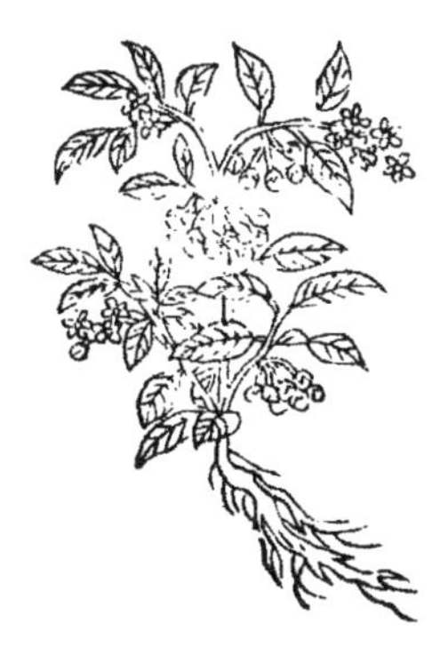

龍葵

圖經曰：龍葵，舊云所在有之，今近處亦稀，惟北方有之，北人謂之苦葵。葉圓似排風而無毛，花白，實若牛李子，生青熟黑，亦似排風子，但堪煮食，不任生噉。其實赤者名赤珠，服之變白令黑，不與葱、薤同食。根亦入藥用。今醫以治發背癰疽成瘡者，其方：龍葵根一兩，剉，麝香一分，研。先擣龍葵根，羅爲末，入麝香，研令匀，塗於瘡上，甚善。

【**食療**：主丁腫，患火丹瘡：和土杵，傅之尤良。

經驗方：治癰無頭：擣龍葵傅之。

食醫心鏡：主解勞少睡，去熱腫。龍葵菜煮作羹粥，食之並得。

苦耽　苗、子，味苦，寒，小毒。主傳尸伏連，鬼氣疰忤邪氣，腹内熱結，目黄不下食，大小便澀，骨熱咳嗽，多睡勞乏，嘔逆痰壅，痃癖痞滿，小兒無辜癧子，寒熱，大腹，殺蟲，落胎，去蠱毒。並煮汁服，亦生擣絞汁服，亦研傅小兒閃癖。生故墟垣塹間，高二三尺，子作角，如撮口

袋,中有子如珠,熟則赤色。人有骨蒸多服之。關中人謂之洛神珠,一名王母珠,一名皮弁草。又有一種小者,名苦蘵。新補。

苦苣　味苦,平。一云“寒”。**除面目及舌下黄,强力不睡。折取莖中白汁,傅丁腫,出根。又取汁滴癰上,立潰。碎莖葉傅蛇咬。根主赤白痢及骨蒸,並煮服之。今人種爲菜,生食之。久食輕身,少睡,調十二經脉,利五藏。霍亂後胃氣逆煩,生擣汁飲之,雖冷,甚益人。不可同血食**一本作“蜜”。**食,作痔疾。苦苣即野苣也,野生者,又名褊苣,今人家常食爲白苣。江外、嶺南、吴人無白苣,嘗植野苣,以供厨饌。**新補。

衍義曰:苦苣擣汁傅丁瘡,殊驗。青苗陰乾,以備冬月,爲末,水調傅。

〔箋釋〕

後世本草對《本草經》苦菜名實争論甚大,《嘉祐本草》遂分化出苦苣與苦蕒兩條。現代植物學根據《植物名實圖考》卷三苦菜、光葉苦蕒、苣蕒菜、野苦蕒等條的圖文,將菊科 *Ixeris* 屬稱爲苦蕒菜屬,而將 *Sonchus* 屬稱爲苦苣菜屬,此外,菊科萵苣屬 *Lactuca*、菊苣屬 *Cichorium* 等的多種野生植物,在不同時期或不同地區也被稱作苦菜。

今天食用蔬菜苦苣,其實是菊苣屬的菊苣菜(苦苣)*Cichorium endivia*,爲引種栽培品,非古代苦苣。杜詩《園官送菜》提到苦苣和馬齒莧，詩云："清晨蒙菜把，常荷地主恩。守者愆實數，略有其名存。苦苣刺如針，馬齒葉亦繁。青青嘉蔬色，埋没在中園。園吏未足怪，世事固堪論。嗚呼戰伐久，荆棘暗長原。乃知苦苣輩，傾奪蕙草根。小人塞道路，爲態何喧喧。又如馬齒盛，氣擁葵荏昏。點染不易虞，絲麻雜羅紈。一經器物内，永掛麄刺痕。志士採紫芝，放歌避戎軒。畦丁負籠至，感動百慮端。"所謂"苦苣刺如針"，指的應該是苦苣菜 *Sonchus oleraceus* 之類。

苜蓿　味苦，平，無毒。主安中，利人，可久食。

陶隱居云：長安中乃有苜蓿園，北人甚重此，江南人不甚食之，以無味故也。外國復别有苜蓿草，以療目，非此類也。唐本注云：苜蓿莖葉平，根寒。主熱病，煩滿，目黄赤，小便黄，酒疸：擣取汁，服一升，令人吐利，即愈。臣禹錫等謹按，孟詵云：患疸黄人，取根生擣，絞汁服之，良。又，利五藏，輕身，洗去脾胃間邪氣，諸惡熱毒。少食好，多食當冷氣入筋中，即瘦人。亦能輕身健人。更無諸益。日華子云：凉，去腹藏邪氣，脾胃間熱氣，通小腸。

【食療：彼處人採根作土黄耆也。又，安中，利五藏，煮和醬食之，作羹亦得。

衍義曰：苜蓿，唐李白詩云"天馬常嗛苜蓿花"是此。陝西甚多，飼牛馬，嫩時人兼食之。微甘淡，不可多食，利大小腸。有宿根，刈訖又生。

〔箋釋〕

《本草綱目》釋名項説："苜蓿，郭璞作牧宿。謂其宿根自生，可飼牧牛馬也。又羅願《爾雅翼》作木粟，言其米可炊飯也。葛洪《西京雜記》云：樂游苑多苜蓿，風在其間，常蕭蕭然，日照其花有光彩，故名懷風，又名光風。茂陵人謂之連枝草。《金光明經》謂之塞鼻力迦。"《救荒本草》苜蓿條説："出陝西，今處處有之。苗高尺餘，細莖，分叉而生，葉似錦雞兒花葉，微長，又似豌豆葉，頗小，每三葉攢生一處，梢間開紫花，結彎角兒，中有子如黍米大，腰子樣。味苦，性平，無毒。一云微甘淡，一云性凉。根寒。"苜蓿爲張騫從西域帶回，有黄花、紫花兩種，黄花苜蓿爲豆科植物南苜蓿 *Medicago hispida*，開紫花者爲同屬植物苜蓿 *Medicago sativa*。

本條《本草衍義》引"天馬常嗾苜蓿花"是唐代詩人鮑防《雜感》中的句子，寇宗奭誤記爲李白；卷二十三葡萄條引"胡人歲獻葡萄酒"，同樣出自此詩，也被記作李白。

薺　味甘，温，無毒。主利肝氣，和中。其實，主明目，目痛。

陶隱居云：薺類又多，此是今人可食者，葉作葅羹亦佳。《詩》云"誰謂荼苦，其甘如薺"是也。臣禹錫等謹按，藥性論云：薺子，味甘，平。患氣人食之，動冷疾。主青盲病不見物，補五藏不足。其根、葉燒灰，能治赤白痢，極效。孟詵云：薺子，入治眼方中用。不與麪同食，令人背悶。服丹石人不可食。陳士良云：

實,亦呼菥蓂子。主壅,去風毒邪氣,明目,去障翳,解熱毒。久食,視物鮮明。四月八日收實,良。其花捋去席下辟蟲。**日華子**云:薺菜,利五藏。根,療目疼。

【**聖惠方**:治暴赤眼,疼痛磣澁:薺菜根汁點目中。

〔**箋釋**〕

《救荒本草》云:"薺菜,生平澤中,今處處有之。苗搨地生,作鋸齒葉,三四月出葶,分生莖叉,梢上開小白花,結實小似菥蓂子。苗葉味甘,性温,無毒。其實亦呼菥蓂子。其子味甘,性平。患氣人食之,動冷疾。不可與麵同食,令人背悶。服丹石人不可食。"按其所繪圖例,原植物當是十字花科薺菜屬薺菜 *Capsella bursa-pastoris*。

三種陳藏器餘

蕨葉　似老蕨,根如紫草。按蕨,味甘,寒,滑。去暴熱,利水道,令人睡,弱陽。小兒食之,脚弱不行。生山間,人作茹食之。四皓食之而壽,夷、齊食蕨而夭,固非良物。《搜神記》曰:郗鑒鎮丹徒,二月出獵。有甲士折一枝,食之,覺心中淡淡成疾。後吐一小蛇,懸屋前,漸乾成蕨,遂明此物不可生食之也。

【**食療**:寒。補五藏不足。氣壅經絡,筋骨間毒氣。令人脚弱不能行,消陽事,令眼暗,鼻中塞,髮落,不可食。又,冷氣人食之,多腹脹。

毛詩:陟彼南山,言采其蕨。又曰:言采其薇。是蕨、薇俱可食。

伯夷叔齊採薇而食,恐蕨非薇也。今永康道江居民,多以醋淹而食之。

〔箋釋〕

蕨是多種蕨類植物的泛稱,《詩經·草蟲》"陟彼南山,言采其蕨",一般將其指定爲鳳尾蕨科的蕨 *Pteridium aquilinum* var. *latiusculum*。蕨未展開的幼嫩葉芽"拳曲狀如小兒拳",稱爲"蕨菜",是常見菜蔬。《本草綱目》釋名項說:"《爾雅》云:蕨,虌也。菜名。陸佃《埤雅》云:蕨初生無葉,狀如雀足之拳,又如人足之蹶,故謂之蕨。周秦曰蕨,齊魯曰虌,初生亦類虌脚故也。其苗謂之蕨萁。"

翹摇　味辛,平,無毒。主破血,止血,生肌。亦充生菜食之。又主五種黄病:絞汁服之。生平澤,紫花,蔓生,如勞豆。《詩義疏》云:苕饒,幽州人謂之翹饒。《爾雅》云:柱夭,摇車也。

【**食療**:療五種黄病:生擣汁,服一升,日二,差。甚益人,利五藏,明耳目,去熱風,令人輕健。長食不厭。煑熟喫,佳。若生喫,令人吐水。

〔箋釋〕

《本草綱目》釋名項李時珍說:"翹摇言其莖葉柔婉,有翹然飄摇之狀,故名。蘇東坡云:菜之美者,蜀鄉之巢。故人巢元修嗜之,因謂之元修菜。陸放翁詩序云:蜀蔬有兩巢:大巢即豌豆之不實者;小巢生稻田中,吴地亦多,一名漂摇草,一名野蠶豆。以油炸之,綴以米糁,名草花,食之佳,作羹尤美。”集解項李時珍説:“處處皆有。蜀人秋種春采,老時耕轉壅田。故薛田詩云:剩種豌巢沃晚田。蔓似甇豆而細,葉似初生槐芽及蒺藜,而色青黄。欲花未萼之際,采而蒸食,點酒上鹽,芼羹作餡,味如小豆藿。至三月開小花,紫白色。結角,子似豌豆而小。”此即豆科植物小巢菜 *Vicia hirsuta*。

甘藍 平,補骨髓,利五藏六腑,利關節,通經絡中結氣,明耳目,健人,少睡,益心力,壯筋骨。此者是西土藍,闊葉,可食。治黄毒者作葅,經宿漬色黄,和鹽食之,去心下結伏氣。

【食醫心鏡:甘藍菜作虀葅,煮食並得。

壺居士:隴西多種食之,漢地少有,多食令人少睡。

〔箋釋〕

《本草綱目》集解項李時珍説:“此亦大葉冬藍之類也。按胡洽居士云:河東、隴西羌胡多種食之,漢地少有。其葉長大而厚,煮食甘美。經冬不死,春亦有英。其花黄,生角結子,其功與藍相近也。”此即十字花科植物甘藍 *Brassica oleracea*,至今仍是常見菜蔬。

重修政和經史證類備用本草卷第二十八

菜部中品總一十三種

五種神農本經白字。

五種名醫别録墨字。

二種唐本先附注云“唐附”。

一種唐慎微續補墨蓋子下是。

凡墨蓋子已下並唐慎微續證類

蓼實馬蓼(附)。水蓼、赤蓼(續注)。　葱實白根汁(附)。

韭子、根(附)。　薤　菾音甜。菜

假蘇荆芥也。　白蘘荷　蘇紫蘇也。

水蘇　香薷

薄荷唐附。胡荽蔄(續注)。

秦荻梨唐附。五辛菜(續注)。　【醍醐菜

蓼實　味辛，温，無毒。主明目，温中，耐風寒，下水氣，面目浮腫，癰瘍。葉，歸舌，除大小腸邪氣，利中益志。

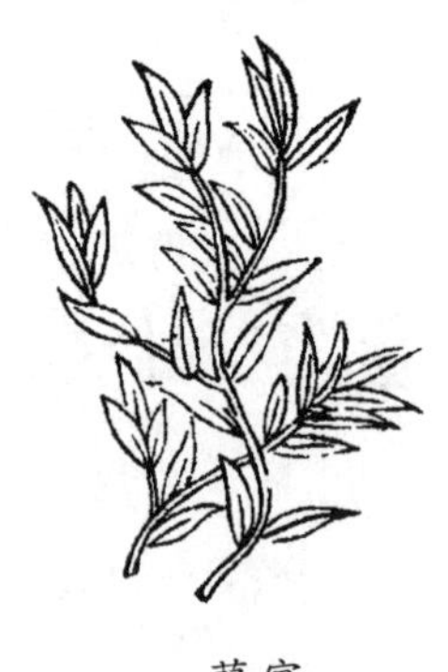

蓼實

○**馬蓼**　**去腸中蛭蟲，輕身。**

生雷澤川澤。

陶隱居云：此類又多，人所食有三種：一是紫蓼，相似而紫色；一名香蓼，亦相似而香，並不甚辛而好食；一是青蓼，人家常有，其葉有圓者、尖者，以圓者爲勝，所用即是此。乾之以釀酒，主風冷，大良。馬蓼，生下濕地，莖斑，葉大有黑點。亦有兩三種，其最大者名籠蓛，音鼓。即是葒草，已在上卷中品。**唐本注**云：《爾雅》云“葒，一名蘢蓛，大者名蘬”，丘軌切。則最大者不名籠蓛，陶誤呼之。又有水蓼，葉大似馬蓼而味辛。主被蛇傷，擣傅之。絞取汁服，止蛇毒入腹心悶者。又水煮漬脚捋之，消脚氣腫。生下濕水傍。**今按，**陳藏器本草云：蓼，主痃癖，每日取一握煮服之。人霍亂轉筋，多取煮湯及熱捋脚。葉，擣傅狐刺瘡，亦主小兒頭瘡。又云：蓼、蕺俱弱陽。人爲蝸牛蟲所咬，毒徧身者，以蓼子浸之，立差。不可近陰，令弱也。諸蓼並冬死，惟香蓼宿根重生，人爲生菜，最能入腰脚也。**臣禹錫等謹按，蜀本**圖經云：蓼類甚多，有紫蓼、赤蓼、青蓼、馬蓼、水蓼、香蓼、木蓼等，其類有七種。紫、赤二蓼，葉小狹而厚；青、香二蓼，葉亦相似而俱薄；馬、水二蓼，葉俱闊大，上有黑點；木蓼一名天蓼，蔓生，葉似柘葉。諸蓼花皆紅白，子皆赤黑。木蓼，花黄白，子皮青滑。**爾雅**云：蘠，虞蓼。釋曰：蘠，一名虞蓼，即蓼之生水澤者也。《周頌・良耜》云“以薅荼蓼”，《毛傳》曰：蓼，水草是也。**藥性論**云：蓼實，使，歸鼻。除腎氣，兼能去瘰瘍。葉主邪氣。又云：食之多發心痛，令人寒熱，損骨髓。小兒頭瘡：擣末，和白蜜一云：和雞子白。塗上，蟲出不作瘢。若霍亂轉筋：取子一把，香豉一升，先切葉，以水三升，煮取二升，内豉汁中，更煮取一升半，分三服。又與大麥麪相宜。**孟詵**云：蓼子，多食令人吐水。亦通五藏擁氣，損陽氣。**日華子**云：水蓼，性冷，無毒。蛇咬擣傅，根莖並用。又云：赤蓼，暖，暴脚軟人，燒灰淋汁浸捋[①]，以蒸桑葉罯，立愈。

圖經曰：蓼實生雷澤川澤，今在處有之。蓼類甚多，有紫蓼、赤蓼、一名紅蓼。青蓼、香蓼、馬蓼、水蓼、木蓼等，凡七種。紫、赤二種，葉俱小狹而厚；青、香二種，葉亦相似而俱薄；馬、水二種，葉俱闊大，上有黑點。此六種花皆黄白，子皆青黑。木蓼一名天蓼，亦有大、小二種，蔓生，葉似柘葉，花黄白，子皮青滑。陶隱居以青蓼入藥，然其蓼俱堪食，又以馬蓼爲葒草，已見上條，餘亦無用。蘇恭以水蓼亦入藥，水煮捋脚者，多生水澤中。《周頌》所謂"以薅大羔切。荼蓼"，《爾雅》所謂"薔，虞蓼"是也。又《三茅君傳》有作白蓼醬方，白蓼藥譜無聞，疑即青蓼也。或云紅蓼亦可作醬。

【**聖惠方**：治肝虚轉筋：用赤蓼莖、葉切三合，水一盞，酒三合，煎至四合，去滓，温分二服。　**又方**：治熱暍心悶：用濃煑蓼汁一大盞，分爲二服飲之。

外臺秘要：治夏月暍死：取濃煑汁三升灌之。

經驗方：治脚痛成瘡：先剉水蓼煮湯，令温熱得所，頻頻淋洗，候瘡乾自安。

---

① 捋：底本作"持"，據上下文改。

孫真人食忌:二月勿食水蓼,食之傷腎。合魚鱠食之,則令人陰冷疼,氣欲絶。

斗門方:治血氣攻心,痛不可忍:以蓼根細剉,酒浸服之,差。

古今録驗:治霍亂轉筋:取蓼一手把,去兩頭,以水二升半,煑取一升半,頓服之。

文選:習蓼蟲之忘辛。是知物莫辛於蓼也。

衍義曰:蓼實即《神農本經》第十一卷中水蓼之子也。彼言蓼則用莖,此言實即用子,故此復論子之功,故分爲二條。春初以葫蘆盛水浸濕,高掛於火上,晝夜使煖,遂生紅芽,取以爲蔬,以備五辛盤。又一種水紅,與此相類,但苗莖高及丈。取子微炒,碾爲細末,薄酒調二三錢服,治瘰癧。久則効,効則已。

〔箋釋〕

蓼的種類甚多,但以蓼科蓼屬 *Polygonum* 植物爲主。《本草綱目》集解項李時珍説:"韓保昇所説甚明。古人種蓼爲蔬,收子入藥。故《禮記》烹雞豚魚鱉,皆實蓼於其腹中,而和羹膾亦須切蓼也。後世飲食不用,人亦不復栽,惟造酒麴者用其汁耳。今但以平澤所生香蓼、青蓼、紫蓼爲良。"

墨蓋子下引《文選》"習蓼蟲之忘辛",出自左思《魏都賦》"習蓼蟲之忘辛,玩進退之維谷"。蓼蟲嗜辛見於《楚辭·七諫》"桂蠹不知所淹留兮,蓼蟲不知徙乎葵菜",王逸注:"言蓼蟲處辛辣,食苦惡,不徙葵藿食甘美者也。"

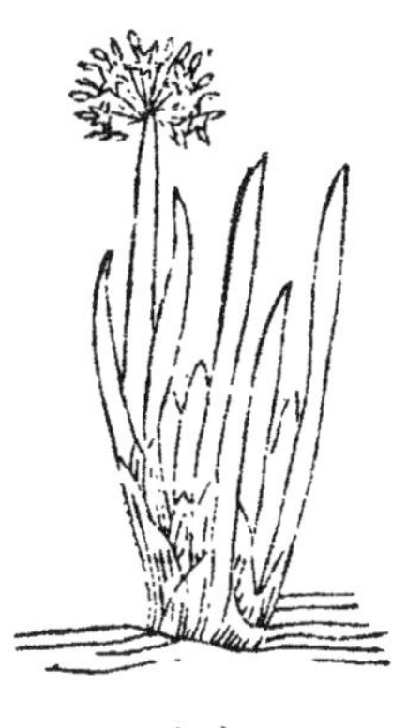

葱實

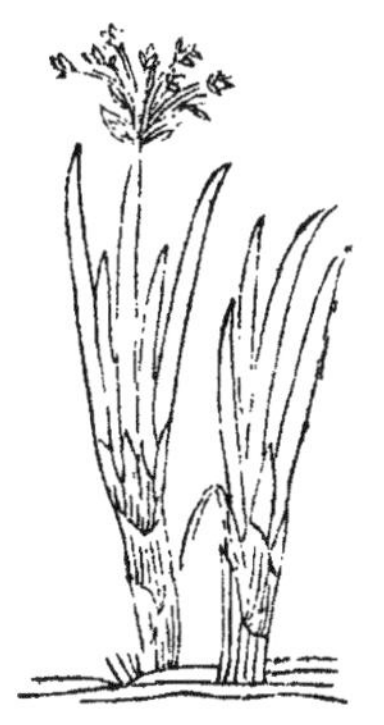

樓葱

葱實　味辛，温，無毒。主明目，補中不足。其莖葱白，平，可作湯，主傷寒，寒熱，出汗，中風，面目腫，傷寒骨肉痛，喉痺不通，安胎，歸目，除肝邪氣，安中，利五藏，益目睛[①]，殺百藥毒。

〇葱根　主傷寒頭痛。

〇葱汁　平、温。主溺血，解藜蘆毒。

唐本注云：葱有數種，山葱曰茖葱，療病以胡葱，主諸惡截，七吏切。狐尿刺毒，山溪中沙蝨、射工等毒。煑汁浸或擣傅大效，亦兼小蒜、茱萸輩，不獨用也。其人間食葱又有二種：有凍葱，即經冬不死，分莖栽蒔而無子也；又有漢葱，冬即葉枯。食用入藥，凍葱最善，氣味亦佳。臣禹錫等謹按，蜀本圖經云：葱有冬葱、漢葱、胡葱、茖葱，凡四種。冬葱夏衰冬盛，莖葉俱軟美，山南、江左有之。漢葱冬枯，其莖實硬而味薄。胡葱莖葉麁短，根若金燈，

① 睛：底本作"晴"，據文意改。

能療腫毒。茖葱生於山谷,不入藥用。**爾雅**云:茖,山葱。釋曰:《説文》云:葱生山中者名茖,細莖大葉者是也。**孟詵**云:葱,温。根主瘡中有水,風腫疼痛者。冬葱最善,宜冬月食,不宜多。虚人患氣者,多食發氣,上衝人,五藏閉絶,虚人胃。開骨節,出汗,故温爾。**日華子**云:葱,治天行時疾,頭痛,熱狂,通大小腸,霍亂轉筋及賁豚氣,脚氣,心腹痛,目眩及止心迷悶。取其莖葉,用鹽研,罯蛇蟲傷并金瘡。水入皸腫,煨研罯傅。中射工溪毒,鹽研罯傅。子,温中,補不足,益精,明目。根,殺一切魚肉毒,不可以蜜同食。

圖經曰:葱實,本經不載所出州土,今處處有之。葱有數種:入藥用山葱、胡葱,食品用凍葱、漢葱。山葱生山中,細莖大葉,食之香美於常葱。一名茖古百切。葱,《爾雅》所謂"茖,山葱"是也。胡葱類食葱而根莖皆細白。又云:莖葉微短如金燈者是也。舊别有條云:生蜀郡山谷,似大蒜而小,形圓皮赤,稍長而鋭。凍葱,冬夏常有,但分莖栽蒔而無子,氣味最佳,亦入藥用,一名冬葱。又有一種樓葱,亦冬葱類也,江南人呼龍角葱,言其苗有八角,故云爾。淮、楚間多種之。漢葱莖實硬而味薄,冬即葉枯。凡葱皆能殺魚肉毒,食品所不可闕也。唐韋宙《獨行方》主水病兩足腫者:剉葱葉及莖,煑令爛,漬之,日三五作乃佳。煨葱治打撲損,見劉禹錫《傳信方》,云得於崔給事。取葱新折者,便入煻灰火煨,承熱剥皮擘開,其間有涕,便將罯損處。仍多煨,取續續易熱者。崔云:頃在澤潞,與李抱真作判官,李相方以毬杖按毬子,其軍將以杖相格,便乘勢不能止,因傷李相拇指,并爪甲擘裂,遽索金創藥裹之。强坐,頻索酒喫,至數盞已過量,而面色愈青,忍痛不止。有軍吏言此方,遂用之。三易,面色却赤,斯須云已不痛。凡十數度用熱葱并涕纏裹其指,遂畢席笑語。又葱花亦入藥,見崔元亮《海上方》,治脾心痛,痛則腹脹如錐刀刺者:吴茱萸一升,葱花一升,以水一大升八合,煎七合,去滓,分二服,立效。

【**食療**:葉,温。白,平。主傷寒壯熱,出汗,中風,面目浮腫,骨節頭疼,損髮鬢。葱白及鬚,平。通氣,主傷寒頭痛。又,治瘡中有風水,腫疼:取青葉、乾薑、黄蘗相和,煮作湯,浸洗之,立愈。冬月食不宜多,只可和五味用之,上衝人,五藏閉絶。虚人患氣者,多食發氣。爲通和關節,出汗之故也。少食則得,可作湯飲。不得多食,恐拔氣上衝人,五藏悶絶。切不得與蜜相和,食之促人氣,殺人。又,止血衄,利小便。

外臺秘要:治腸痔,大便常血:取葱白三五斤,煮作湯,盆中坐,立差。　**又方**:治大小腸不通:擣葱白,以酢和,封小腹上。　**又方**:治急氣淋,陰腎腫:泥葱半斤煨過,爛擣貼臍上。

千金方:治中惡:葱心黄刺鼻孔中,血出,良。

肘後方:腦骨破及骨折:葱白細研和蜜,厚封損處,立差。

經驗方:治小便淋澁,或有血:以赤根樓葱近根截一寸許,安臍中上,以艾灸七壯。

梅師方:治胎動不安:以銀器煑葱白羹服之。　**又方**:治驚,金瘡出血不止:取葱炙令熱,挼取汁,傅瘡上,即血止。　**又方**:治霍亂後煩躁,卧不安穩:葱白二十莖,大棗二十枚,以水三升,煎取二升,分服。

孫真人食忌:正月勿多食生葱,食之發面上遊風。若燒葱和蜜食,殺人。

食醫心鏡:主赤白痢:以葱一握細切,和米煑粥,空心食之。　**又方**:理眼暗,補不足:葱實大半升爲末,每度取一匙頭,水二升,煮取一升半,濾取滓,葺米煮粥食,良久食之。又擣葱實,丸蜜和如梧子大,食後飲汁服一二十丸,日二三服,亦甚明目。　**又方**:主傷寒寒熱,骨節碎痛,出汗。治中風,面目浮腫,喉咽不通,安胎,歸目,除肝藏邪氣,安中,利五藏,益目睛,殺百藥:葉作羹粥,煠作虀食之,良。

勝金方:治鼻衄血:以葱白一握,擣裂汁,投酒少許,抄三兩滴入鼻内,差。

兵部手集:治蜘蛛嚙,徧身成瘡:青葱葉一莖,去小尖頭作孔子,以蚯蚓一條入葱葉中,緊捏兩頭,勿令通氣,但摇動,即化爲水,點咬處,即差。

杜壬:治喉中瘡腫:葱鬚陰乾爲末,蒲州膽礬一錢,葱末二錢,研勾一字,入竹管中,吹病處。

傷寒類要:治婦人姙娠七月,若傷寒壯熱,赤斑變爲黑斑,溺血:以葱一把,水三升煮,令熱服之,取汗,食葱令盡。

楊氏産乳:主胎動,五六箇月,困篤難較者:葱白一大握,水三升,煎取一升,去滓,頓服。　**又方**:主胎動,腰痛搶心,或下血:取葱白不限多少,濃煮汁飲之。

三洞要録:神仙消金玉漿法:葱者,菜之伯,雖臭而有用,消金、玉、錫、石也。又以冬至日,取葫蘆盛葱汁根莖埋於庭中,到夏至發之,盡爲水,以漬金、玉、銀、青石,各三分,自消矣。曝令乾如飴,可休糧,久服神仙,亦曰金漿也。

衍義曰:葱實,葱初生名葱針,至夏則有花。於秋月植,作高溝壠,旋壅起,以備冬用,曰冬葱,其實一也。又有龍角葱,每莖上出歧如角。皮赤者名樓葱,可煎湯渫下部。子皆辛,色黑,有皺紋,作三瓣。此物大抵以發散爲功,多食昏人神。

〔箋釋〕

葱的品種複雜,但基本都是百合科葱屬 *Allium* 植物,品種各别。《本草綱目》集解項李時珍説:"冬葱即慈葱,或名太官葱。謂其莖柔細而香,可以經冬,太官上供宜之,故有數名。漢葱一名木葱,其莖粗硬,故有木名。冬葱無子。漢葱春末開花成叢,青白色。其子味辛色黑,有皺紋,作三瓣狀。收取陰乾,勿令浥鬱,可種可栽。"茖葱載《爾雅》,謂即山葱,郭璞注:"今山中多有此菜,皆如人家所種者。茖葱,細莖大葉。"據《救荒本草》云:"山葱,一名隔葱,又名鹿耳葱。生輝縣太行山山野中。葉似玉簪葉微團,葉中攛葶,似蒜葶,甚長而澀,梢頭結蓇葖,似葱蓇葖微小,開白花,結子黑色。苗味辣。"參考所繪圖例,其原植物爲茖葱 *Allium victorialis*。凍葱即冬葱,原植物爲細香葱,亦名火葱 *Allium ascalonicum*。漢葱即廣泛栽種的葱 *Allium fistulosum*。《本草圖經》又提到樓葱,根據《本草衍義》説:"又有龍角葱,每莖上出歧如角。皮赤者名樓葱。"《救荒本草》云:"樓子葱,人家園圃中多栽。苗葉根莖俱似葱,其葉稍頭又生小葱四五枝,疊生三四層,故名樓子葱。不結子，但掐下小葱，栽之便活。”此當爲葱的變種樓子葱 *Allium fisulosum* var. *viviparum*。樓子葱在花莖上不生種子，而在花莖的頂部由花器發生很多小氣生鱗莖，繼而發育成多個環生小葱，又在小葱株的頂芽上再環生小葱，外觀如龍爪。有些植株能生長三層花莖，發生三層小葱株，因此得名樓子葱。

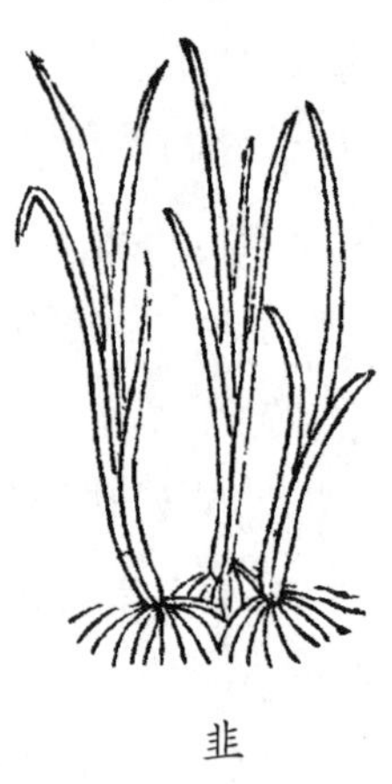

韭

韭　味辛、微酸，温，無毒。歸心，安五藏，除胃中熱，利病人，可久食。

○子　主夢泄精，溺白。

○根　主養髮。

陶隱居云：韭子入棘刺諸丸，主漏精。用根，入生髮膏；用葉，以煑鯽魚鮓，斷卒下痢多驗。但此菜殊辛臭，雖煑食之，便出猶奇薰灼，不如葱、薤，熟即無氣，最是養性所忌也。今按，陳藏器本草云：韭，温中下氣，補虚，調和藏腑，令人能食，益陽，止洩白膿，腹冷痛，並煑食之。葉及根，生擣絞汁服，解藥毒。療狂狗咬人欲發者，亦殺諸蛇、虺、蠍、惡蟲毒。取根擣和醬汁，灌馬鼻蟲顙。又擣根汁多服，主胸痺骨痛不可觸者。俗云韭葉是草鍾乳，言其宜人，信然也。臣禹錫等謹按，爾雅云：藿，山韭。釋曰：《説文》云：菜名，一種而久者，故謂之韭。山中生者名藿。《韓詩》云“六月食鬱及薁”是也。孟詵云：熱病後十日，不可食熱韭，食之即發困。又，胸痺心中急痛如錐刺，不得俛仰,白汗出,或痛徹背上,不治或至死,可取生韭或根五斤,洗,擣汁灌少許,即吐胸中惡血。蕭炳云:韭子合龍骨服,甚補中。小兒初生,與韭根汁灌之,即吐出惡水,令無病。日華子云:韭,熱,下氣,補虚,和腑藏,益陽,止泄精,尿血,暖腰膝,除心腹痼冷,胸中痺冷,痃癖氣及腹痛等食之。肥白人中風失音,研汁服。心脾骨痛甚,生研服。蛇、犬咬并惡瘡,擣傅。多食昏神暗目,酒後尤忌,不可與蜜同食。又云:子暖腰膝,治鬼交甚效,入藥炒用。

圖經曰:韭,舊不著所出州土,今處處有之。謹按,許慎《説文解字》云:"菜名,一種而久者,故謂之韭。"故圃人種蒔,一歲而三四割之,其根不傷,至冬壅培之,先春而復生,信乎一種而久者也。在菜中,此物最温而益人,宜常食之。《易稽覽圖》云"政道得則陰物變爲陽",鄭康成注云:"若葱變爲韭是也。"然則葱冷而韭温,可驗矣。又有一種山韭,形性亦相類,但根白,葉如燈心苗。《爾雅》所謂"藿,羊六切。山韭",《韓詩》云"六月食鬱及薁",皆謂此也。山中往往有之,而人多不識耳。韭子得桑螵蛸、龍骨,主漏精。葛洪、孫思邈皆有方。崔元亮《海上方》治腰脚:韭子一升,揀擇,蒸兩炊已來,暴乾,簸去黑皮,炒令黄,擣成粉。安息香二大兩,水煑一二百沸訖,緩火炒令赤色。二物相和,擣爲丸,如乾,入蜜亦得。每日空腹以酒下二十丸以來訖,以飯三五匙壓之,大佳。根亦入藥用。

【**陳藏器**注云:取子生吞三十粒,空心鹽湯下,止夢泄精及溺白,大效。

食療:亦可作葅,空心食之,甚驗。此物煠熟,以鹽、醋空心喫一楪,可十頓已上,甚治胸膈因氣,利胸膈,甚驗。初生孩子,可搗根汁灌之,即吐出胸中惡血,永無諸病。五月勿食韭。若值時饉之年,可與米同地種之,一畝可供十口食。

聖惠方:治虚勞腎損,夢中洩精:用韭子二兩,微炒爲散,食前酒下二錢匕。

外臺秘要:治虚勞尿精:新韭子二升,十月霜後採,好酒八合漬一宿,明旦日色好,童子向南擣一萬杵,平旦温酒服方寸匕,日再服,立差,佳。

千金方:治百蟲入耳:擣韭汁灌耳中,即差。 **又方**:治喉腫不下食:以韭一把,擣熬傅之,冷即易之。

肘後方:卧忽不寤,勿以火照之,殺人,但痛齧拇指甲際而唾其面,則活:取韭擣汁吹鼻孔,冬月用韭根取汁,灌於口中。 **又方**:卒上氣鳴息,便欲絶:擣韭絞汁,飲一升,愈。 **又方**:男女夢與人交,精便泄出,此内虚邪氣感發:熬韭子,搗末酒漬,稍稍服。

經驗方:治五般瘡癬:以韭根炒存性,旋擣末,以猪脂油調傅之,三度差。

食醫心鏡:止水穀痢:作羹、粥、煠、炒,任食之。 **又云**:韭能充肝氣。 **又云**:正月之節,食五辛以辟厲氣,蒜、葱、韭、薤、薑。 **又方**:卒中惡:擣韭汁灌鼻中。

斗門方:治漆咬:用韭葉研傅之。《食醫心鏡》同。

子母秘録:治小兒患黄:擣韭根汁,滴兒鼻中,如大豆許。 **又方**:治小兒腹脹:韭根擣汁,和猪脂煎服一合。 **又**

方：卒刺手水腫：擣韭及藍置上，以火灸，熱徹即差。

黄帝云：霜韭凍，不可生食，動宿飲，令人必吐水出。五月勿食，損人嗞味，令人乏氣力。

秦運副云：有人消渴，引飲無度，或令食韭苗，其渴遂止。法要日喫三五兩，或炒或作羹，無入鹽，極効。但喫得十斤即佳，過清明勿喫，入醬無妨。

衍義曰：韭，春食則香，夏食則臭，多食則昏神。子，止精滑甚良。未出糞土爲韭黄，最不益人，食之即滯氣。蓋含噎鬱未之氣，故如是。孔子曰"不時不食"，正爲此輩。花，食之動風。

〔箋釋〕

此即百合科韭 *Allium tuberosum*，至今仍是常見蔬菜。《説文》："韭，菜名，一種而久者，故謂之韭。"《本草圖經》因此發揮説："故圃人種蒔，一歲而三四割之，其根不傷，至冬壅培之，先春而復生，信乎一種而久者也。"《本草綱目》集解項李時珍説："一歲不過五剪，收子者只可一剪。八月開花成叢，收取醃藏供饌，謂之長生韭，言剪而復生，久而不乏也。"因爲韭剪而復生，古人遂認定其具有生發之性，故有草鐘乳、起陽草諸名，其根"入生髮膏"，也是這樣的原因。

又，《爾雅·釋草》"藿，山韭"，本條多處引用，諸本寫作"藿"，皆仍舊未改。按，《説文》云："藿，草也。從草隺聲。《詩》曰食鬱及藿。"

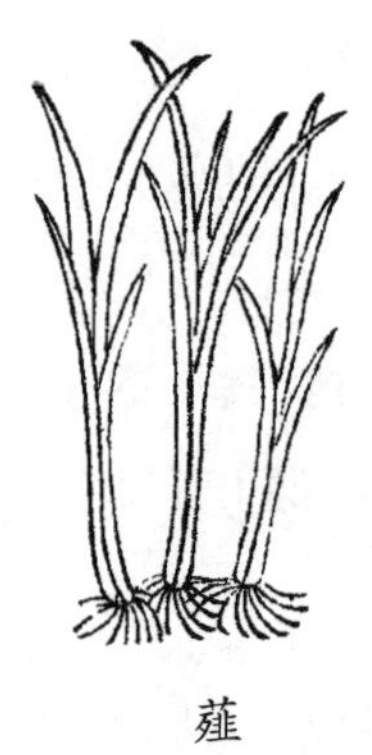

薤

薤　味辛、苦，温，無毒。主金瘡瘡敗，輕身，不飢耐老，歸於骨。菜芝也。除寒熱，去水氣，温中，散結，利病人。諸瘡，中風寒水腫，以塗之。生魯山平澤。

陶隱居云：葱、薤異物，而今共條。本經既無韭，以其同類故也，今亦取爲副品種數。方家多用葱白及葉中涕，名葱苒，音冉。無復用實者。葱亦有寒熱，白冷，青熱，傷寒湯不得令有青也。能消桂爲水，亦化五石，仙方所用。薤又温補，仙方及服食家皆須之，偏入諸膏用，不可生噉，葷辛爲忌。唐本注云：薤乃是韭類，葉不似葱，今云同類，不識所以然。薤有赤、白二種：白者補而美，赤者主金瘡及風，苦而無味，今别顯條於此也。今按，陳藏器本草云：薤，調中，主久痢不差，腹内常惡者，但多煮食之。赤痢，取薤致黄蘗，煮服之，差。臣禹錫等謹按，蜀本圖經云：形似韭而無實。山薤一名葝，莖葉相似，體性亦同。葉皆冬枯，春秋分蒔。爾雅云：葝，山䪥。釋曰：《説文》云：䪥，菜也。生山中者名葝。又云：䪥，鴻薈。釋曰：䪥，一名鴻薈。孟詵云：薤，療諸瘡中風水腫，生擣，熱塗上，或煮之。白色者最好。雖有辛，不葷五藏。學道人長服之，可通神，安魂魄，益氣，續筋力。日華子云：輕身，耐寒，調中，補不足。食之能止久痢冷瀉，肥健人。生食引涕唾。不可與牛肉同食，令人作癥瘕。四月不可食也。

圖經曰：薤生魯山平澤，今處處有之。似韭而葉闊，多白無實。人家種者，有赤、白二種，赤者療瘡生肌，白者冷補，皆春分蒔之，至冬而葉枯。《爾雅》云“䪥，與薤同。鴻薈”，烏外切。又云"葝,目盈切。山䪥"。山䪥莖葉亦與家薤相類,而根長,葉差大,僅若鹿葱,體性亦與家薤同,然今少用。薤雖辛而不葷五藏,故道家長餌之,兼補虚,最宜人。凡用葱、薤,皆去青留白,云白冷而青熱也,故斷赤下方,取薤白同黄蘗煮服之,言其性冷而解毒也。唐韋宙《獨行方》主霍亂,乾嘔不息:取薤一虎口,以水三升,煮取半,頓服,不過三作即已。又卒得胸痛差而復發者:取薤根五斤,擣絞汁,飲之,立止。

【**食療**:輕身耐老。療金瘡,生肌肉:生擣薤白,以火封之,更以火就炙,令熱氣徹瘡中,乾則易之。白色者最好。雖有辛氣,不葷人五藏。又,發熱病,不宜多食。三月勿食生者。又,治寒熱,去水氣,温中,散結氣。可作羹。又,治女人赤白帶下。學道人長服之,可通神,安魂魄,益氣,續筋力。骨鯁在咽不去者,食之即下。

肘後方:救死,或先病,或常居寢卧奄忽而絶,皆是中惡:以薤汁鼻中灌。　**又方**:手指赤,隨月生死:以生薤一把,苦酒中煑沸,熟出以傅之,即愈。

葛氏方:治疥瘡:煑薤葉洗亦佳,擣如泥傅之亦得。　**又方**:諸魚骨鯁:小嚼薤白令柔,以繩繫中,吞薤到鯁處引之,鯁即隨出。　**又方**:悮吞釵:取薤白曝令萎黄,煑使熟,勿切,食一大束,釵即隨出。　**又方**:若已中水及惡露風寒,腫痛:杵薤以傅上,炙熱搨瘡上,便愈。　**又方**:虎、犬咬人:杵汁傅,又飲一升,日三,差。　**又方**:食鬱肉脯,此並有毒:杵汁服二三升。

梅師方:有傷手足而犯惡露,殺人,不可治:以薤白爛擣,以帛囊之，着煻火，使薤白極熱，去帛，以薤傅瘡，以帛急裹之，冷即易。亦可擣作餅子，以艾灸之，使熱氣入瘡中，水下，差。　**又方**：灸瘡腫痛：薤白切一升，猪脂一升細切，以苦酒浸經宿，微火煎三上三下，去滓傅上。

食醫心鏡：主赤白痢下：薤白一握，切，煮作粥食之。　**又方**：治諸瘡敗，能生肌，輕身，不飢，耐老。宜心歸骨，菜芝也。除寒熱，去氣，温中，散結氣，利病人。諸瘡中風寒水腫，生杵傅之。骾骨在咽，煮食佳，作羹粥食之，煠作虀葅，炒食並得。黄帝云：薤不可共牛肉食之，成瘕疾。冬月勿食生薤，多涕唾。

范汪：治目中風腫痛：取薤白截，仍以膚上令遍膜，皆差。頭卒痛者，止之。　**又方**：産後諸痢：宜煮薤白食之，惟多益好。用肥羊肉去脂，作炙食之，或以羊腎脂炒薤白食，尤佳。

楊氏産乳：療疳痢：薤白二握，生擣如泥，以粳米粉二物蜜調相和，捏作餅，炙取熟與喫，不過三兩服。

衍義曰：薤葉如金燈葉，差狹而更光，故古人言薤露者，以其光滑難竚之義。《千金》治肺氣喘急，用薤白，亦取其滑泄也。與蜜同擣，塗湯火傷，其効甚速。

〔箋釋〕

葱、韭、薤皆是百合科葱屬 *Allium* 植物，形態近似。薤，據《説文》，正寫作“䪥”，本條兩字兼用。《本草綱目》釋名項説：“薤，本文作䪥，韭類也。故字從韭，從㪉，音概，諧聲也。今人因其根白，呼爲藠子，江南人訛爲篠子。其葉類葱而根如蒜，收種宜火熏，故俗人稱爲火葱。羅願云：

物莫美於芝，故薤爲菜芝。蘇頌復附蓨子於蒜條，誤矣。”

菾音甜。**菜　味甘、苦，大寒。主時行壯熱，解風熱毒。**

陶隱居云：即今以作鮓蒸者。“菾”作甜音，亦作“忝”。時行熱病初得，便擣汁皆飲，得除差。唐本注云：此菜似升麻苗，南人蒸炰音缶。食之，大香美。今按，別本注云：夏月以其菜研作粥解熱，又止熱毒痢。擣傅炙瘡，止痛，易差。又按，陳藏器本草云：菾菜，擣絞汁服之，主冷熱痢，又止血生肌。人及禽獸有傷折，傅之立愈。又收取子，以醋浸之，揩面，令潤澤有光。臣禹錫等謹按，蜀本圖經云：高三四尺，莖若蒴藋，有細稜，夏盛冬枯。孟詵云：菾菜，又擣汁與時疾人服，差。子，煑半生，擣取汁，含，治小兒熱。陳士良云：菾菜，葉似紫菊而大，花白，食之宜婦人。日華子云：甜菜，冷，無毒。炙作熟水飲，開胃，通心膈。

〔箋釋〕

《本草綱目》謂即莙薘菜，李時珍説：“菾菜，即莙薘也。菾與甜通，因其味也。”《救荒本草》莙薘菜條云：“所在有之，人家園圃中多種。苗葉搨地生，葉類白菜而短，葉莖亦窄，葉頭稍團，形狀似糜匙樣。味鹹，性平、寒，微毒。”此即藜科植物莙薘菜 *Beta vulgaris* var. *cicla*，爲常見蔬菜品種，南方地區又名牛皮菜、厚皮菜，其根肥厚者爲菾菜 *Beta vulgaris*，根含甜菜碱 betaine，爲製糖原料。

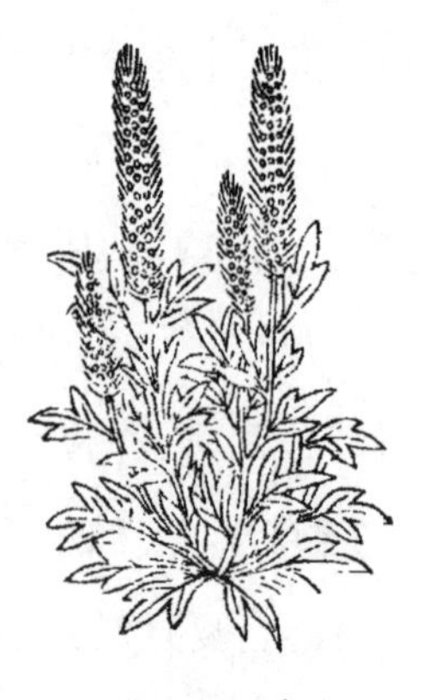

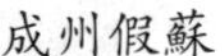

成州假蘇

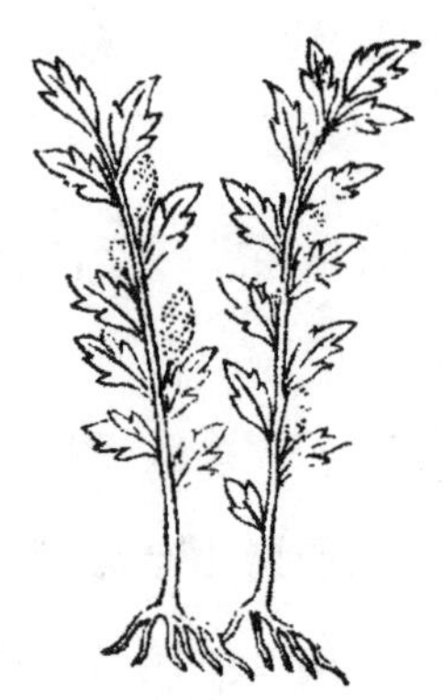

岳州假蘇

假蘇　味辛，温，無毒。主寒熱鼠瘻，瘰癧生瘡，破結聚氣，下瘀血，除濕痺。一名鼠蓂，一名薑芥。生漢中川澤。

陶隱居云：方藥亦不復用。唐本注云：此藥即菜中荆芥是也，薑、荆聲訛耳。先居草部中，今人食之，録在菜部也。今按，陳藏器本草云：荆芥，去邪，除勞渴，出汗，除冷風，煑汁服之。擣和醋，傅丁腫。臣禹錫等謹按，蜀本注引吴氏本草云：名荆芥，葉似落藜而細，蜀中生噉之。藥性論云：荆芥，可單用。治惡風賊風，口面喎邪，遍身㿏痺，心虚忘事，益力添精，主辟邪毒氣，除勞。久食動渴疾，治丁腫。取一握，切，以水五升，煑取二升，冷，分二服。主通利血脉，傳送五藏不足氣，能發汗，除冷風。又擣末和醋封毒腫。孟詵云：荆芥，多食熏人五藏神。陳士良云：荆芥，主血勞，風氣壅滿，背脊疼痛，虚汗，理丈夫脚氣，筋骨煩疼及陰陽毒，傷寒頭痛，頭旋目眩，手足筋急。本草呼爲假蘇，假蘇又别。按假蘇葉鋭圓，多野生，以香氣似蘇，故呼爲蘇。日華子云：

荆芥，利五藏，消食下氣，醒酒。作菜生、熟食。并煎茶，治頭風并出汗。豉汁煎，治暴傷寒。

圖經曰：假蘇，荆芥也。生漢中川澤，今處處有之。葉似落藜而細，初生香辛可噉，人取作生菜。古方稀用，近世醫家治頭風、虚勞、瘡疥、婦人血風等爲要藥；並取花實成穗者，暴乾入藥，亦多單用，効甚速。又以一物治産後血暈，築心眼倒，風縮欲死者：取乾荆芥穗，擣篩，每用末二錢匕，童子小便一酒盞，調熱服，立效。口噤者，挑齒，閉者灌鼻中，皆效。近世名醫用之，無不如神云。醫官陳巽處，江左人，謂假蘇、荆芥實兩物。假蘇葉鋭圓，多野生，以香氣似蘇，故名之。蘇恭以本經一名薑芥，薑、荆聲近，便爲荆芥，非也。又以胡荆芥俗呼新羅荆芥、石荆芥，體性相近，入藥亦同。

【**陳藏器**：一名薑芥，即今之荆芥是也，薑、荆語訛耳。按，張鼎《食療》云"荆芥一名析蓂"，本經既有荆芥，又有析蓂，如此二種，定非一物。析蓂是大薺，大薺是葶藶子，陶、蘇大誤，與假蘇又不同，張鼎亦誤爾。荆芥，本功外，去邪，除勞渴，主丁腫，出汗，除風冷，煮汁服之。杵和酢傅丁腫。新注云：産後中風，身强直：取末，酒和服，差。

食療：性温。辟邪氣，除勞，傳送五藏不足氣，助脾胃。多食熏五藏神。通利血脉，發汗，動渴疾。又，杵爲末，醋和，封風毒腫上。患丁腫：荆芥一把，水五升，煮取二升，冷，分二服。

經驗方：産後中風，眼反折，四肢搐搦，下藥可立待應効，如聖散：荆芥穗子爲末，酒服二錢，必効。《集驗方》同。

經驗後方：治一切風，口眼偏斜：青荆芥一斤，青薄荷一斤,一處砂盆内研,生絹絞汁,於瓷器内看厚薄煎成膏,餘滓三分去一分,漉滓不用,將二分滓日乾爲末,以膏和爲丸如梧桐子大,每服二十丸,早至暮可三服。忌動風物。

孫真人:荆芥動渴疾。

衍義曰:假蘇,荆芥也,只用穗。治産後血暈及中風,目帶上,四支强直:爲末二三錢,童子小便一小盞,調下嚥,良久即活,甚有驗。又治頭目風:荆芥穗、細辛、川芎等爲末,飦後湯點二錢。風搔遍身:濃煎湯淋渫或坐湯中。

〔箋釋〕

本草有"蘇",又細分爲白蘇和紫蘇兩類,原植物都是唇形科 *Perilla frutescens* 及其變種;又有"水蘇",爲同科植物 *Stachys japonica* 之類;此外,還有"假蘇",見《本草經》。《名醫别録》一名薑芥,《吴普本草》名荆芥,後遂以荆芥爲正名。

《齊民要術》云:"紫蘇、薑芥、薰葇,與荏同時,宜畦種。"可見當時已有栽種者。《本草綱目》集解項李時珍説:"荆芥原是野生,今爲世用,遂多栽蒔。二月布子生苗,炒食辛香。方莖細葉,似獨帚葉而狹小,淡黄緑色。八月開小花,作穗成房,房如紫蘇房,内有細子如葶藶子狀,黄赤色,連穗收採用之。"結合《本草圖經》所繪成州假蘇與岳州荆芥圖例,所表現的都是唇形科植物裂葉荆芥 *Schizonepeta tenuifolia* 之類。

荆芥,如《本草圖經》所説,早期醫方使用較少,"近世醫家治頭風、虚勞、瘡疥、婦人血風等爲要藥"。方回《病後夏初雜書近況》有句:“甫得木瓜治膝腫,又須荆芥沐頭瘍。”

李時珍注意到,宋代以來的稗官筆記有荆芥反魚蟹河豚之説,而本草醫方並未言及。《本草綱目》發明項舉例説:“按李廷飛《延壽書》云:凡食一切無鱗魚,忌荆芥。食黄鱨魚後食之,令人吐血,惟地漿可解。與蟹同食,動風。又蔡絛《鐵圍山叢話》云:予居嶺嶠,見食黄顙魚犯薑芥者立死,甚於鉤吻。洪邁《夷堅志》云:吴人魏幾道,啖黄顙魚羹,後採荆芥和茶飲,少頃足癢,上徹心肺,狂走,足皮欲裂。急服藥,兩日乃解。陶九成《輟耕録》云:凡食河豚,不可服荆芥藥,大相反。予在江陰見一儒者,因此喪命。《葦航紀談》云:凡服荆芥風藥,忌食魚。楊誠齋曾見一人,立致於死也。”李時珍也不能辨其真僞,按語説:“荆芥乃日用之藥,其相反如此,故詳録之,以爲警戒。”有意思的是,荆芥與紫蘇都是唇形科芳香植物,其“假蘇”之名也是因此而來。紫蘇被認爲是解魚蟹毒的要藥,《藥性論》還專門説蘇葉“與一切魚肉作羹良”,何以荆芥就相反如此?或許古人因爲假蘇的“假”字,遂産生與蘇功效相反的聯想吧。

白蘘荷

白蘘荷　微温。主中蠱及瘧。

陶隱居云:今人乃呼赤者爲蘘荷,白者爲覆葅葉,同一種爾。於人食之,赤者爲勝,藥用白者。中蠱者服其汁,并卧其葉,即呼蠱主

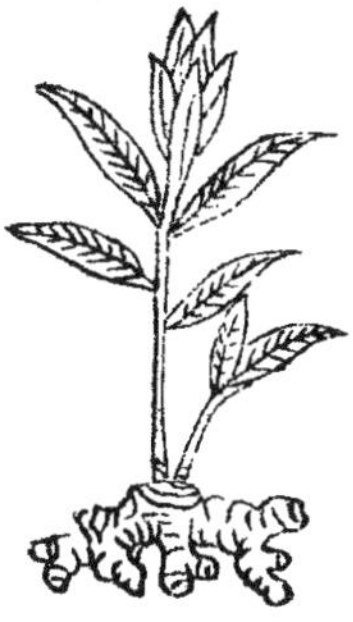

姓名。亦主諸溪毒、沙蝨輩。多食損藥勢,又不利脚。人家種白蘘荷,亦云辟蛇。**唐本注**云:根主諸惡瘡,殺蠱毒。根心主稻麥芒入目中不出者,以汁注目中,即出。**臣禹錫等謹按,蜀本**圖經云:葉似初生甘蕉,根似薑牙,其葉冬枯。**藥性論**云:白蘘荷,亦可單用。味辛,有小毒。

圖經曰:白蘘荷,舊不著所出州土,今荆襄江湖間多種之,北地亦有。春初生葉似甘蕉,根似薑而肥,其根莖堪爲菹。其性好陰,在木下生者尤美。潘岳《閑居賦》云"蘘荷依陰,時藿向陽"是也。宗懍《荆楚歲時記》曰:"仲冬以鹽藏蘘荷,以備冬儲,又以防蠱。"史游《急就篇》云"蘘荷冬日藏",其來遠矣。干寶《搜神記》云:其外姊夫蔣士先得疾下血,言中蠱,家人密以蘘荷置其席下。忽大笑曰:蠱我者,張小也。乃收小小走。自此解蠱藥多用之。《周禮·庶[①]氏》以嘉草除蠱毒,宗懍以謂嘉草即蘘荷是也。陳藏器云:蘘荷、茜根,爲主蠱之最。然有赤、白二種,白者入藥,昔人呼爲覆菹,赤者堪噉,及作梅果多用之。古方亦乾末水服,主喉痺。

【**雷公云**:凡使,勿用革牛草,真相似,其革牛草腥澁。凡使白蘘荷,以銅刀刮上麄皮一重了,細切,入砂盆中研如膏,只收取自然汁,煉作煎,却於新盆器中攤令冷,如乾膠煎,刮取研用。

聖惠方:治風冷失聲,咽喉不利:以蘘荷根二兩,研,絞取汁,酒一大盞,相和令匀,不計時候,温服半錢。《肘後方》同。

外臺秘要:喉中及口舌生瘡爛:酒漬蘘荷根半日,含漱其

---

① 庶:底本作"蔗",據《周禮》改。

汁,差。

肘後方:治傷寒時氣温病,頭痛壯熱,脉盛:可取生蘘荷根、葉合擣,絞汁,服三四升已。　**又方**:治卒吐血,亦治蠱毒及痔血,婦人患腰痛:向東者蘘荷根一把,擣絞汁三升,服之。

經驗方:治月信滯:蘘荷根細切,煎取二升,空心酒調服。

梅師方:治卒中蠱毒,下血如雞肝,晝夜不絶,藏腑敗壞待死:葉密安病人席下,亦自説之。勿令病人知覺,令病者自呼蠱姓名。　**又方**:治喉中似物吞吐不出,腹脹羸瘦:取白蘘荷根絞汁服,蟲立出。

荆楚歲時記:蔣士先得疾下血,言蠱,密以根布席下。忽自笑曰:蠱食我者張小也。乃收小小走。

衍義曰:白蘘荷八九月間淹貯之,以備冬月作蔬果,治療秖用白者。

〔箋釋〕

《説文》:"蘘,蘘荷也。一名葍蒩。"段玉裁注:"《史記·子虚賦》作猼且,《漢書》作巴且,王逸作蓴菹,顔師古作蓴苴,《名醫别録》作覆葅,皆字異音近。景瑳《大招》則倒之曰苴蓴。崔豹《古今注》曰:似薑,宜陰翳地。師古曰:根旁生筍,可以爲葅。又治蠱毒。宗懔《荆楚歲時記》云:仲冬以鹽藏蘘荷,以備冬儲。《急就篇》所云老菁蘘荷冬日藏也。"根據《本草圖經》所繪白蘘荷圖例,其原植物當爲薑科蘘荷 *Zingiber mioga* 一類。

蘘荷一直被認爲是療蠱毒的要藥,柳宗元有一首《種白蘘荷》即詠此："血蟲化爲癘，夷俗多所神。銜猜每腦毒，謀富不爲仁。蔬果自遠至，杯酒盈肆陳。言甘中必苦，何用知其真。華潔事外飾，尤病中州人。錢刀恐賈害，飢至益逡巡。竄伏常戰慄，懷故逾悲辛。庶氏有嘉草，攻禬事久泯。炎帝垂靈編，言此殊足珍。崎嶇乃有得，托以全余身。紛敷碧樹陰，眄睞心所親。"

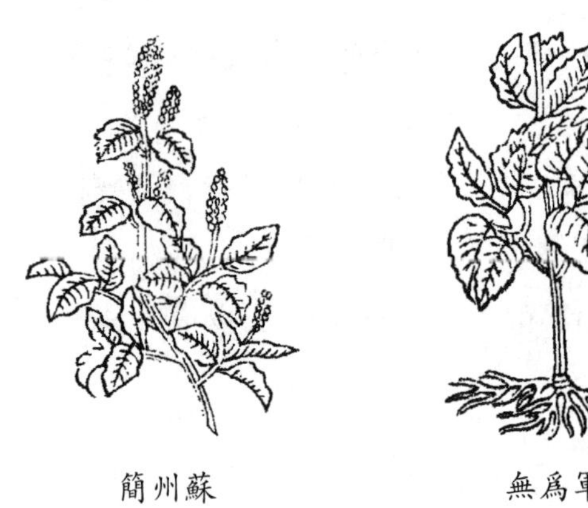

簡州蘇　　無爲軍蘇

蘇　味辛，温。主下氣，除寒中，其子尤良。

陶隱居云：葉下紫色而氣甚香；其無紫色不香似荏者，多[①]野蘇，不堪用。其子主下氣，與橘皮相宜同療。今注：今俗呼爲紫蘇。臣禹錫等謹按，爾雅云：蘇，桂荏。釋曰：蘇，荏類之草也。以其味辛類荏，故一名桂荏也。藥性論云：紫蘇子，無毒，主上氣欬逆，治冷氣及腰脚中濕風結氣。將子研汁煑粥良，長服令人肥白身香。和高良薑、橘皮等分，蜜丸，空心下十丸，下一切宿冷氣

---

① 多：疑當作"名"。

及脚濕風。葉可生食,與一切魚肉作羹,良。孟詵云:紫蘇,除寒熱,治冷氣。日華子云:紫蘇,補中益氣,治心腹脹滿,止霍亂轉筋,開胃下食并一切冷氣,止脚氣,通大小腸。子主調中,益五藏,下氣,止霍亂,嘔吐,反胃,補虚勞,肥健人,利大小便,破癥結,消五膈,止嗽,潤心肺,消痰氣。

圖經曰:蘇,紫蘇也。舊不著所出州土,今處處有之。葉下紫色而氣甚香,夏採莖葉,秋採實。其莖并葉,通心經,益脾胃,煑飲尤勝。與橘皮相宜,氣方中多用之。實主上氣欬逆,研汁煮粥尤佳,長食之,令人肥健。若欲宣通風毒,則單用莖,去節大良。謹按,《爾雅》謂蘇爲桂荏,蓋以其味辛而形類荏,乃名之。然而蘇有數種,有水蘇、白蘇、魚蘇、山魚蘇,皆是荏類。水蘇别條見下。白蘇方莖,圓葉不紫,亦甚香,實亦入藥。魚蘇似茵蔯,大葉而香,吴人以煮魚者,一名魚蔚。生山石間者名山魚蘇,主休息痢,大小溲頻數:乾末,米飲調服之,效。又蘇主雞瘕,本經不著。南齊褚澄善醫,爲吴都太守,百姓李道念以公事到郡,澄見謂曰:汝有重病。答曰:舊有冷病,至今五年,衆醫不差。澄爲診曰:汝病非冷非熱,當是食白瀹雞子過多所致。令取蘇一升,煮服,仍吐一物如升,涎裹之,能動,開看是雞鶵,羽翅、爪距具足,能行走。澄曰:此未盡,更服所餘藥,又吐得如向者雞十三頭,而病都差,當時稱妙。一説乃是用蒜煑服之。

【**雷公云**:凡使,勿用薄荷根莖,真似紫蘇莖,但葉不同。薄荷莖性燥,紫蘇莖和。凡使,刀刮上青薄皮,剉用也。

聖惠方:治風,順氣,利腸:以紫蘇子一升微炒,杵,以生絹袋盛,内於三斗清酒中,浸三宿,少少飲之。　**又方**:治脚氣及風寒濕痺,四肢攣急,脚踵不可踐地:用紫蘇二兩,杵碎,水二升,研取汁,以蘇子汁煮粳米二合作粥,和葱、豉、椒、薑食之。

外臺秘要:治夢失精:以子一升,熬杵爲末,酒服方寸匕,日再服。

斗門方:治失血:紫蘇不限多少,於大鍋内水煎,令乾後去滓,熬膏,以赤豆炒熟杵爲末,調煎爲丸如梧子大,酒下三十丸至五十丸,常服,差。

金匱方:治食蟹中毒:紫蘇煮汁,飲之三升,以子汁飲之亦治。凡蟹未經霜者多毒。

丹房鏡源:紫蘇油,柔砞金潤入石。

衍義曰:蘇,此紫蘇也,背面皆紫者佳。其味微辛、甘,能散,其氣香。令人朝暮湯其汁飲,爲無益。醫家以謂芳草致豪貴之疾者,此有一焉。脾胃寒人飲之多泄滑,往往人不覺。子,治肺氣喘急。

〔箋釋〕

《説文》"蘇,桂荏也",《爾雅·釋草》同,邢昺疏云:"蘇,荏類之草也。以其味辛類荏,故一名桂荏。"此即唇形科植物紫蘇 *Perilla frutescens*,因爲香味濃烈,所以稱爲"桂荏"。如《爾雅》《説文》,"蘇"乃是專名,王褒《僮約》説"園中拔蒜,斫蘇切脯",即指此植物。後來"蘇"成爲此類植物的泛稱,遂根據 *Perilla frutescens* 莖葉紫色的特點,將其稱爲"紫蘇"。

水蘇 味辛，微温，**無毒。主下氣，殺穀，除飲食，**辟口臭，去毒，辟惡氣。久服通神明，輕身耐老。**主吐血，衄血，血崩。一名雞蘇，一名勞祖，一名芥蒩，**音祖。**一名芥苴。**七余切。**生九真池澤。七月採。**

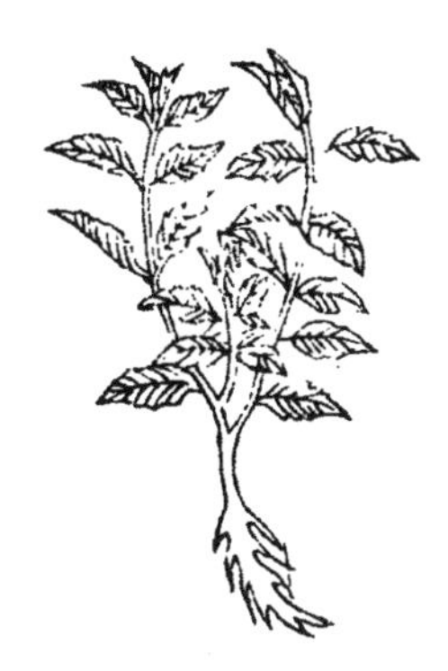

水蘇

陶隱居云：方藥不用，俗中莫識。九真遼遠，亦無能訪之。唐本注云：此蘇生下濕水側，苗似旋復，兩葉相當，大香馥。青、齊、河間人名爲水蘇，江左名爲薺薴，吴會謂之雞蘇。主吐血，衄血，下氣，消穀，大效。而陶更於菜部出雞蘇，誤矣。今以雞蘇之一名，復申"吐血、衄血、血崩"六字也。臣禹錫等謹按，蜀本圖經云：葉似白薇，兩葉相當，花生節間，紫白色，味辛而香。六月採莖葉，日乾。陳藏器云：薺薴，葉上有毛，稍長，氣臭，除蟻瘻，按碎傅之。亦主冷氣洩痢。可爲生菜，除胃間酸水。孟詵云：雞蘇，一名水蘇。熟擣生葉，緜裹塞耳，療聾。又，頭風目眩者：以清酒煑汁一升服。産後中風，服之彌佳。可燒作灰汁及以煑汁，洗頭令髮香，白屑不生。又，收訖釀酒及漬酒，常服之，佳。日華子云：雞蘇，暖。治肺痿，崩中，帶下，血痢，頭風目眩，産後中風及血不止。又名臭蘇、青白蘇。

圖經曰：水蘇生九真池澤，今處處有之。多生水岸傍，苗似旋復，兩葉相當，大香馥。青、濟間呼爲水蘇，江左名爲薺薴，吴會謂之雞蘇。南人多以作菜。主諸氣疾及脚腫。江北甚多，而人不取食。又江左人謂雞蘇、水蘇是兩種。陳藏器謂薺薴自是一物，非水蘇。水蘇葉有鴈齒，香薷氣辛；薺薴葉上有毛，稍長，氣臭。主冷氣洩痢。可爲生菜，除胃間酸水，亦可擣傅蟻螻。亦有石上生者，名石薺薴，紫花細葉，高一二尺，味辛，温，無毒。主風血冷氣，并瘡疥，痔漏下血，並煮汁服，山中人多用之。

【**梅師方**：治吐血及下血并婦人漏下：雞蘇莖、葉煎取汁，飲之。　**又方**：治鼻衄血不止：生雞蘇五合，香豉二合，合杵研，搓如棗核大，内鼻中，止。　**又方**：卒漏血欲死：煮一升服之。

衍義曰：水蘇氣味與紫蘇不同，辛而不和。然一如蘇，但面不紫，及周圍槎牙如鴈齒，香少。

〔**箋釋**〕

水蘇、雞蘇應該也是"蘇"類植物之一種，早期名實不得而詳，《本草綱目》集解項李時珍説："水蘇、薺薴一類二種爾。水蘇氣香、薺薴氣臭爲異。水蘇三月生苗，方莖中虚，葉似蘇葉而微長，密齒，面皺色青，對節生，氣甚辛烈。六七月開花成穗，如蘇穗，水紅色。穗中有細子，狀如荆芥子，可種易生，宿根亦自生。沃地者苗高四五尺。"《植物名實圖考》同意此看法，有云："水蘇，本經中品，即雞蘇。澤地多有之。李時珍辨别水蘇、薺薴一類二種，極確。昔人煎雞蘇爲飲，今則紫蘇盛行，而菜與飲皆不復用雞蘇矣。雩婁農曰：水蘇、雞蘇自是一物。《日用本草》亦云爾，然謂即龍腦薄荷。今吴中以糖製之爲餌，味即薄荷，而葉頗寬，無有知爲水蘇者。東坡詩：道人解作雞蘇水，稚子能煎鶯粟湯。"今則根據《植物名實圖考》將水蘇考訂爲唇形科植

物水蘇 *Stachys japonica* 之類。薺薴，據《植物名實圖考》，爲唇形科薺薴 *Mosla grosseserrata*。宋代用雞蘇作飲料，《石門文字禪》説："雞蘇，本草龍腦薄荷也，東吴林下人夏月多以飲客。"此即蘇詩所説的"雞蘇水"。

按，本條《新修本草》"而陶更於菜部出雞蘇，誤矣"句後，劉甲本有"臣禹錫等按，此菜部也，而唐注云'陶更於菜部出雞蘇，誤矣'，不知何者爲誤"。參考後文，似乎在《本草經集注》中雞蘇單獨一條，功效即"主吐血，衄血，血崩"，《新修本草》將之合併入水蘇條，故説："今以雞蘇之一名，復申'吐血、衄血、血崩'六字也。"

香薷音柔。　**味辛，微温。主霍亂腹痛吐下，散水腫。**

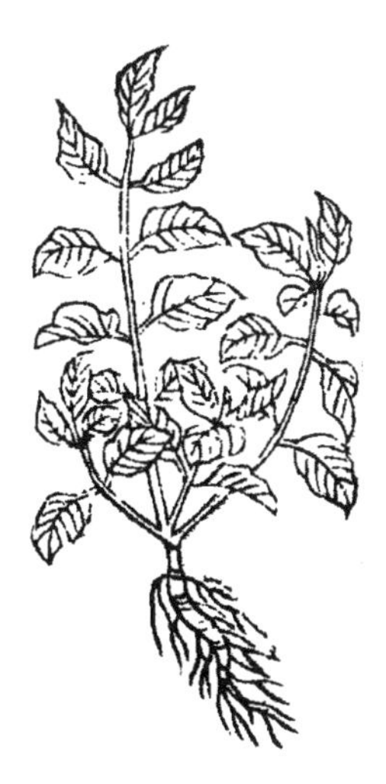

香薷

陶隱居云：家家有此，惟供生食。十月中取，乾之，霍亂煑飲，無不差。作煎，除水腫尤良。**臣禹錫等謹按，蕭炳**云：今新定、新安有石上者，彼人名石香葇，細而辛，更絶佳。**孟詵**云：香葇，温。又云：香戎，去熱風。生菜中食，不可多食。卒轉筋，可煮汁頓服半升，止。又，乾末止鼻衄，以水服之。**日華子**云：無毒。下氣，除煩熱，療嘔逆，冷氣。

圖經曰：香薷，音柔。舊不著所出州土，陶隱居云"家家有之"，今所在皆種，但北土差少。似白蘇而葉更細。十月中採，乾之。一作香菜,俗呼香茸。霍亂轉筋,煑飲服之,無不差者。若四肢煩冷,汗出而渴者,加蓼子同切,煑飲。胡洽治水病洪腫,香菜煎:取乾香菜五十斤,一物剉,内釜中,以水淹之,水出香菜上一寸,煮使氣力都盡,清澄之,嚴火煎,令可丸,一服五丸如梧子,日漸增之,以小便利好。壽春及新安有。彼間又有一種石上生者,莖、葉更細,而辛香彌甚,用之尤佳,彼人謂之石香薷。本經出草部中品,云生蜀郡、陵、榮、資、簡州及南中諸山巖石縫中生。二月、八月採,苗、莖、花、實俱。亦主調中,温胃,霍亂吐瀉。今人罕用之,故但附於此。

【**雷公**云:凡採得,去根留葉,細剉,曝乾,勿令犯火。服至十兩,一生不得食白山桃也。

外臺秘要:治水病洪腫,氣脹,不消食:乾香薷五十斤焙,用濕者亦得,細剉,内釜中,水浸之,出香薷上數寸,煑使氣盡,去滓清澄之,漸微火煎令可丸,服五丸如梧子大,日三,稍加之,以小便利爲度。

千金方:治口臭:香薷一把,以水一斗,煑取三升,稍稍含之。

肘後方:舌上忽出血如鑽孔者:香薷汁,服一升,日三。

食醫心鏡:主心煩,去熱:取煎湯作羹煮粥及生食並得。

子母秘録:小兒白禿髪不生,汁出,燈痛:濃煑陳香薷汁,少許脂和胡粉,傅上。

衍義曰:香薷生山野,荆湖南北、二川皆有。兩京作圃種。暑月亦作蔬菜,治霍亂不可闕也,用之無不效。葉如茵蔯,花茸紫,在一邊成穗。凡四五十房爲一穗,如荆芥穗,别是一種香。

餘如經。

〔箋釋〕

香薷字有兩種寫法,《本草綱目》釋名項説:“薷,本作菜。《玉篇》云‘菜菜,蘇之類’是也。其氣香,其葉柔,故以名之。草初生曰茸,孟詵《食療》作香戎者,非是。俗呼蜜蜂草,象其花房也。”《本草衍義》説香薷“花茸紫,在一邊成穗”。按,唇形科香薷屬(*Elsholtzia*)穗狀花序頂生,直立或上部稍彎,花密集,多數時候偏向花序的一側著生,故《本草衍義》云云。結合《本草圖經》所繪香薷圖例,此即唇形科香薷 *Elsholtzia ciliata*。

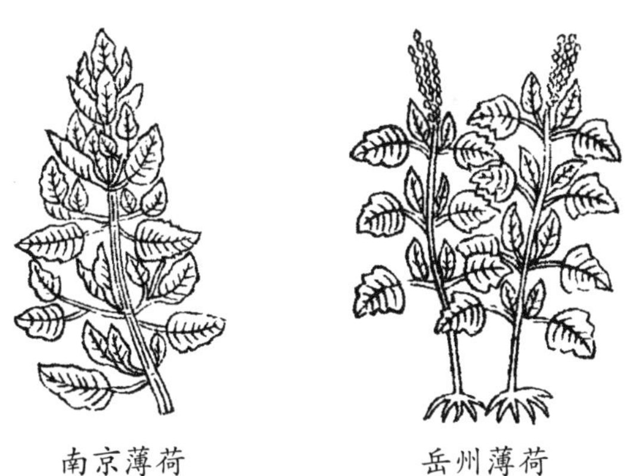

南京薄荷　　岳州薄荷

薄荷　味辛、苦,温,無毒。主賊風傷寒發汗,惡氣,心腹脹滿,霍亂,宿食不消,下氣。煑汁服,亦堪生食。人家種之,飲汁發汗,大解勞乏。

唐本注云:莖、葉似荏而尖長,根經冬不死,又有蔓生者,功用相似。唐本先附。**臣禹錫等謹按，藥性論**云：薄荷，使。能去憤氣，發毒汗，破血，止痢，通利關節。尤與薤作葅相宜。新病差人勿食，令人虚汗不止。**陳士良**云：吴菝蔄，能引諸藥入榮衛，療陰陽毒，傷寒頭痛，四季宜食。**又云**：胡菝蔄，主風氣壅併攻胸膈，作茶服之，立效。俗呼爲新羅菝蔄。**日華子**云：治中風失音，吐痰，除賊風，療心腹脹，下氣，消宿食及頭風等。

圖經曰：薄荷，舊不著所出州土，而今處處皆有之。莖、葉似荏而尖長，經冬根不死，夏秋採莖葉，暴乾。古方稀用，或與薤作虀食。近世醫家治傷風，頭腦風，通關格及小兒風涎，爲要切之藥，故人家園庭間多蒔之。又有胡薄荷，與此相類，但味少甘爲别。生江浙間，彼人多以作茶飲之，俗呼新羅薄荷。近京僧寺亦或植一二本者。《天寶方》名連錢草者是。石薄荷，生江南山石上，葉微小，至冬而紫色，此一種不聞有别功用。凡新大病差人，不可食薄荷，以其能發汗，恐虚人耳。字書作菝蔄。

【**食療**：平。解勞，與薤相宜。發汗，通利關節。杵汁服，去心藏風熱。

外臺秘要：治蜂螫：挼貼之，差。

經驗方：治水入耳：以汁點，立效。

食醫心鏡：煎豉湯，煖酒和飲、煎茶、生食之並宜。

衍義曰：薄荷，世謂之南薄荷，爲有一種龍腦薄荷，故言南以别之。小兒驚風，壯熱，須此引藥。猫食之即醉，物相感爾。治骨蒸熱勞，用其汁與衆藥熬爲膏。

〔箋釋〕

唇形科植物薄荷 *Mentha haplocalyx* 在我國廣泛分佈，家種野生都有。《新修本草》將其列入菜部，在當時屬於家蔬，或已有栽種者，至《本草圖經》則明確説"故人家多蒔之"。所繪南京薄荷與岳州薄荷皆是本種。《本草綱目》又記載薄荷的栽培云："薄荷，人多栽蒔。二月宿根生苗，清明前後分之。方莖赤色，其葉對生，初時形長而頭圓，及長則尖。吴、越、川、湖人多以代茶。蘇州所蒔者，莖小而氣芳，江西者稍粗，川蜀者更粗，入藥以蘇産爲勝。"

可注意的是，如《本草衍義》注意到的"猫食之即醉"，此爲所謂"猫薄荷"catnip 對猫的致幻作用。這一説法並非孤證，宋代記載尤多。歐陽修《歸田録》説："薄荷醉猫，死猫引竹之類，皆世俗常知。"陸佃《埤雅》云："薄荷，猫之酒也。"陸游《題畫薄荷扇》詩也説："薄荷花開蝶翅翻，風枝露葉弄秋妍。自憐不及狸奴點，爛醉籬邊不用錢。"現代研究確定産生醉猫效應的活性物質爲荆芥内酯 nepetalactone，主要在唇形科擬荆芥屬的多種植物如擬荆芥 *Nepeta cataria* 中含有，此亦爲最常見的"猫薄荷"品種之一。而薄荷屬植物如薄荷 *Mentha haplocalyx* 之類並不含有荆芥内酯，也没有醉猫效應。如此一來，古代的薄荷品種很可能包括擬荆芥 *Nepeta cataria* 在内。

"薄荷"一詞後起，按照《本草圖經》的意見，正寫作"菝"。《玉篇》云："菝，薄。"揚雄《甘泉賦》"攢并閭與茇苦兮，紛被麗其亡鄂"，李時珍認爲"茇苦"即是薄荷。

秦荻梨　**味辛，温，無毒。主心腹冷脹，下氣，消食。人所噉者，生下溼地，所在有之。**唐本先附。

臣禹錫等謹按，孟詵云：秦荻梨，於生菜中最香美，甚破氣。又，末之，和酒服，療卒心痛，悒悒塞滿氣。又，子，末和大醋，封腫氣，日三易。陳藏器云：五辛菜，味辛，温。歲朝食之，助發五藏氣。常食温中，去惡氣，消食，下氣。《荆楚歲時記》亦作此説。熱病後不可食之，損目。

【**食醫心鏡**：秦荻梨，取和醬、醋食之，理心腹冷脹，下氣消食，空腹食之最佳。

〔箋釋〕

《本草綱目》五辛菜條集解項李時珍説："五辛菜，乃元旦、立春以葱、蒜、韭、蓼、蒿、芥辛嫩之菜雜和食之，取迎新之義，謂之五辛盤，杜甫詩所謂'春日春盤細生菜'是矣。"

【**醍醐菜**

雷公云：凡使，勿用諸件。草形似牛皮蔓，掐之有乳汁出，香甜入頂。採得，用苦竹刀細切，入砂盆中研如膏，用生稀絹裹，挼取汁出，暖飲。

千金方：治傷中崩絶赤：醍醐杵汁，拌酒煎沸，空心服一盞。　**又方**：治月水不利：以葉絞汁，和酒煎，服一盞。

重修政和經史證類備用本草卷第二十九

菜部下品總二十二種

二種神農本經白字。

七種名醫别録墨字。

三種唐本先附注云“唐附”。

四種今附皆醫家嘗用有效，注云“今附”。

五種新補

一種新分條

凡墨蓋子已下並唐慎微續證類

苦瓠瓠子(續注)。	葫大蒜也。	蒜小蒜也。
胡葱今附。	蓴石蓴、絲蓴(續注)。	水蘄音芹。
馬齒莧今附。	茄子今附。根(附)。	蘩蔞
雞腸草自草部，今移。	白苣萵苣(附)。元附苦苣條下，今分條。	
落葵	堇唐附。	蕺
馬芹子唐附。	芸薹唐附。	雍菜新補。
菠薐新補。	苦蕒新補。	鹿角菜新補。
莙薘新補。	東風菜今附。	

苦瓠　味苦，寒，有毒。主大水，面目四肢浮腫，下水，令人吐。生晉地川澤。

陶隱居云：瓠與冬瓜氣類同輩，而有上下之殊，當是爲其苦爾。今瓠自忽有苦者如膽，不可食，非别生一種也。又有瓠瓤，音婁。亦是瓠類，小者名瓢，食之乃勝瓠。凡此等，皆利水道，所以在夏月食之，大理自不及冬瓜也。唐本注云：瓠與冬瓜、瓠瓤全非類例，今此論性，都是苦瓠瓤爾。陶謂瓠中苦者，大誤矣。瓠中苦者，不入藥用。冬瓜自依前説，瓠瓤與瓠，又須辨之。此三物苗葉相似，而實形有異，瓠味皆甜，時有苦者，而似越瓜，長者尺餘，頭尾相似。其瓠瓤，形狀大小非一。瓠，夏中便熟，秋末並枯；瓠瓤，夏末始實，秋中方熟，取其爲器，經霜乃堪。瓠與甜瓠瓤體性相類，但味甘冷，通利水道，止渴消熱，無毒，多食令人吐。苦瓠瓤爲療，一如經説。然瓠苦者不堪噉，無所主療，不入方用。而甜瓠瓤與瓠子，噉之俱勝冬瓜，陶言不及，乃是未悉。此等元種各别，非甘者變而爲苦也。其苦瓠瓤，味苦，冷，有毒。主水腫，石淋，吐呀嗽，囊結，疰蠱，痰飲。或服之過分，令人吐利不止者，宜以黍穰灰汁解之。又煑汁漬陰，療小便不通也。今按，陳藏器本草云：苦瓠，煎取汁，滴鼻中，出黄水，去傷寒，鼻塞，黄疸。又取一枚，開口，以水煮中攪取汁，滴鼻中，主急黄。又取未破者，煮令熱，解開熨小兒閃癖。臣禹錫等謹按，蜀本注云：陶云瓠小者名瓢。按《切韻》瓢，注云："瓠也。"又語曰"吾豈匏瓜也哉"，是則此爲瓜匏之瓠也。今據瓜匏之瓠，非但不能療病，亦少見有苦者。謹按，瓠固匏也。但"匏"字合作"瓟"，蓋音同字異爾。且瓟似瓠，可爲飲器。有甘苦二種，甘者大，苦者小，則陶云"小者名瓢"是也。今人以苦瓠療水腫,甚效。亦能令人吐。此又與上説正同爾。**藥性論**云:苦瓠瓤,使。治水浮腫,面目肢節腫脹,下大水氣疾。**孟詵**云:瓠,冷。主消渴,惡瘡。又,患脚氣及虚脹、冷氣人不可食之,尤甚。又壓熱,服丹石人方可食,餘人不可輒食。**日華子**云:瓠,無毒,又云微毒。除煩止渴,治心熱,利小腸,潤心肺,治石淋,吐蛔蟲。

【**聖惠方**:治齲齒疼痛:用葫蘆半升,水五升,煑取三升,去滓,含漱吐之。莖葉亦可用,不過二劑差。　**又方**:治鼠瘻:用瓠花曝乾爲末,傅之。

外臺秘要:治卒患腫滿。曾有人忽脚趺腫漸上至膝,足不可踐地,主大水,頭面徧身大腫脹滿:苦瓠白瓤,實捻如大豆粒,以麪裹,煮一沸,空心服七枚。至午當出水一斗。二日水自出不止,大瘦乃差。三年内慎口味也。苦瓠須好者,無黡翳,細理,研净者,不爾,有毒不用。

千金方:治眼暗:取七月七日苦瓠瓤白,絞取汁一合,以酢一升,古錢七文,和漬,微火煎之减半,以沫内眼眥中,神驗。

肘後方:療中蠱毒,吐血或下血,皆如爛肝者:苦瓠一枚,水二升,煮取一升服,立吐即愈。又方:用苦酒一升,煮令消,服,神驗。

孫真人:甜瓠,患腰脚腫氣及虚腫者食之,永不差。

傷寒類要:治黄疸:苦胡蘆瓤,如大棗許大,以童子小便二合浸之三兩食頃,取兩酸棗許,分内兩鼻中,病人深吸氣,及黄水出,良。　**又方**:治黄疸:以瓠子白瓤子熬令黄,擣爲末,每服半錢匕,日一服,十日愈。用瓠瓤有吐者,當先詳之。

丹房鏡源：苦瓠煑汞。

〔箋釋〕

《説文》瓠與匏轉注，《詩經·七月》"七月食瓜，八月斷壺"，毛傳："壺，瓠也。"《本草綱目》壺盧條釋名説："諸書所言，其字皆當與壺同音。而後世以長如越瓜首尾如一者爲瓠，音護；瓠之一頭有腹長柄者爲懸瓠，無柄而圓大形扁者爲匏，匏之有短柄大腹者爲壺，壺之細腰者爲蒲蘆，各分名色，迥異於古。以今參詳，其形狀雖各不同，則苗、葉、皮、子性味則一，故兹不復分條焉。懸瓠，今人所謂茶酒瓢者是也。蒲蘆，今之藥壺盧是也。郭義恭《廣志》謂之約腹壺，以其腹有約束也。亦有大、小二種也。"其所指代的當是葫蘆科植物葫蘆 *Lagenaria siceraria* 及其若干變種，如瓠瓜 *Lagenaria siceraria* var. *hispida*、小葫蘆 *Lagenaria siceraria* var. *microcarpa* 等。其中小葫蘆或許就是苦瓠，味苦難食，宋代禪僧經常用來與甜瓜作比，如言"苦瓠連根苦，甜瓜徹蒂甜"，"甜瓜甜似蜜，苦瓠苦如連"。

葫

葫蒜也。　**味辛，温，有毒。主散癰腫，䘌瘡，除風邪，殺毒氣。獨子者亦佳。歸五藏。久食傷人，損目明。五月五日採。**

陶隱居云：今人謂葫爲大蒜，謂蒜爲小蒜，以其氣類相似也。性最熏臭，不可食。俗人作虀以噉鱠肉，損性伐命，莫此之甚。此物惟生食，不中煮，以合青魚鮓食，令人發黄。取其條上子，初種之，成獨子葫，明年則復其本也。**唐本注**云：此物煮爲羹臛，極俊美，熏氣亦微。下氣，消穀，除風，破冷，足爲饌中之俊。而注云"不中煮"，自當是未經試爾。**今按**，陳藏器本草云：大蒜，去水惡瘴氣，除風濕，破冷氣，爛痃癖，伏邪惡，宣通温補，無以加之。初食不利目，多食却明，久食令人血清，使毛髮白，療瘡癬。生食去蛇、蟲、溪、蠱等毒。昔患痃癖者，嘗夢人教每日食三顆大蒜，初時依夢，遂至瞑眩，口中吐逆，下部如火，後有人教令取數片合皮，截却兩頭吞之，名爲内灸，依此大効。又魚骨鯁不出，以蒜内鼻中即出。獨顆者殺鬼，去痛，入用最良。**臣禹錫等謹按，蜀本**圖經云：大蒜，今出梁州者最美而少辛，大者徑二寸，涇陽者皮赤甚辣，其餘並相似也。**孟詵**云：蒜，久服損眼傷肝。治蛇咬瘡：取蒜去皮一升，擣，以小便一升，煮三四沸，通人即入漬損處，從夕至暮。初被咬未腫，速嚼蒜封之，六七易。又，蒜一升去皮，以乳二升，煑使爛，空腹頓服之，隨後飯壓之，明日依前進服，下一切冷毒風氣。又，獨頭者一枚，和雄黄、杏人研爲丸，空腹飲下三丸，静坐少時，患鬼氣者當毛出，即差。**日華子**云：蒜，建脾，治腎氣，止霍亂轉筋，腹痛，除邪，辟温，去蠱毒，療勞瘧，冷風，痃癖，温疫氣。傅風拍冷痛，蛇蟲傷，惡瘡疥，溪毒，沙蝨，並擣貼之。熟醋浸之，經年者良。

圖經曰：葫，大蒜也。舊不著所出州土，今處處有之，人家園圃所蒔也。每頭六七瓣，初種一瓣，當年便成獨子葫，至明年則復其本矣。然其花中有實，亦葫瓣狀而極小，亦可種之。五月五日採。謹按，本經云"主散癰腫"，李絳《兵部手集方》療毒瘡腫,號叫,卧不得,人不别者:取獨頭蒜兩顆,細擣,以油麻和,厚傅瘡上,乾即易之。頃年,盧坦侍郎任東畿尉,肩上瘡作,連心痛悶,用此便差。後李僕射患腦癰,久不差,盧與此方便愈。絳得此方,傳救數人,無不神效。葛洪《肘後方》灸背腫令消法云:取獨顆蒜,横截厚一分,安腫頭上,炷艾如梧桐子,灸蒜上百壯,不覺消,數數灸,惟多爲善。勿令大熱,若覺痛,即擎起蒜,蒜焦更换用新者,勿令損皮肉,如有體幹不須灸。洪嘗苦小腹下患一大腫,灸之亦差。每用灸人,無不立效。又今江寧府紫極宫刻石記其法云:但是發背及癰疽、惡瘡、腫核等,皆灸之。其法與此略同,其小别者,乃云:初覺皮肉間有異,知是必作瘡者,切大蒜如銅錢厚片,安腫處灸之,不計壯數。其人被苦初覺痛者,以痛定爲準;初不覺痛者,灸至極痛而止。前後用此法救人,無不應者。若是疣贅之類,亦如此灸之,便成痂自脱,其效如神。乃知方書之載無空言,但患人不能以意詳之,故不得盡應耳。

【**食療**:除風,殺蟲。

外臺秘要:治牙齒疼痛:獨頭蒜煨之,乘熱截,用頭以熨痛上,轉易之。亦主蟲痛。　**又方**:關格脹滿,大小便不通:獨頭蒜燒熟去皮,綿裹納下部,氣立通。　**又方**:治金瘡中風,角弓反張:取蒜一大升,破去心,無灰酒四升,煮令極爛,并滓服一大升已來,須臾得汗,則差。

千金方:治暴痢:擣蒜兩足下貼之。　**又方**:治血出,逆心煩悶,心痛:生蒜擣汁,服二升則差。

葛氏方:丹者,惡毒之瘡,五色無常,又發足踝者:擣蒜厚傅之,乾即易之。

梅師方：若腹滿，不能服藥，導之方：取獨顆蒜煨令熟，去皮，綿裹内下部中，冷即易。　**又方**：治蜈蚣咬人痛不止：獨頭蒜摩螫處，痛止。　**又方**：治射工毒：以獨頭蒜切之，厚三分已來，貼瘡上，灸之蒜上，令熱氣射入，差。　**又方**：治蛇虺螫人：以獨頭蒜、酸草擣絞，傅所咬處。

孫真人食忌：正月之節食五辛以辟厲氣，一曰蒜。又，食多，白髮早。

食醫心鏡：蒜虀著鹽醬，擣食之。蒜苗作羹，煑食並得。主下氣，温中，消穀。黄帝云：合青魚鮓食之，令人腹内生瘡，腸中腫，又成疝瘕。多食生蒜傷肝氣，令人面無顏色。四八月勿食生蒜，傷人神，損膽氣。

簡要濟衆：治鼻血不止，服藥不應：宜用蒜一枚，去皮細研如泥，攤一餅子如錢大，厚一豆許。左鼻血出，貼左脚心；右鼻血出，貼右脚心；如兩鼻血出，即貼兩脚下，立差。血止，急以温水洗脚心。

子母秘録：治産後中風，角弓反張，不語：大蒜三十瓣，以水三升，煮取一升，拗口灌之，差。　**又方**：小兒白秃瘡：凡頭上團團然白色，以蒜揩白處，早朝使之。

後魏李道念，褚澄視之曰：公有重病。答曰：舊有冷疾，今五年矣。澄診之曰：非冷非熱，當時食白瀹雞子過多。令取蒜一頭煮之，服藥，乃吐一物，如升，涎唾裹之。開看乃雞鶵，翅羽、爪頭具全。澄曰：未盡。更服藥，再吐十三頭。又華佗行道，見車載一人，病咽，塞食不下，呻吟。佗曰：餅店家蒜虀，大酢三升飲之,當自痊。果吐大蛇一枚而愈。

衍義曰:葫,大蒜也,其氣極葷,然置臭肉中掩臭氣。中暑毒人,爛嚼三兩瓣,以温水送之下嚥,即知。仍禁飲冷水。又患暴下血:以葫五七枚,去梗皮,量多少入豆豉,擣爲膏,可丸,即丸梧子大,以米飲下五六十丸,無不愈者。又鼻衄:爛研一顆,塗兩足心下,纔止便拭去。又將紫皮者横切作片子,厚一分,初患瘡發於背脇間未辨癰疽者,若陽滯於陰即爲癰,陰滯於陽即爲疽,癰即皮光赤,疽即皮肉紋起不澤,並以葫片覆之,用艾灸。如已痛,灸至不痛;如不痛,灸至痛初覺。即便灸,無不效者。仍審度正於中心貼葫灸之。世人往往不晤此瘡,初見其瘡小,不肯灸,惜哉。

〔箋釋〕

葫與蒜亦有糾結,《本草綱目》釋名項説:"蒜字從祘,音蒜,諧聲也。又象蒜根之形。中國初惟有此,後因漢人得葫蒜於西域,遂呼此爲小蒜以别之。故崔豹《古今注》云:蒜,茆蒜也,俗謂之小蒜。胡國有蒜,十子一株,名曰胡蒜,俗謂之大蒜是矣。蒜乃五葷之一,故許氏《説文》謂之葷菜。五葷即五辛,謂其辛臭昏神伐性也。練形家以小蒜、大蒜、韭、芸薹、胡荽爲五葷,道家以韭、薤、蒜、芸薹、胡荽爲五葷,佛家以大蒜、小蒜、興渠、慈葱、茖葱爲五葷。興渠,即阿魏也。雖各不同,然皆辛熏之物,生食增恚,熟食發淫,有損性靈,故絶之也。"釋葫説:"按孫愐《唐韻》云:張騫使西域,始得大蒜、葫荽。則小蒜乃中土舊有,而大蒜出胡地,故有胡名。二蒜皆屬五葷,故通可稱葷。"根據《本草圖經》等所繪圖例，大致可以確定，"葫"即百合科葱屬植物蒜 *Allium sativum*，一般稱爲大蒜，而"蒜"則是同屬植物小根蒜 *Allium macrostemon*，亦稱小蒜，同時也是薤白的來源。

本條墨蓋子下引"後魏李道念"云云，按，褚澄爲南朝人，活動在宋齊之間，《南齊書》《南史》皆有傳，此唐慎微引書有誤。所引故事見於《南史》，其略云："建元中，爲吴郡太守，百姓李道念以公事到郡，澄見，謂曰：汝有重疾。答曰：舊有冷疾，至今五年，衆醫不差。澄爲診脉，謂曰：汝病非冷非熱，當是食白瀹雞子過多所致。令取蘇一升煮服之。始一服，乃吐出一物，如升，涎裹之動，開看是雞雛，羽翅、爪距具足，能行走。澄曰：此未盡。更服所餘藥，又吐得如向者雞十三頭，而病都差，當時稱妙。"所用藥物是"蘇"，而非"蒜"。但據《太平御覽》卷七百三十八引《南史》，卷七百二十三引《齊書》，以及《册府元龜》卷八百五十九叙述此事，皆説"取蒜一升"。又，本書卷二十八蘇條《本草圖經》記録此事，由"蘇主雞瘕，本經不著"引起，則與今本《南史》相同，説"取蘇一升"。《本草綱目》蘇條李時珍有按語説："按《南齊書》，褚澄所用者蒜也，非蘇也。蓋二字相似，謄録誤耳，蘇氏欠考矣。"其結論有欠考慮，褚澄究竟用蘇還是用蒜，不妨兩存之。

蒜小蒜也。　**味辛，温，有小毒。歸脾、腎。主霍亂，腹中不安，消穀，理胃，温中，除邪痹毒氣。五月五日**

採之。

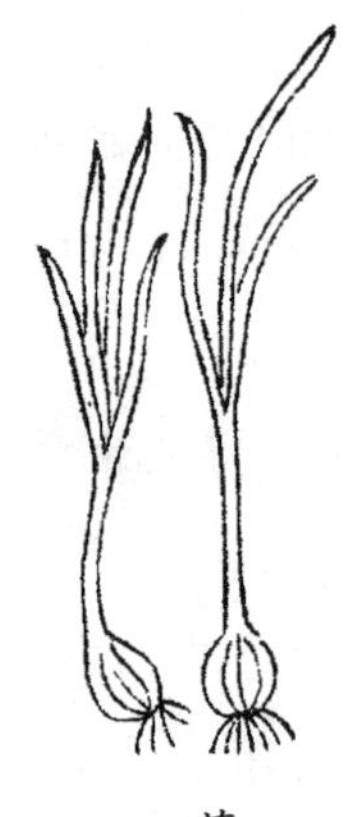
蒜

陶隱居云：小蒜生葉時，可煮和食。至五月葉枯，取根名薍音亂。子，正爾噉之，亦甚熏臭。味辛，性熱，主中冷，霍亂，煮飲之亦主溪毒。食之損人，不可長服。唐本注云：此蒜與胡葱相得，主惡載毒、山溪中沙蝨水毒，大效。山人俚獠時用之也。臣禹錫等謹按，蜀本圖經云：小蒜野生小者一名薍，一名蒚。苗、葉、根、子似葫而細數倍也。爾雅云：蒚，山蒜。釋曰：《説文》云"葷菜也。一云菜之美者，雲夢之葷菜"。生山中者名蒚。孟詵云：小蒜亦主諸蟲毒，丁腫，甚良。不可常食。日華子云：小蒜，熱，有毒。下氣，止霍亂吐瀉，消宿食，治蠱毒，傅蛇蟲，沙蝨瘡。三月不可食。

圖經曰：蒜，小蒜也。舊不著所出州土，今處處有之。生田野中，根苗皆如葫而極細小者是也。五月五日採。謹按，《爾雅》"蒚，力的切。山蒜"，釋曰："《説文》云'蒜，葷菜也。一云菜之美者，雲夢之葷'。生山中者名蒚。"今本經謂大蒜爲葫，小蒜爲蒜，而《爾雅》《説文》所謂"蒜，葷菜"者，乃今大蒜也；蒚乃今小蒜也。書傳載物之别名不同如此，用藥不可不審也。古方多用小蒜治霍亂，煑汁飲之。南齊褚澄用蒜治李道念雞瘕便差。江南又有一種山蒜，似大蒜臭，山人以治積塊及婦人血瘕，以苦醋摩服，多效。又有一種似大蒜而多瓣，有葷氣，彼人謂之莜子，主脚氣。宜煑與蓐婦飲之，易産。江北則無。

【**食療：**主霍亂，消穀，治胃温中，除邪氣。五月五日採者上。又,去諸蟲毒、丁腫、毒瘡甚良。不可常食。

肘後方:治霍亂,心腹脹滿氣,未得吐下:小蒜一升㕮咀,以水三升,煮取一升,頓服。　**又方:**毒蛇螫人:杵小蒜飲汁,以滓傅瘡上。

葛氏方:水毒中人,一名中溪,一名中濕,一名水病,似射工而無物:以小蒜三升㕮咀,於湯中莫令大熱,熱即無力,捩去滓,適寒温以浴。若身體發赤斑文者,無異。

食醫心鏡:主霍亂,腹中不安,消穀,理胃氣,温中,除邪痺,毒氣,歸脾、腎,煎湯服之。

兵部手集:治心痛不可忍,十年、五年者,隨手效:以小蒜釅醋煮,頓服之取飽,不用著鹽。絳外家人患心痛十餘年,諸藥不差,服此更不發。　**又方:**蚰蜒入耳:小蒜汁理一切蟲入耳,皆同。

治瘧:用蒜不拘多少,研極爛,和黄丹少許,以聚爲度,丸如雞頭大,候乾,每服一丸,新汲水下,面東服,至妙。

廣韻:張騫使大宛,食之損目。

黄帝:不可久食,損人心力。食小蒜,啖生魚,令人奪氣。

衍義曰:蒜,小蒜也,又謂之䔡。苗如葱針,根白,大者如烏芋,子兼根煮食之。又謂之宅蒜。華佗用蒜虀,是此物。

〔箋釋〕

《説文》:"葷菜也。菜之美者,雲夢之葷菜。"段玉裁注:"《大戴禮·夏小正》:十二月納卵蒜。卵蒜者何?本如卵者也。納者何?納之君也。案,經之卵蒜,今之小蒜也。凡物之小者稱卵,《禮》之卵醬,即鯤醬。《詩》之總角丱兮,謂幼稚也。丱者,《説文》卵字也。陶貞白云:小蒜名薍子。薍音亂,即《小正》卵字。其大蒜乃張騫始得自西域者。本草大蒜名葫,小蒜名蒜,蓋始以大蒜别於蒜,後復以小蒜别於大蒜。古祇有蒜而已。"

胡葱　味辛,温中消穀,下氣,殺蟲。久食傷神損性,令人多忘,損目明,尤發痼疾。患胡臭人不可食,令轉甚。其狀似大蒜而小,形圓皮赤,稍長而鋭。生蜀郡山谷。五月、六月採。今附。

圖經:文具葱實條下。

【**雷公云:**凡使,採得,依文碎擘,用緑梅子相對拌蒸一伏時,去緑梅子,於砂盆中研如膏,新瓦器中攤,日乾用。

食療:胡葱,平。主消穀,能食。久食之令人多忘。根發痼疾。又,食著諸毒肉,吐血不止,痿黄悴者:取子一升,洗煮使破,取汁停冷,服半升,日一服,夜一服,血定止。又,患胡臭、䘌齒人不可食,轉極甚。謹按,利五藏不足氣,亦傷絶血脉氣。多食損神,此是熏物耳。

孫真人:四月勿食胡葱,令人氣喘,多驚。

〔箋釋〕

《本草綱目》釋名項李時珍説:"按《孫真人食忌》作葫葱,因其根似葫蒜故也。俗稱蒜葱,正合此義。元人《飲膳正要》作回回葱,似言其來自胡地,故曰胡葱耳。"故集解項又説："胡葱即蒜葱也，孟詵、韓保昇所説是矣，非野葱也。野葱名茖葱，似葱而小。胡葱乃人種蒔，八月下種，五月收取，葉似葱而根似蒜，其味如薤，不甚臭。江西有水晶葱，蒜根葱葉，蓋其類也。李廷飛《延壽書》言胡葱即蒚子，蓋因相似而誤爾。今俗皆以野葱爲胡葱，因不識蒜葱，故指茖葱爲之，謬矣。"《飲膳正要》繪有回回葱，從圖例來看，即是今天常見之洋葱 *Allium cepa*。

蓴　味甘，寒，無毒。主消渴，熱痺。

陶隱居云：蓴性寒，又云冷，補。下氣，雜鱧魚作羹，亦逐水。而性滑，服食家不可多噉。唐本注云：蓴，久食大宜人。合鮒魚爲羹食之，主胃氣弱不下食者，至效。又宜老人。此應在上品中。三四月至七八月，通名絲蓴，味甜，體軟；霜降已後至十二月，名瑰蓴，味苦，體澀。取以爲羹，猶勝雜菜。今按，陳藏器本草云：按此物，温病起食者多死，爲體滑，脾不能磨，常食發氣，令關節急，嗜睡。若稱上品，主脚氣，《脚氣論》中令人食之，此誤極深也。常所居近湖，湖中有蓴及藕，年中大疫，既飢，人取蓴食之，疫病差者亦死。至秋大旱，人多血痢，湖中水竭，掘藕食之，闔境無他。蓴、藕之功，於斯見矣。臣禹錫等謹按，蜀本圖經云：生水中，葉似鳧葵，浮水上，採莖堪噉，花黄白，子紫色。三月至八月，莖細如釵股，黄赤色，短長隨水深淺，而名爲絲蓴。九月、十月漸麄硬。十一月萌在泥中，麄短，名瑰蓴，體苦澀，惟取汁味爾。孟詵云：蓴菜和鯽魚作羹，下氣止嘔。多食發痔。雖冷而補，熱食之，亦擁氣不下。甚損人胃及齒，不可多食，令人顔色惡。又,不宜和醋食之,令人骨痿。少食,補大小腸虚氣。久食損毛髮。陳藏器云:蓴雖水草,性熱擁。又云:石蓴,味甘,平,無毒。下水,利小便。生南海石上。《南越志》云"似紫菜,色青",《臨海異物志》曰"附石生"是也。日華子云:絲蓴,治熱疸,厚腸胃,安下膲,補大小腸虚氣,逐水,解百藥毒并蠱氣。

【晉書:張翰每臨秋風,思鱸魚蓴羹,以下氣。

〔箋釋〕

"蓴"與"蒓"爲兩字,今多作"蒓"。《本草綱目》釋名項説:"蓴字本作蒓,從純。純乃絲名,其莖似之故也。《齊民要術》云:蓴性純而易生。種以淺深爲候,水深則莖肥而葉少,水淺則莖瘦而葉多。其性逐水而滑,故謂之蓴菜,並得葵名。顏之推《家訓》云:蔡朗父諱純,改蓴爲露葵。北人不知,以緑葵爲之。《詩》云薄采其茆,即蓴也。或諱其名,謂之錦帶。"集解項又説:"蓴生南方湖澤中,惟吴越人善食之。葉如荇菜而差圓,形似馬蹄。其莖紫色,大如箸,柔滑可羹。夏月開黄花。結實青紫色,大如棠梨,中有細子。春夏嫩莖未葉者名稚蓴,稚者小也。葉稍舒長者名絲蓴,其莖如絲也。至秋老則名葵蓴,或作豬蓴,言可飼豬也。又訛爲瑰蓴、龜蓴焉。"此即睡蓮科植物蓴菜 *Brasenia schreberi*。

水靳音芹。　味甘,平,無毒。主女子赤沃,止血,養精,保血脉,益氣,令人肥健,嗜食。一名水英。生南海池澤。

陶隱居云:論蘄[①]主療,合是上品,未解何意乃在下。其二月、三月作英時,可作葅及熟爚音藥。食之。又有渣音樝。芹,可爲生菜,亦可生噉。俗中皆作"芹"字。**唐本注**云:芹花,味苦。主脉溢。**今按,**别本注云:即芹菜也。芹有兩種:荻芹取根,白色,赤芹取莖葉,並堪作葅及生菜。味甘,經云平,其性大寒,無毒。**又按,**陳藏器本草云:水芹莖葉,擣絞取汁,去小兒暴熱,大人酒後熱毒,鼻塞身熱,利大小腸。莖、葉、根並寒。子,温,辛。**臣禹錫等謹按,蜀本**圖經云:生水中,葉似芎藭,花白色而無實,根亦白色。**爾雅**云:芹,楚葵。注:今水中芹菜。**孟詵**云:水芹,寒。養神益力,殺藥毒。置酒、醬中香美。又,和醋食之損齒。生黑滑地名曰水芹,食之不如高田者宜人。餘田中皆諸蟲子在其葉下,視之不見,食之與人爲患。高田者名白芹。**日華子**云:治煩渴,療崩中,帶下。

【陳藏器云:渣芹,平。主女子赤白沃,止血,養精神,保血脉,益氣,嗜飲食,利人口齒,去頭中熱風。和醋食之,亦能滋人。患鼈癥不可食。

食療云:寒。養神益力,令人肥健。殺石藥毒。

聖惠方:三月、八月勿食芹菜,恐病蛟龍瘕。發則似癲,面色青黄,小腹脹,狀如懷妊也。

食醫心鏡:芹菜,主益筋力,去伏熱,治五種黄病,女子白沃,漏下,止血,養精,保血脉,嗜食。作虀葅及煮食並得。

金匱方:春秋二時,龍帶精入芹菜中,人遇食之爲病。發

① 蘄:底本作"靳",據文意改。

時手青,肚滿痛不可忍,作蛟龍病:服硬糖三二升,日二度,吐出如蜥蜴三二,便差。

子母秘録:主小兒霍亂,吐痢:芹菜細切,煑熟汁飲,任性多少,得止。

〔箋釋〕

"蘄"與"芹"同。《本草綱目》李時珍釋名説:"蘄當作蘄,從草、蘄,諧聲也。後省作芹,從斤,亦諧聲也。其性冷滑如葵,故《爾雅》謂之楚葵。《吕氏春秋》:菜之美者,有雲夢之芹。雲夢,楚地也。楚有蘄州、蘄縣,俱音淇。羅願《爾雅翼》云:地多産芹,故字從芹。蘄亦音芹。徐鍇注《説文》:蘄字,從草,蘄聲。諸書無蘄字,惟《説文》别出菦字,音銀,疑相承誤出也。據此,則蘄字亦當從蘄,作蘄字也。"集解項又説:"芹有水芹、旱芹。水芹生江湖陂澤之涯;旱芹生平地,有赤、白二種。二月生苗,其葉對節而生,似芎藭。其莖有節稜而中空,其氣芬芳。五月開細白花,如蛇床花。楚人採以濟饑,其利不小。《詩》云:觱沸檻泉,言采其芹。杜甫詩云:飯煮青泥坊底芹。又云:香芹碧澗羹。皆美芹之功。而《列子》言鄉豪嘗芹,蜇口慘腹,蓋未得食芹之法耳。"李時珍説的水芹即是傘形科植物水芹 *Oenanthe javanica*,而旱芹則是同科植物芹 *Apium graveolens*,後者爲常見菜蔬。

傘形科的蔬菜如芹、胡荽之類,揮發油含量較高,有特殊氣味,不同的人嗜好不一。《列子·楊朱》説:"昔人有美戎菽、甘枲莖芹萍子者,對鄉豪稱之。鄉豪取而嘗之,蜇於口,慘於腹。衆哂而怨之,其人大慙。”這個鄉豪可能也是不喜歡芹的味道吧。而魏徵正好相反,嗜食醋芹,《龍城録》云:“有日退朝,太宗笑謂侍臣曰:此羊鼻公不知遺何好而能動其情。侍臣曰:魏徵嗜醋芹,每食之,欣然稱快,此見其真態也。明日召賜食,有醋芹三杯,公見之,欣喜翼然,食未竟而芹已盡。”

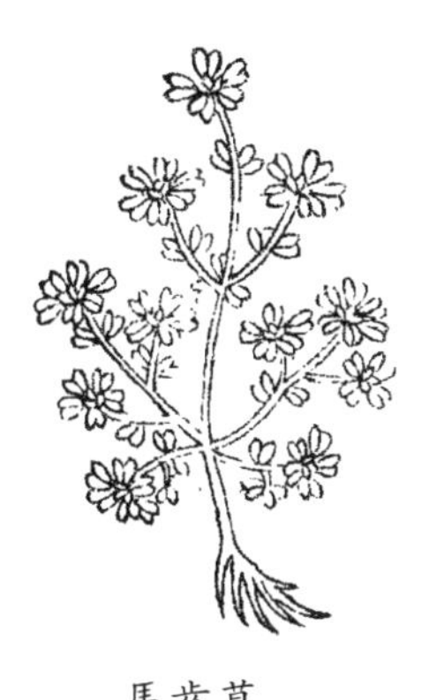
馬齒莧

馬齒莧　**主目盲,白瞖,利大小便,去寒熱,殺諸蟲,止渴,破癥結,癰瘡。服之長年不白。和梳垢封丁腫。又燒爲灰,和多年醋滓,先炙丁腫以封之,即根出。生擣絞汁服,當利下惡物,去白蟲。煎爲膏,塗白秃。又主三十六種風結瘡:以一釜煮,澄清,内蠟三兩,重煎成膏,塗瘡上,亦服之。**

○子　**明目,仙經用之。**今附。

臣禹錫等謹按,蜀本云:馬莧,味酸,寒,無毒。主諸腫瘻疣目,屍脚,陰腫,胃反,諸淋,金瘡内流,破血癖,癥瘕。汁洗去緊脣,面皰,解射工、馬汗毒。一名馬齒莧。宜小兒食之。又注云:此有二種,葉大者不堪用,葉小者,節葉間有水銀,每十斤有八兩至十兩已來。至難燥,當以槐木槌碎之,向日東作架曬之,三兩日即乾,如隔年矣。其莖無效,不入藥用。大抵此草能肥腸,令人不思食。孟詵云：馬齒莧，又主馬毒瘡：以水煮，冷服一升，并塗瘡上。濕癬、白禿：以馬齒膏和灰塗，效。治疳痢及一切風：傅杖瘡良。及煮一椀和鹽、醋等，空腹食之，少時當出盡白蟲矣。

圖經曰：馬齒莧，舊不著所出州土，今處處有之。雖名莧類，而苗葉與人莧輩都不相似。又名五行草，以其葉青、梗赤、花黄、根白、子黑也。此有二種，葉大者不堪用，葉小者爲勝，云其節葉間有水銀，每乾之，十斤中得水銀八兩至十兩者。然至難燥，當以木槌擣碎，向日東作架暴之，三兩日即乾，如經年矣。入藥則去莖節，大抵能肥腸，令人不思食耳。古方治赤白下多用之，崔元亮《海上方》著其法云：不問老稚、孕婦，悉可服。取馬齒莧擣絞汁三大合，和雞子白一枚，先温令熱，乃下莧汁，微温，取頓飲之，不過再作則愈。又治溪毒：絞汁一升，漸以傅瘡上，佳。又療多年惡瘡，百方不差，或痛焮走不已者：並爛擣馬齒傅上，不過三兩遍。此方出於武元衡相國。武在西川，自苦脛瘡焮癢不可堪，百醫無效。及到京城，呼供奉石濛等數人療治，無益，有廳吏上此方，用之便差。李絳紀其事云。

【**陳藏器云**：破痃癖，止消渴。又主馬惡瘡蟲。此物至難死，燥了致之地猶活。

雷公云：凡使，勿用葉大者，不是馬齒草，其内亦無水銀。

食療：延年益壽，明目。患濕癬，白禿：取馬齒膏塗之。若燒灰傅之，亦良。作膏主三十六種風：可取馬齒一碩，水可二碩，蠟三兩，煎之成膏。亦治疳痢，一切風。又可細切煮粥，止痢，治腹痛。

聖惠方：治馬咬人，毒入心：馬齒莧湯食之，差。　**又方**：

治反花瘡：用一斤燒作灰，細研，猪脂調傅之。

外臺秘要：治癧：馬齒菜陰乾燒灰，臘月猪脂和，以煖泔漬洗瘡，拭乾傅之，日三。

千金方：治諸腋臭：馬齒草杵，以蜜和作團，紙裹之，以泥泥紙上，厚半寸，日乾，以火燒熟，破取。更以少許蜜和，仍令熱，先以生布揩之，以藥夾腋下，令極痛，久忍，然後以手巾勒兩臂，即差。　**又方**：治小兒臍瘡久不差者：燒菜末傅之。

肘後方：療豌豆瘡：馬齒草燒灰傅瘡上，根須臾逐藥出。若不出，更傅，良。

食醫心鏡：理脚氣，頭面浮腫，心腹脹滿，小便澁少：馬齒草和少粳米、醬汁煮食之。　**又方**：主氣不調：作粥食之。　**又方**：小兒血痢：取生馬齒莧絞汁一大合，和蜜一匙匕，空心飲之。　**又方**：主青盲，白翳，除邪氣，利大小腸，去寒熱：馬齒莧實一大升，擣爲末，每一匙煮葱豉粥，和攪食之。煮粥及著米糝、五味作羹，亦得。

廣利方：治小兒火丹，熱如火，遶腰即損：杵馬齒菜傅之，日二。

靈苑方：治五毒蟲毛螫，赤痛不止：馬齒莧熟杵傅之。

産寶：産後血痢，小便不通，臍腹痛：生馬齒菜杵汁三合，煎一沸，下蜜一合，攪服。

丹房鏡源：馬齒灰煮丹砂結汞，五色莧煮砂子。

衍義曰：馬齒莧，人多食之，然性寒滑。青黛條中已著。

〔箋釋〕

《本草綱目》釋名項説:"其葉比並如馬齒,而性滑利似莧,故名。"據《本草圖經》説,此植物葉青、梗赤、花黄、根白、子黑,故得名"五行草",煉丹家頗有用之。集解項李時珍説:"馬齒莧,處處園野生之。柔莖布地,細葉對生。六七月開細花,結小尖實,實中細子如葶藶子狀。人多採苗煮曬爲蔬。方士採取,伏砒結汞,煮丹砂,伏硫黄,死雄制雌,别有法度。一種水馬齒,生水中,形狀相類,亦可汋食。見王西樓《野菜譜》。"此即馬齒莧科植物馬齒莧 *Portulaca oleracea*。

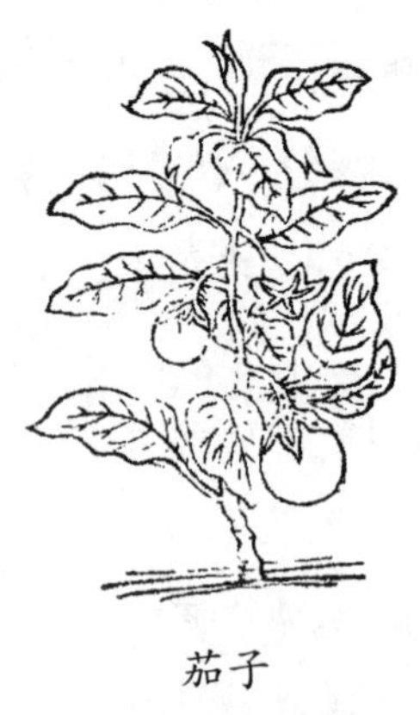
茄子

茄子 味甘,寒。久冷人不可多食,損人動氣,發瘡及痼疾。一名落蘇。處處有之。

○**根及枯莖、葉** 主凍脚瘡,可煑作湯漬之,良。

○**苦茄** 樹小有刺。其子以醋摩療癰腫。根亦作浴湯。生嶺南。今附。

臣禹錫等謹按,孟詵云:落蘇,平。主寒熱,五藏勞。不可多食,熟者少食無畏。又,醋摩之,傅腫毒。陳藏器云:茄子,味甘,平,無毒。今人種而食者名落蘇。嶺南野生者名苦茄,足刺,子小,主瘴。日華子云:茄子,治温疾,傳尸勞氣。

圖經曰:茄子,舊不著所出州土,云處處有之,今亦然。段成式云:茄者,連莖之名,字當革遐反,今呼若伽,未知所自耳。茄之類有數種:紫茄、黄茄,南北通有之;青水茄、白茄,惟北土多有。入藥多用黄茄,其餘惟可作菜茹耳。又有一種苦茄,小株有刺,亦入藥。江南有一種藤茄,作蔓生,皮薄,似葫蘆,亦不聞中藥。江南方有療大風熱痰:取大黄老茄子,不計多少,以新瓶盛貯,埋之土中,經一年,盡化爲水,取出,入苦參末,同丸如梧子,食已及欲卧時,酒下三十粒,甚效。又治墜撲内損,散敗血,止痛及惡瘡發背等:重陽日收取茄子百枚,去蒂,四破切之,消石十二兩,碎擣,以不津瓶器大小約可盛納茄子者,於器中先鋪茄子一重,乃下消石一重覆之,如此令盡,然後以紙三數重密密封之,安置净處,上下以新塼擇覆,不犯地氣。至正月後取出,去紙兩重,日中暴之。逐日如此。至二三月,度已爛,即開瓶傾出,濾去滓,别入新器中,以薄綿蓋頭,又暴,直至成膏,乃可用。内損:酒調半匙,空腹飲之,日再,惡血散則痛止血愈矣。諸瘡腫:亦先酒飲半匙,又用膏於瘡口四面塗之,當覺冷如冰雪,瘡乾便差。其有根本在膚腠者,亦可内消。若膏久乾硬,即以飯飲化動塗之。又治腰脚風血積冷,筋急拘攣疼痛者:取茄子五十斤,細切,净洗訖,以水五斗,煑取濃汁,濾去滓,更入小鐺器中煎至一斗以來,即入生粟粉同煎,令稀稠得所,取出搜和,更入研了麝香、朱砂粉,同丸如梧子,每旦日,用秫米酒送三十丸,近暮再服,一月乃差。男子、女人通用,皆驗。

【**陳藏器云**:平,無毒。醋摩傅癰腫。莖葉枯者,煮洗凍瘡。今人種食之,一名落蘇。又嶺南有野生者,名苦茄,足刺,亦主瘴。

食療云：平。主寒熱，五藏勞。不可多食，動氣，亦發痼疾。熟者少食之，無畏。患冷人不可食。又，根主凍脚瘡，煮湯浸之。

勝金方：治搕撲損，肌膚青腫方：茄子留花種通黄極大者，切作片如一指厚，新瓦上焙乾爲末，欲卧，酒調二錢匕，一夜消盡，無痕跡也。

靈苑方：治腸風下血久不止：茄蔕燒存性爲末，每服食前米飲調三錢匕。

衍義曰：茄子，新羅國出一種，淡光微紫色，蔕長，味甘。今其子已遍中國蔬圃中，惟此無益，並無所治，止説損人。後人雖有處治之法，然終與本經相失。圃人又植於暖處，厚加糞壤，遂於小滿前後求貴價以售。既不以時，損人益多，不時不食，於可忽也。

〔箋釋〕

《本草綱目》釋名項説："陳藏器本草云'茄一名落蘇'，名義未詳。按，五代《貽子録》作酪酥，蓋以其味如酥酪也，於義似通。杜寶《拾遺録》云：隋煬帝改茄曰昆侖紫瓜。又王隱君《養生主論》治瘧方用乾茄，諱名草鱉甲。蓋以鱉甲能治寒熱，茄亦能治寒熱故爾。"此即茄科植物茄 *Solanum melongena*，至今仍是常見菜蔬。

《説文》云："茄，芙蕖莖。從草，加聲。"此與《爾雅·釋草》"荷，芙蕖，其莖茄"相合，音"加"。茄子則讀若"伽"，《本草圖經》引《酉陽雜俎》云："茄者，蓮莖之名，字當革遐反,今呼若伽,未知所自耳。"揚雄《蜀都賦》"盛冬育荀,舊菜增伽",章樵注:"荀,今作筍,竹萌也。伽,今作茄。隆冬時筍已生,茄子冬月尚多。"王褒《僮約》"種瓜作瓠,别茄披葱"。此兩處"伽"或"茄"是否即指茄子,不能確定。

還有一項相關文獻需要澄清。《酉陽雜俎》云:"茄子,茄字本蓮莖名,革遐反。今呼伽,未知所自。成式因就節下食有伽子數蔕,偶問工部員外郎張周封伽子故事,張云:一名落蘇,事具《食療本草》。此誤作《食療本草》,元出《拾遺本草》。"《本草圖經》只引其前半,《太平廣記》卷四百一十一引作:"張云:一名落蘇。事具《食料本草》。"許逸民先生《酉陽雜俎校箋》因此將此句校改爲:"張云:'一名落蘇,事具《食料本草》。'此誤作《食療本草》,元出《拾遺本草》。"並加按語説:"舊題宋王執中(叔權)《針灸資生經》卷七産後餘疾條曰:'産後血暈,寒熱往來,或血搶心,惡疾也。予閲《食料本草》,見有用鹿角燒爲末,酒調服,日夜數服驗者。'載籍中僅此一處提及《食料本草》,似此書宋時尚存,惟其詳今已不可知也。"按,此説不妥。從《酉陽雜俎》原文來看,張周封回答段成式的問題,説茄子别名落蘇,見於《食療本草》;段成式事後了解到,落蘇之名不出自《食療本草》,而見於《本草拾遺(拾遺本草)》,於是補記説:"此誤作《食療本草》,元出《拾遺本草》。"從《證類本草》墨蓋子下引文看,《食療本草》與《本草拾遺》都記録有茄子,而"落蘇"之别名確實見於《本草拾遺》。至於《太平廣記》引文作“食料本草”，乃是轉録時因字音相近筆誤，並非别有一書名“食料本草”。且許逸民先生用來作爲佐證的《針灸資生經》引《食料本草》云云，可能就是本書卷十七鹿茸條鹿角下引孟詵：“女子胞中餘血不盡欲死者：以清酒和鹿角灰，服方寸匕，日三夜一，甚效。”只是引著同樣誤寫作“食料本草”。

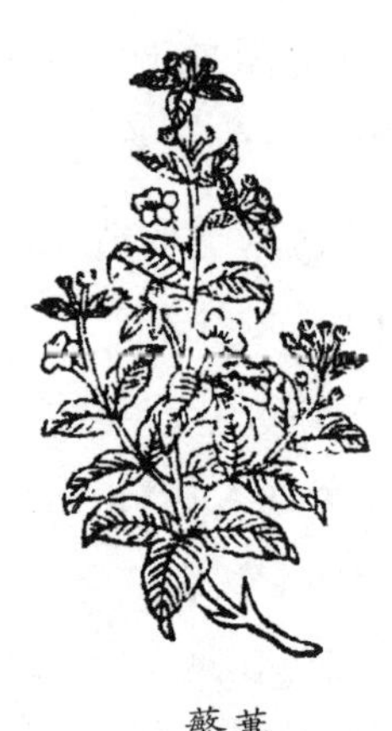
蘩蔞

蘩蔞　味酸，平，無毒。主積年惡瘡不愈。五月五日日中採，乾用之。

陶隱居云：此菜人以作羹。五月五日採，暴乾，燒作屑，療雜瘡有効。亦雜百草取之，不必止此一種爾。唐本注云：此草即是雞腸也，俱非正經所出，而二處説異。多生濕地坑渠之側，流俗通謂雞腸，雅士總名蘩蔞。《爾雅》物重名者，並云一物兩名。今按，陳藏器本草云：蘩蔞，主破血。産婦煮食之，及下乳汁。産後腹中有塊痛，以酒炒，絞取汁，温服。又取暴乾爲末，醋煮爲丸，空腹服三十丸，下惡血。臣禹錫等謹按，蜀本圖經云：葉青，花白，採苗入藥。藥性論云：蘩蔞，亦可單用，味苦。主治産後血塊：炒熱和童子小便服，良。長服惡血盡出，治惡瘡有神驗之功。

圖經曰：蘩蔞音縷。即雞腸草也。舊不著所出州土，今南中多生於田野間，近京下濕地，亦或有之。葉似荇菜而小，夏秋間生小白黄花,其莖梗作蔓,斷之有絲縷,又細而中空似雞腸,因得此名也。本經作兩條,而蘇恭以爲一物二名。謹按,《爾雅》"蔜,五高切。蔜蔞",與縷同。釋曰:蔜,一名蔜蔞,一名蘩縷,一名雞腸草。實一物也。今南北所生,或肥瘠不同,又其名多,人不盡見者,往往疑爲二物也。又葛氏治卒淋方云:用雞腸及蘩蔞若菟絲,並可單煮飲。如此又似各是一物也。其用大概主血,故婦人宜食之。五月五日採,陰乾用。今口齒方燒灰,以揩齒宣露,然燒灰減力,不若乾作末有益矣。范汪治淋:用蘩蔞滿兩手,水煮飲之,亦可常飲。

【食療:不用令人長食之,恐血盡。或云蘋蔞即藤也,人恐白軟草是。

外臺秘要:治淋:取蘩蔞草滿兩手握,水煮服之。

衍義曰:蘩蔞、雞腸草一物也。今雖分之爲二,其雞腸草條中,獨不言性味,故知一物也。雞腸草,春開小花如菉豆大,莖葉如園荽,初生則直,長大即覆地。小户收之爲齏,食之烏髭髮。

〔箋釋〕

"蘩蔞",《本草綱目》寫作"繁縷",李時珍解釋説:"此草莖蔓甚繁,中有一縷,故名。俗呼鵝兒腸菜,象形也。易於滋長,故曰滋草。《古樂府》云:爲樂當及時,何能待來滋。滋乃草名,即此也。"

《本草經集注》蘩蔞與雞腸草爲兩條,陶弘景各自爲注,《新修本草》不以爲然,認爲蘩蔞"即是雞腸也",孔志約序説陶弘景"異繁蔞於雞腸",即指此。宋代諸家基本贊同蘇敬的意見。李時珍别有看法,繁縷條集解項説:"繁縷即鵝腸,非雞腸也。下濕地極多。正月生苗,葉大如指頭。細莖引蔓,斷之中空,有一縷如絲。作蔬甘脆。三月以後漸老。開細瓣白花。結小實大如稗粒,中有細子如葶藶子。吴瑞本草謂黄花者爲繁縷,白花者爲雞腸,亦不然。二物蓋相似。但鵝腸味甘,莖空有縷,花白色;雞腸味微苦,咀之涎滑,莖中無縷,色微紫,花亦紫色,以此爲别。"此當爲石竹科蘩蔞 *Stellaria media*。雞腸草條集解項説:"雞腸生下濕地。二月生苗,葉似鵝腸而色微深。莖帶紫,中不空,無縷。四月有小莖開五出小紫花。結小實,中有細子。其苗作蔬,不如鵝腸。故《别録》列繁縷於菜部,而列此於草部,以此故也。蘇恭不識,疑爲一物,誤矣。生嚼涎滑,故可掇蟬。鵝腸生嚼無涎,亦自可辨。鄭樵《通志》謂雞腸似蓼而小,其味小辛,非繁縷者,得之。又石胡荽亦名雞腸草,與此不同。"根據李時珍的描述,一般認爲,這種雞腸草是紫草科附地菜 *Trigonotis peduncularis*。

雞腸草　主毒腫,止小便利。

陶隱居云:人家園庭亦有此草,小兒取挼汁,以捋蜘蛛網,至黏,可掇蟬,療蠼螋溺也。唐本注云:此草即蘩蔞是也。剩出此條,宜除之。今按,雞腸草,亦在草部下品。唐注以爲剩出一條。詳此主療相似,其一物乎?今移附蘩蔞之下。臣禹錫等謹按,蜀本云:雞腸草,平,無毒。小便利通用藥云:雞腸草,微寒。爾雅云:蔜,蕿藧。釋曰:蔜,一名蕿藧,一名雞腸草。藥性論云:雞腸草亦可單用,味苦。洗手足水爛,主遺尿,治蠼螋尿瘡:生挼傅三四度。孟詵云:雞腸草,温。作灰和鹽,療一切瘡及風丹徧身如棗大癢痛者,擣封上,日五六易之。亦可生食,煑作菜食,益人,去脂膏毒氣。又,燒傅疳䘌。亦療小兒赤白痢:可取汁一合,和蜜服之,甚良。

圖經:文具蘩蔞條下。

【**食療**:温。作菜食之,益人。治一切惡瘡:擣汁傅之,五月五日者驗。

肘後方:治發背欲死:雞腸草傅,良。

食醫心鏡:主小便利:以一斤於豉汁中煑,調和作羹食之,作粥亦得。

博物志:蠼螋溺人,影亦隨所著作瘡,以汁傅之,效。

〔箋釋〕

蘩蔞與雞腸草是一是二,諸家意見不一。《爾雅·釋草》"蔜,䕩蔞",郭璞注:"今蘩蔞也,或曰雞腸草。"又"蕿,蔜",郭璞注:"未聞。"郝懿行義疏引閻若璩《困學紀聞》注,謂即前條"蔜,䕩蔞"。

白苣 味苦,寒。一云:平。**主補筋骨,利五藏,開胸膈擁氣,通經脉,止脾氣,令人齒白,聰明,少睡。可常食之。患冷氣人食,即腹冷,不至苦損人。産後不可食,令人寒中,小腹痛。陳藏器云:白苣如萵苣,葉有白毛。**

○萵苣 冷,微毒。紫色者入燒錬藥用,餘功同白

苣。新補。見孟詵、陳藏器、蕭炳。

【聖惠方：治腎黄：用萵苣子一合，細研，水大一盞，煎至五分，去滓，非時服。

外臺秘要：魚臍瘡，其頭白似腫，痛不可忍方：先以針刺瘡上及四畔作孔，以白苣汁滴孔中，差。

肘後方：治沙蝨毒：傅萵苣菜汁，差。

孫真人：白苣不可共飴食，生蟲。

丹房鏡源：萵苣用硫黄種結砂子，製朱砂。

衍義曰：萵苣，今菜中惟此自初生便堪生啗，四方皆有，多食昏人眼，蛇亦畏之。蟲入耳，以汁滴耳中，蟲出。諸蟲不敢食其葉，以其心置耳中，留蟲出路，蟲亦出。有人自長立禁此一物不敢食，至今目不昏。

落葵　味酸，寒，無毒。主滑中，散熱。實，主悦澤人面。一名天葵，一名繁露。

陶隱居云：又名承露，人家多種之。葉惟可飳音征。鮓，性冷滑，人食之，爲狗所齧作瘡者，終身不差。其子紫色，女人以漬粉傅面爲假色，少入藥用。今注，一名藤葵，俗呼爲胡燕脂。臣禹錫等謹按，蜀本圖經云：蔓生，葉圓，厚如杏葉。子似五味子，生青熟黑。所在有之。孟詵云：其子悦澤人面，藥中可用之。取蒸暴乾，和白蜜塗面，鮮華立見。

【食療：其子令人面鮮華可愛。取蒸，烈日中曝乾，挼去皮，取人細研，和白蜜傅之，甚驗。食此菜後被狗咬，即瘡不差也。

〔箋釋〕

落葵即落葵科植物落葵 *Basella alba*,至今仍是常見菜蔬,通常稱作豆腐菜、木耳菜。《本草綱目》釋名項説:"落葵葉冷滑如葵,故得葵名。釋家呼爲御菜,亦曰藤兒菜。《爾雅》云'蔠葵,繁露也'。一名承露,其葉最能承露,其子垂垂亦如綴露,故得露名;而蔠、落二字相似,疑落字乃蔠字之訛也。案《考工記》云'大圭,終葵首也',注云:齊人謂椎曰終葵。圭首六寸爲椎。然則此菜亦以其葉似椎頭而名之乎?"

堇汁 **味甘,寒,無毒。主馬毒瘡,擣汁洗之并服之。堇,菜也。出《小品方》。《萬畢方》云:除蛇蠍毒及癰腫。**

唐本注云:此菜野生,非人所種,俗謂之堇菜。葉似蕺,花紫色。唐本先附。**臣禹錫等謹按,爾雅**云:齧,苦堇。注:今堇葵也。葉似柳,子如米,汋之滑。疏云:齧,一名苦堇,可食之菜也。《内則》云"堇、荁、枌、榆"是也。本草云味甘,此苦者,古人語倒,猶甘草謂之大苦也。**孟詵**云:堇,久食除心煩熱,令人身重懈惰,又令人多睡,只可一兩頓而已。又,擣傅熱腫,良。又,殺鬼毒:生取汁半升服,即吐出。

【**食療**:堇菜,味苦。主寒熱,鼠瘻,瘰癧,生瘡,結核,聚氣,下瘀血。葉主霍亂,與香茙同功。蛇咬,生研傅之,毒即出矣。又,乾末和油煎成,摩結核上,三五度差。

丹房鏡源:勒堇灰製朱砂、流黄。

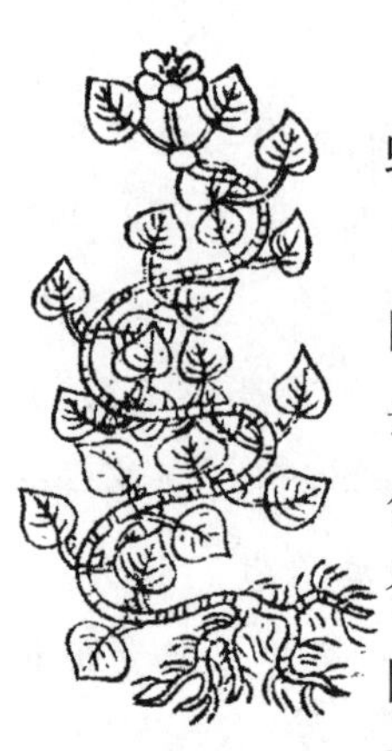
楊州蕺菜

蕺音戢。　**味辛，微温。主蠷**音劬。**螋溺瘡。多食令人氣喘。**

陶隱居云：俗傳言食蕺不利人脚，恐由閉氣故也。今小兒食之，便覺脚痛。唐本注云：此物葉似蕎麥，肥地亦能蔓生，莖紫赤色，多生濕地、山谷陰處。山南、江左人好生食之，關中謂之葅菜。臣禹錫等謹按，蜀本圖經云：莖葉俱紫赤，英有臭氣。孟詵云：蕺菜，温。小兒食之，三歲不行。久食之，發虚弱，損陽氣，消精髓，不可食。日華子云：蕺菜，有毒。淡竹筒内煨，傅惡創，白秃。

圖經曰：蕺菜味辛，微温。主蠷螋溺瘡。山谷陰處濕地有之。作蔓生。莖紫赤色。葉如蕎麥而肥。山南、江左人好生食之。然不宜多食，令人氣喘，發虚弱，損陽氣，消精髓，素有脚弱病尤忌之，一啖令人終身不愈。關中謂之葅菜者是也。古今方家亦鮮用之。

【**經驗方**：主背瘡熱腫：取汁蓋之，至瘡上開孔以歇熱毒，冷即易之，差。

〔**箋釋**〕

張衡《南都賦》云："若其園圃，則有蓼蕺蘘荷。"蕺即是蕺菜，《本草綱目》釋名項説："蕺字，段公路《北户録》作蕊，音戢。秦人謂之葅子。葅、蕺音相近也。其葉腥氣，故俗呼爲魚腥草。"集解項又説："案趙叔文醫方云：魚腥草即紫蕺。葉似荇，其狀三角，一邊紅，一邊青。可以養猪。"

《植物名實圖考》對蕺菜的淵源考證甚詳,有云:"蕺菜,《別録》下品,即魚腥草。開花如海棠,色白,中有長緑心突出。以其葉覆魚,可不速餒。湖南夏時,煎水爲飲以解暑。《爾雅》'蘵,黄蒢',注:草似酸漿,華小而白,中心黄,江東以作菹。《通志》以爲即蕺,蕺、蘵音近,其狀亦相類。《吴越春秋》:越王嘗糞惡之,遂病口臭。范蠡令左右食岑草以亂其氣。注:岑草,蕺也。凶年飢民劚其根食之。《齊民要術》有蕺菹法。今無食者,醫方亦鮮用,唯江湘土醫蒔爲外科要藥。《遵義府志》:側耳根即蕺菜,荒年民掘食其根。本草味辛。《山陰縣志》:味苦,損陽消髓,聊緩溝壑瘠耳。"此即三白草科植物蕺菜 *Houttuynia cordata*。

馬芹子　味甘、辛,温,無毒。主心腹脹滿,下氣,消食。調味用之,香似橘皮,而無苦味。

唐本注云:生水澤傍,苗似鬼鍼、菾菜等,花青白色,子黄黑色,似防風子。唐本先附。臣禹錫等謹按,蜀本圖經云:花若芹花,子如防風子而扁大。爾雅云:茭,牛蘄。釋曰:似芹,可食菜也。而葉細鋭,一名茭,一名牛蘄,一名馬蘄。子入藥用。孟詵云:和醬食,諸味良。根及葉不堪食。卒心痛:子作末,醋服。日華子云:馬芹,嫩時可食。子治卒心痛,炒食令人得睡。

〔箋釋〕

《爾雅·釋草》"茭,牛蘄",郭璞注:"今馬蘄,葉細鋭,似芹,亦可食。"《本草綱目》集解項李時珍説:"馬蘄與芹同類而異種,處處卑濕地有之。三四月生苗,一本叢出如蒿，白毛蒙茸，嫩時可茹。葉似水芹而微小，似芎藭葉而色深。五六月開碎花，攢簇如蛇床及蒔蘿花，青白色。結實亦似蒔蘿子，但色黑而重爾。其根白色，長者尺許，氣亦香而堅硬，不可食。”此爲傘形科植物毒芹 *Cicuta virosa*，或其變種寬葉毒芹 *Cicuta virosa* var. *latisecta*。毒芹根中含有毒芹素，有箭毒樣作用，可致呼吸麻痹死亡，故《本草綱目》説其根不可食。

芸薹　味辛，温，無毒。主風游丹腫，乳癰。

唐本注云：《别録》云：春食之，能發膝痼疾。此人間所噉菜也。**今按，**别本注云：破癥瘕結血。今俗方病人得喫芸薹，是宜血病也。**又按，**陳藏器本草云：芸薹破血，産婦煑食之。子，壓取油，傅頭令頭髮長黑。又，煑食主腰脚痺。擣葉傅赤遊瘮。久食弱陽。唐本先附。**臣禹錫等謹按，孟詵**云：若先患腰膝，不可多食，必加極。又，極損陽氣，發口瘡，齒痛。又，能生腹中諸蟲。道家特忌。**日華子**云：芸薹，凉。治産後血風及瘀血。胡臭人不可食。

衍義曰：芸薹不甚香，經冬根不死，辟蠹。於諸菜中，亦不甚佳。

〔箋釋〕

《本草綱目》釋名項李時珍説：“此菜易起薹，須采其薹食，則分枝必多，故名芸薹；而淮人謂之薹芥，即今油菜，爲其子可榨油也。羌隴氐胡，其地苦寒，冬月多種此菜，能歷霜雪，種自胡來，故服虔《通俗文》謂之胡菜。而胡洽居士《百病方》謂之寒菜,皆取此義也。或云塞外有地名雲臺戍,始種此菜,故名,亦通。"《飲膳正要》有芸薹菜,從圖例來看,原植物就是十字花科植物油菜 *Brassica campestris*。

雍菜　**味甘,平,無毒。主解野葛毒,煮食之。亦生擣服之。嶺南種之,蔓生,花白,堪爲菜。云南人先食雍菜,後食野葛,二物相伏,自然無苦。又,取汁滴野葛苗,當時菸死,其相殺如此。張司空云"魏武帝噉野葛至一尺",應是先食此菜也。**

〔箋釋〕

蕹菜爲旋花科植物蕹菜 *Ipomoea aquatica*,至今仍是常見菜蔬,别名空心菜,又名藤藤菜。傳説雍菜能解救野葛(馬錢科胡蔓藤 *Gelsemium elegans*)中毒,故《南方草木狀》云:"蕹,葉如落葵而小,性冷味甘。南人編葦爲筏,作小孔浮於水上,種子於水中,則如萍根浮水面。及長,莖葉皆出於葦筏孔中,隨水上下。南方之奇蔬也。冶葛有大毒,以蕹汁滴其苗,當時萎死。世傳魏武能噉冶葛至一尺,云先食此菜。"

菠薐　**冷,微毒。利五藏,通腸胃熱,解酒毒,服丹石人食之,佳。北人食肉麵即平,南人食魚鼈水米即冷。不可多食,冷大小腸。久食令人脚弱不能行,發腰痛。不與䱉魚同食,發霍亂吐瀉。**

劉禹錫嘉話録云：菠薐，本西國中，有自彼將其子來，如苜蓿、葡萄，因張騫而至也。本是頗陵國將來，語訛，爾時多不知也。

〔箋釋〕

菠薐菜爲外來物種，《本草綱目》釋名項説："按《唐會要》云：太宗時尼波羅國獻波棱菜，類紅藍，實如蒺藜，火熟之能益食味。即此也。方士隱名爲波斯草云。"集解項又云："波稜，八月、九月種者，可備冬食；正月、二月種者，可備春蔬。其莖柔脆中空。其葉緑膩柔厚，直出一尖，旁出兩尖，似鼓子花葉之狀而長大。其根長數寸，大如桔梗而色赤，味更甘美。四月起薹尺許。有雄雌。就莖開碎紅花，叢簇不顯。雌者結實，有刺，狀如蒺藜子。種時須研開，易浸脹。必過月朔乃生，亦一異也。"此即藜科植物菠菜 *Spinacia oleracea*，至今仍是常見菜蔬。

苦蕒 冷，無毒。治面目黄，强力，止困，傅蛇蟲咬。又，汁傅丁腫即根出。蠶蛾出時，切不可取拗，令蛾子青爛。蠶婦亦忌食。野苦蕒五六回拗後，味甘滑於家苦蕒，甚佳。

鹿角菜 大寒，無毒、微毒。下熱風氣，療小兒骨蒸熱勞。丈夫不可久食，發痼疾，損經絡血氣，令人脚冷痺，損腰腎，少顔色。服丹石人食之，下石力也。出海州，登、萊、沂、密州並有，生海中。又能解麵熱。

莙蓬　平，微毒。補中下氣，理脾氣，去頭風，利五藏。冷氣，不可多食，動氣。先患腹冷，食必破腹。莖灰淋汁洗衣，白如玉色。已上五種新補。見孟詵、陳藏器、陳士良、日華子。

東風菜　味甘，寒，無毒。主風毒壅熱，頭疼目眩，肝熱眼赤，堪入羹臛，煮食甚美。生嶺南平澤。莖高三二尺，葉似杏葉而長，極厚軟，上有細毛。先春而生，故有東風之號。今附。

〔箋釋〕

《集韻》："菄，菄風草名，嶺南平澤有之，莖高三二尺，先春而生。"《廣韻》："東，亦東風菜。《廣州記》云：陸地生，莖赤，和肉作羹，味如酪，香似蘭。《吴都賦》云：草則東風扶留。"結合《開寶本草》的描述，原植物大致爲菊科東風菜 *Doellingeria scaber* 之類。又，《方輿勝覽》卷三十七云："斷續藤，山行渴，則斷取汁而飲之，號曰東風菜。"此則同名異物，原植物當爲買麻藤科買麻藤 *Gnetum montanum* 一類。

重修政和經史證類備用本草卷第三十

本草圖經本經外草類總七十五種

水英　麗春草　坐拏草　紫堇　杏葉草
水甘草　地柏　紫背龍牙　攀倒甑　佛甲草
百乳草　撮石合草　石莧　百兩金　小青
曲節草　獨脚仙　露筋草　紅茂草　見腫消
半天回　剪刀草　龍牙草　苦芥子　野蘭根
都管草　小兒群　菩薩草　仙人掌　紫背金盤
石逍遥　胡堇草　無心草　千里光　九牛草
刺虎　生瓜菜　建水草　紫袍　老鴉眼睛草
天花粉　瓊田草　石垂　紫金牛　雞項草
拳參　根子　杏參　赤孫施　田母草
鐵線草　天壽根　百藥祖　黄寮郎　催風使
陰地厥　千里急　地芙蓉　黄花了　布里草
香麻　半邊山　火炭母草　亞麻子　田麻
鴆鳥威　茆質汗　地蜈蚣　地茄子　水麻
金燈　石蒜　蕁麻　山薑　馬腸根

本草圖經本經外木蔓類二十五種

大木皮	崖椶	鵝抱	雞翁藤	紫金藤
獨用藤	瓜藤	金稜藤	野猪尾	烈節
杜莖山	血藤	土紅山	百稜藤	祁婆藤
含春藤	清風藤	七星草	石南藤	石合草
馬節脚	芥心草	棠毬子	醋林子	天仙藤

有名未用總一百九十四種

二十六種玉石類

青玉	白玉髓	玉英	璧玉	合玉石
紫石華	白石華	黑石華	黄石華	厲石華
石肺	石肝	石脾	石腎	封石
陵石	碧石青	遂石	白肌石	龍石膏
五羽石	石流青	石流赤	石耆	紫加石
終石				

一百三十二種草木類

玉伯	文石	曼諸石	山慈石	石濡
石芸	石劇	路石	曠石	敗石
越砥音旨	金莖	夏臺	柒紫	鬼目
鬼蓋	馬顛	馬唐	馬逢	牛舌
羊乳	羊實	犀洛	鹿良	菟棗

雀梅	雀翹	雞涅	相烏	鼠耳
蛇舌	龍常草	離樓草	神護草	黄護草
吴唐草	天雄草	雀醫草	木甘草	益決草
九熟草	兑草	酸草	異草	灌草
䒗音起。草	茟草	葝草	英草華	吴葵華
封華	𨹧他典切。華		棑華	節華
徐李	新雉木	合新木	俳蒲木	遂陽木
學木核	木核華、子、根(附)		栒音荀。核	荻皮
桑莖實	滿陰實	可聚實	讓實	蕙實
青雌	白背	白女腸赤女腸(附)。		白扇根
白給	白并	白辛	白昌	赤舉
赤涅	黄秫	徐黄	黄白支	紫藍
紫給	天蓼	地朕	地芩	地筋
地耳	土齒	燕齒	酸惡	酸赭
巴棘	巴朱	蜀格	纍根	苗根
參果根	黄辨	良達	對廬	糞藍
委音威。蛇音貽。		麻伯	王明	類鼻
師系	逐折	并苦	父陛根	索干
荆莖	鬼麗音麗。	竹付	祕惡	唐夷
知杖	坔音地。松	河煎	區余	三葉
五母麻	疥拍腹	常吏之生	救赦人者	丁公寄
城裏赤柱	城東腐木	芥	載	慶

膘户瓦切

一十五種蟲類

雄黄蟲　天社蟲　桑蠹蟲　石蠹蟲　行夜

蝸籬　麋魚　丹戩　扁前　蚖類

蜚厲　梗雞　益符　地防　黄蟲

唐本退二十種六種《神農本經》,一十四種《名醫别録》。

薰草　姑活　别羇　牡蒿　石下長卿

麢俱倫切。舌　練石草　弋共　蕈音譚。草

五色符　蘘音襄草　鷰根　鼠姑　船虹

屈草　赤赫　淮木　占斯　嬰音櫻。桃

鴆真陰切。烏毛

今新退一種《神農本經》。

彼子

本草圖經本經外草類總七十五種

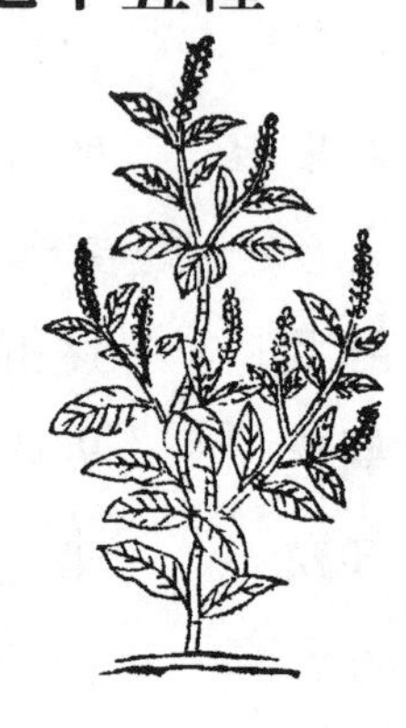
水英

圖經曰:水英味苦,性寒,無毒。元生永陽池澤及河海邊,臨汝人呼爲牛荭草,河北信都人名水節,河内連内黄呼爲水棘,劍南、遂寧等郡名龍移草。蜀郡人採其花合面藥。淮南諸郡名海茌。嶺南亦有,土地尤宜,莖葉肥大,名海精木,亦名魚津草,所在皆有。單服之療膝痛等,其方云:水英,主丈夫、婦人無故兩脚腫滿,連膝脛中痛,屈伸急强者，名骨風。其疾不宜針刺及灸，亦不宜服藥，惟單煑此藥浸之，不經五日即差，數用神驗。其藥春取苗，夏採莖葉及花，秋冬用根。患前病者，每日取五六斤，以水一石，煮取三斗，及熱浸脚，兼淋膝上，日夜三四，頻日用之，以差爲度。若腫甚者，即於前方加生椒目三升，加水二大斗，依前煮取汁，將淋瘡腫，隨湯消散。候腫消，即摩粉避風，乃良。忌油膩、蒜、生菜、猪、魚肉等。

〔箋釋〕

李時珍亦不識此，《本草綱目》集解項説："此草不著形狀氣味，無以考證。芹菜亦名水英，不知是此否也。"按，《新修本草》陸英條説："芹名水英，此名陸英，接骨樹名木英，此三英也，花、葉並相似。"與此應該是同名異物。

圖經曰：麗春草味甘，微温，無毒。出檀嵎山川谷，檀嵎山在高密界。河南淮陽郡、潁川及譙郡、汝南郡等，並呼爲龍芊草。河北近山、鄴郡、汲郡名蕒蘭艾。上黨紫團山亦有，名定參草，亦名仙女蒿。今所在有。甚療癮黄，人莫能知。唐天寶中，因潁川郡楊正進，名醫嘗用有效。單服之，主療黄疸等。其方云：麗春草，療因將息傷熱，變成癮黄，通身壯熱，小便黄赤，眼如金色，面又青黑，心頭氣痛，遶心如刺，頭旋欲倒，兼肋下有瘕氣及黄疸等，經用有驗。其藥春三月採花，陰乾。有前病者，取花一升，擣爲散，每平朝空腹取三方寸

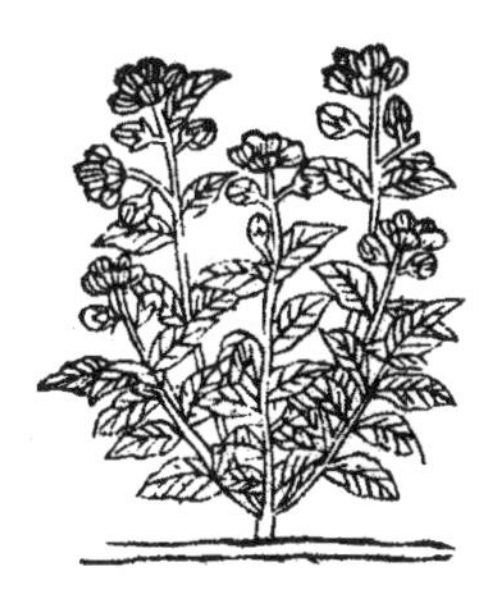

麗春草

匕,和生麻油一盞,頓服之,日惟一服,隔五日再進,以知爲度。其根療黄疸,患黄疸者擣根取汁一盞,空腹頓服之,服訖,須臾即利三兩行,其疾立已。一劑不能全愈,隔七日更一劑,永差。忌酒、麵、猪、魚、蒜、粉、酪等。

〔箋釋〕

本條提到天寶年間潁川郡楊正進此藥,名醫嘗試有效,其後引"其方"云云,疑指唐玄宗時編撰的《天寶單方藥圖》。據《本草圖經序》稱:"明皇御製,又有《天寶單方藥圖》,皆所以叙物真濫,使人易知,原診處方,有所依據。"又説:"天寶方書,但存一卷,類例粗見,本末可尋。"本條及此上水英條引"其方",此後紫堇條引"其方",或許都是《天寶單方藥圖》的佚文。水英、麗春草、紫堇三條叙述體例也完全一致,且劉甲本《大觀本草》中這三條相連續,此皆可以作爲三條同一來源的佐證。

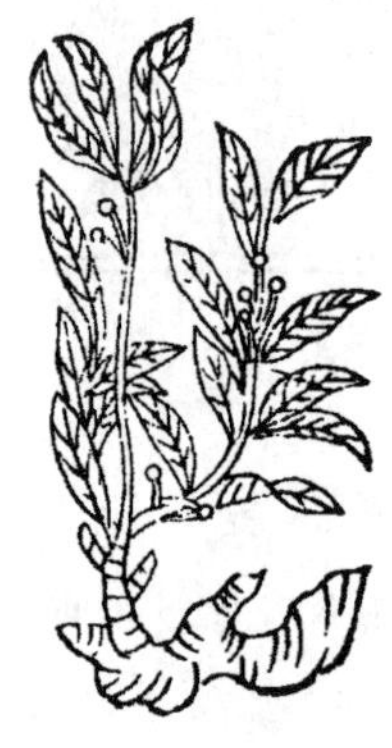
吉州坐拏草

圖經曰:坐拏草生江西及滁州。六月開紫花結實。採其苗爲藥,土人用治打撲所傷,兼壯筋骨,治風痺。江西北甚易得,後因人用之有効,今頗貴重。《神醫普救治風方》中,已有用者。

〔箋釋〕

《本草綱目》集解項李時珍説:"《危氏得效方》麻藥煮酒方中用之。《聖濟録》治膈上虛熱，咽喉噎塞，小便赤澀，神困多睡，有坐拏丸：用坐拏草、大黄、赤芍藥、木香、升麻、麥門冬、黄芪、木通、酸棗仁、薏苡仁、枳殼等分，爲末，蜜丸梧子大，每服二十丸，麥門冬湯下。"《本草圖經》所繪吉州坐拏草，特徵並不明顯，但因爲《危氏得效方》等用之作麻醉劑，故或懷疑其爲茄科植物紫花曼陀羅 *Datura stramonium* var. *tatula* 之類，可備一説。

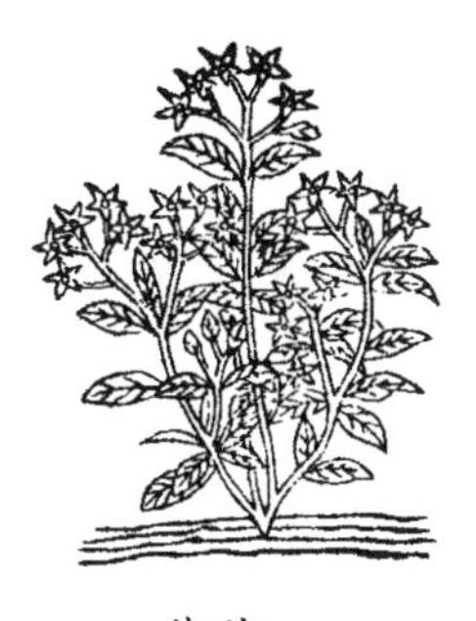

紫堇

圖經曰：紫堇味酸，微温，無毒。元生江南吴興郡，淮南名楚葵，宜春郡名蜀堇，豫章郡名苔菜，晉陵郡名水葍菜。惟出江淮南。單服之，療大小人脱肛等。其方云：紫堇草，主大小人脱肛。每天冷及喫冷食，即暴痢不止，肛則下脱，久療不差者：春間收紫堇花二斤，暴乾，擣爲散，加磁毛末七兩相和，研令細，塗肛上，内入。既内了，即使人噀冷水於面上，即吸入腸中。每日一塗藥噀面，不過六七度即差。又以熱酒半升，和散一方寸匕，空腹服之，日再漸加至二方寸匕，以知爲度。若五歲已下小兒，即以半杏子許散，和酒令服之，亦佳。忌生冷、陳倉米等。

常州杏葉草

圖經曰：杏葉草生常州。味酸，無毒。主腸痔下血久不差者。一名金盞草。蔓生籬下，葉葉相對。秋後有子，如雞頭實，其中變生一小蟲子，脱而能行。中夏採花用。

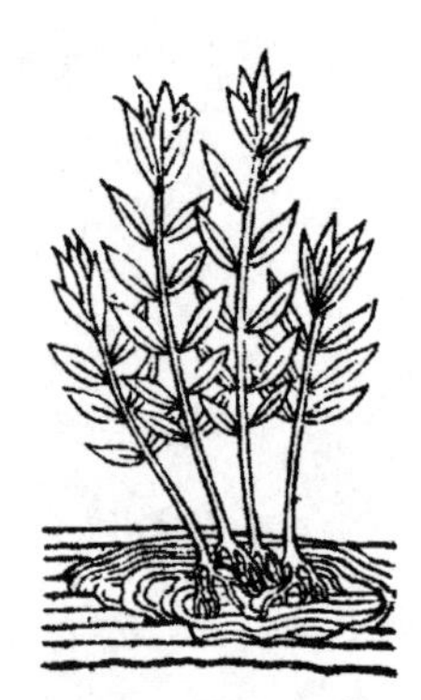

圖經曰：水甘草生筠州。味甘，無毒。治小兒風熱丹毒瘡，與甘草同煎，飲服。春生苗，莖青色，葉如楊柳，多生水際，無花。七月、八月採。彼土人多單使，不入衆藥。

筠州水甘草

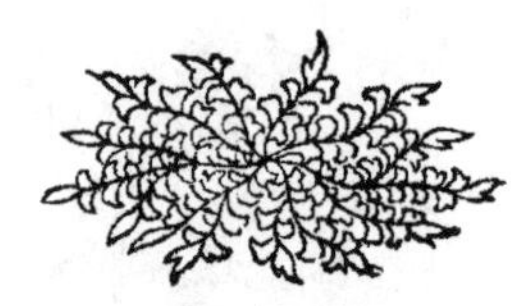

河中府地柏

圖經曰：地柏生蜀中山谷，河中府亦有之。根黄，狀如絲，莖細，上有黄點子。無花。葉三月生，長四五寸許。四月採，暴乾用。蜀中九月藥市，多有貨之。主臟毒下血，神速。其方與黄耆等分，末之，米飲服二錢。蜀人甚神此方，誠有效也。

〔箋釋〕

此條提到"蜀中九月藥市"，趙抃《成都古今記》説成都"九月藥市"即此。南宋亦有，《老學庵筆記》云："成都藥市以玉局化爲最盛，用九月九日。"王灼《送凝上人成都看藥市》詩云："蜀山富奇藥，野老争藏收。九日來成都，塞斷長儀樓。權豪競奪去，萬金未得酬。問師杖頭錢，免渠失笑不。久通安樂法，況復形骸憂。知師不應爾，肆意作嬉遊。傳聞不死草，往往落鉏耰。我欲前市之，請以道眼搜。屑屑治編簡，一室方自囚。世途敗人意，寄語韓伯休。"

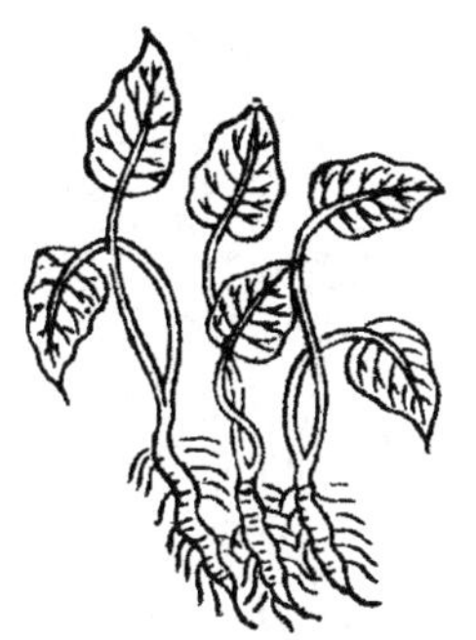

永康軍紫背龍牙

圖經曰:紫背龍牙生蜀中。味辛、甘,無毒。彼土山野人云:解一切蛇毒甚妙。兼治咽喉中痛,含嚥之便效。其藥冬夏長生,採無時。

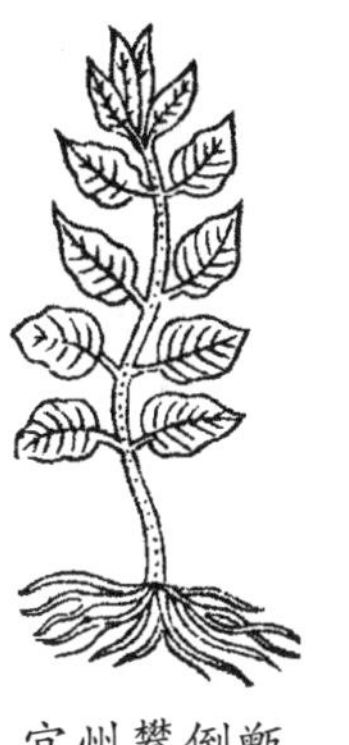

宜州攀倒甑

圖經曰:攀倒甑生宜州郊野。味苦,性寒。主解利風壅,熱盛煩渴,狂躁。春夏採葉,研擣,冷水浸,絞汁服之,甚效。其莖葉如薄荷。一名斑骨草,一名斑杖絲。

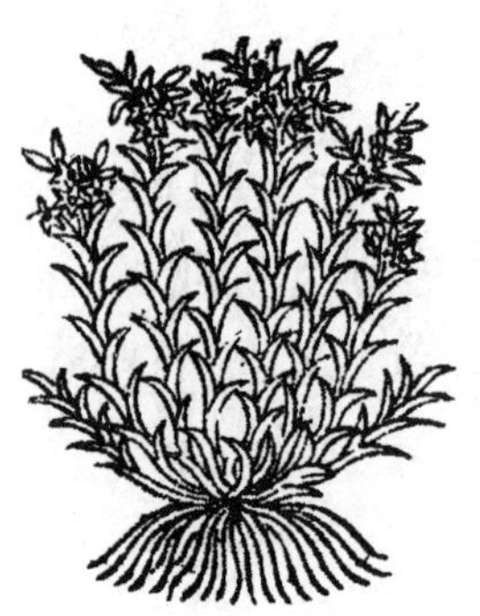

筠州佛甲草

圖經曰：佛甲草生筠州。味甘，寒，微毒。爛研如膏，以貼湯火瘡毒。多附石向陽而生，有似馬齒莧，細小而長，有花，黃色，不結實。四季皆有，採無時，彼土人多用。

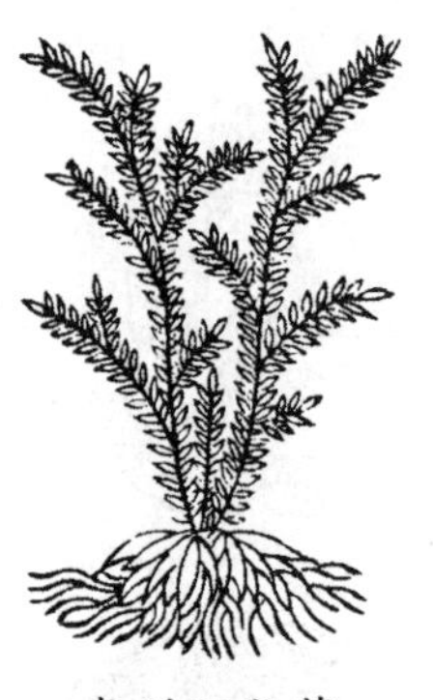

秦州百乳草

圖經曰：百乳草生河中府、秦州、劍州。根黃白色，形如瓦松，莖葉俱青，有如松葉，無花。三月生苗，四月長及五六寸許。四時採其根，曬乾用。下乳，亦通順血脈，調氣甚佳。亦謂之百蘂草。

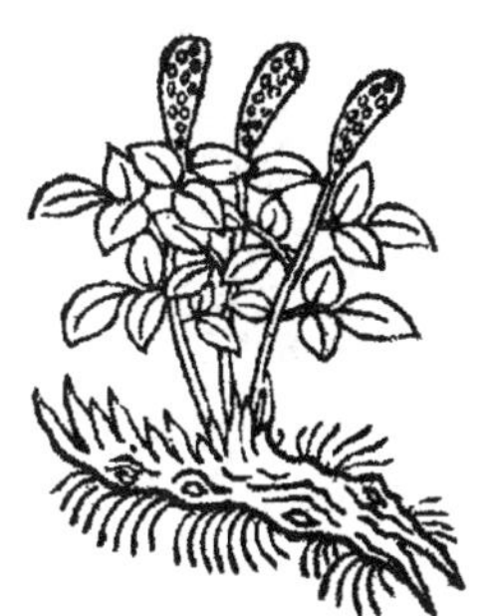

眉州攝石合草

圖經曰:攝石合草生眉州平田中。苗莖高二尺以來,葉似穀葉。十二月萌芽生苗,二月有花,不結實。其苗味甘,無毒。二月採之。彼土人用療金瘡,甚佳。

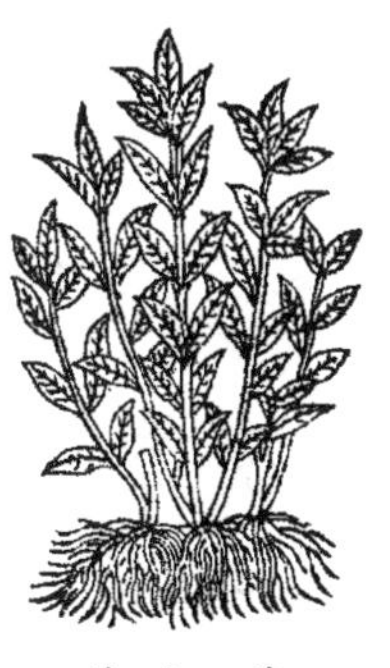

筠州石莧

圖經曰:石莧生筠州,多附河岸沙石上生。味辛、苦,有小毒。春生苗葉,莖青,高一尺已來,葉如水柳而短。八月、九月採。彼土人與甘草同服,治齁船及吐風涎。

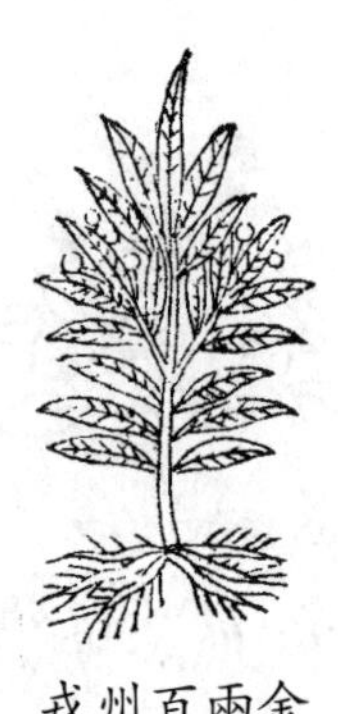

戎州百兩金

圖經曰：百兩金生戎州、雲安軍、河中府。味苦，性平，無毒。葉似荔枝，初生背面俱青，結花實後，背紫面青。苗高二三尺。有幹如木，陵冬不凋。初秋開花，青碧色，結實如豆大，生青熟赤。根入藥，採無時。用之搥去心，治壅熱，咽喉腫痛，含一寸許，嚥津。河中出者，根赤色如蔓菁，莖細，青色。四月開碎黃花，似星宿花。五月採根，長及一寸，曬乾用，治風涎。

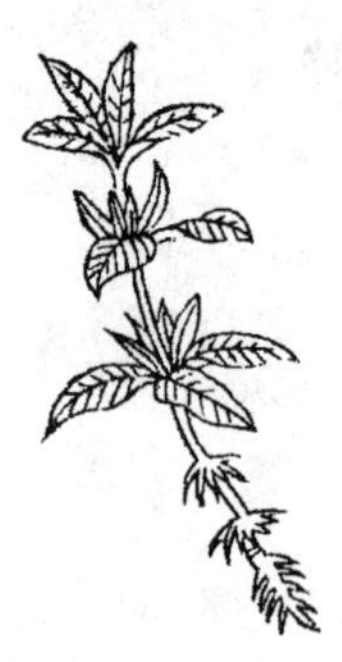

福州小青

圖經曰：小青生福州。三月生花，當月採葉。彼土人以其葉生擣碎，治癰瘡，甚效。

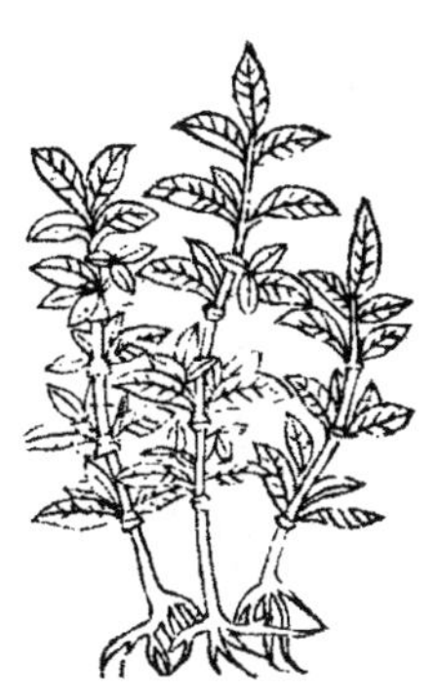

筠州曲節草

圖經曰：曲節草生筠州。味甘、平，無毒。治發背瘡，消癰腫，拔毒。四月生苗，莖方，色青，有節。七月、八月著花，似薄荷，結子無用，葉似劉寄奴而青軟。一名蛇藍，一名綠豆青，一名六月冷。五月、六月採莖葉，陰乾。與甘草作末，米汁調服。

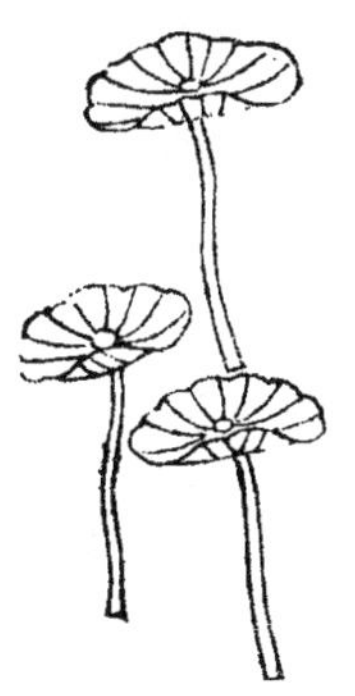

福州獨脚仙

圖經曰：獨脚仙生福州，山林傍陰泉處多有之。春生苗，至秋冬而葉落。其葉圓，上青下紫，其脚長三四寸。夏採根、葉，連梗焙乾爲末，治婦人血塊，酒煎半錢服之。

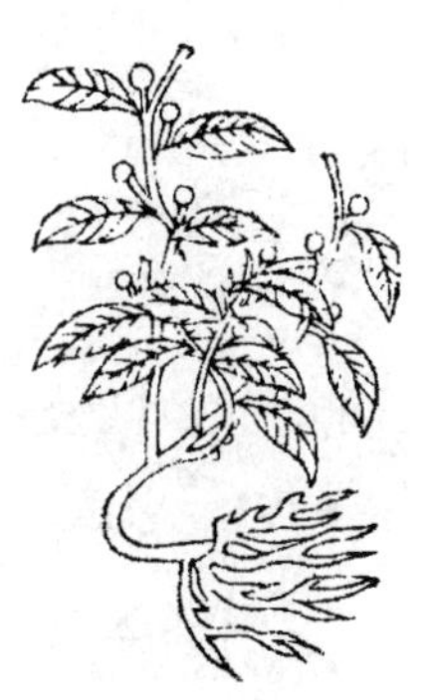

施州露筋草

圖經曰：露筋草生施州。株高三尺已來，春生苗，隨即開花結子，四時不凋。其子碧緑色，味辛、澁，性凉，無毒。不拘時採其根，洗净焙乾，擣羅爲末，用白礬水調，貼蜘蛛并蜈蚣咬傷瘡。

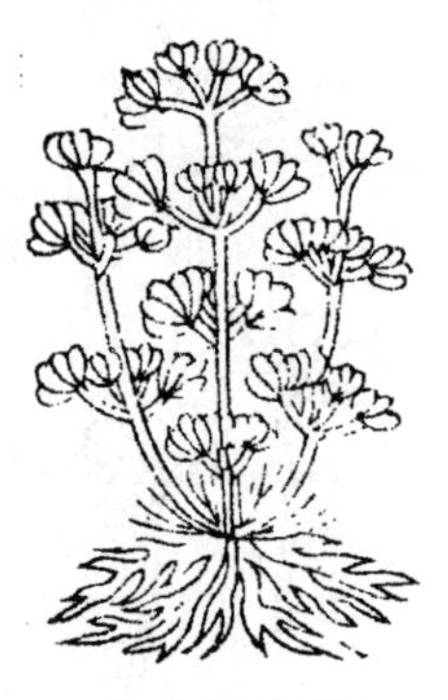

施州紅茂草

圖經曰：紅茂草生施州。又名地没藥，又名長生草，四季枝葉繁盛，故有長生之名。大凉，味苦。春採根、葉，焙乾，擣羅爲末，冷水調，貼癰疽瘡腫。

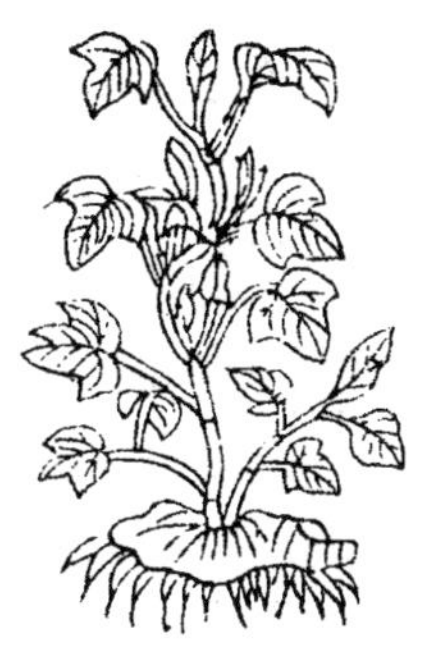

筠州見腫消

圖經曰：見腫消生筠州。味酸、澁，有微毒。治狗咬瘡，消癰腫。春生苗，葉、莖紫色，高一二尺，葉似桑而光，面青紫赤色。採無時。土人多以生苗葉爛擣貼瘡。

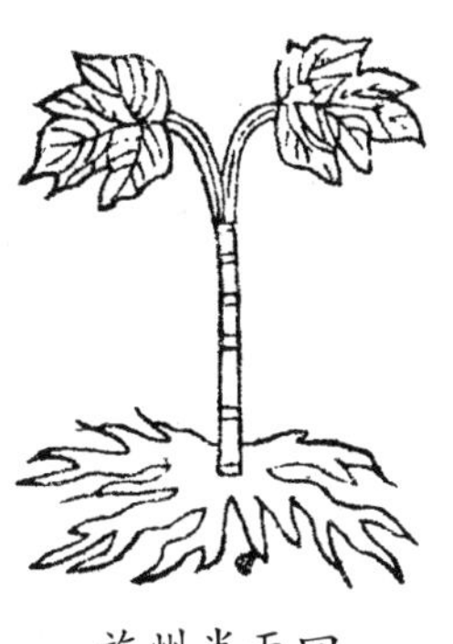

施州半天回

圖經曰：半天回生施州。春生苗，高二尺已來，赤斑色，至冬苗葉皆枯。其根味苦、澀，性温，無毒。土人夏月採之，與雞翁藤、野蘭根、崖椶等四味，洗净去麄皮，焙乾，等分，擣羅爲末，温酒調服二錢匕，療婦人血氣并五勞七傷。婦人服忌羊血、雞、魚、濕麪，丈夫服無所忌。

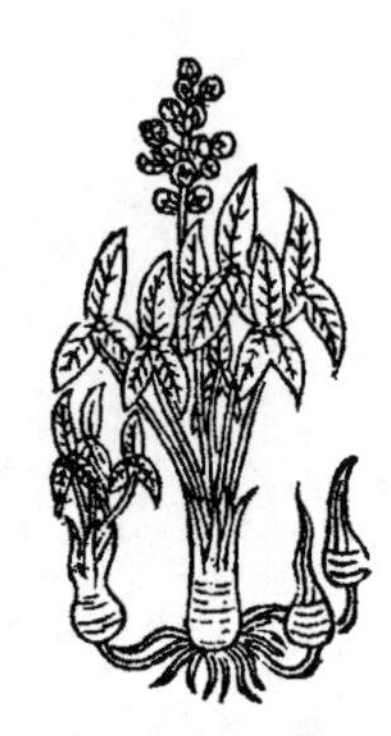

密州剪刀草

圖經曰：剪刀草生江湖及京東近水河溝沙磧中。味甘、微苦，寒，無毒。葉如剪刀形，莖簳似嫩蒲，又似三稜。苗甚軟，其色深青緑。每叢十餘莖，内抽出一兩莖，上分枝，開小白花，四瓣，蘂深黄色。根大者如杏，小者如杏核，色白而瑩滑。五月、六月、七月採葉，正月、二月採根。一名慈菰，一名白地栗，一名河鳬茨。土人爛擣其莖葉如泥，塗傅諸惡瘡腫，及小兒遊瘤丹毒，以冷水調此草膏，化如糊，以雞羽掃上，腫便消退，其效殊佳。根煑熟，味甚甘甜，時人作果子常食，無毒。福州别有一種小異，三月生花，四時採根、葉，亦治癰腫。

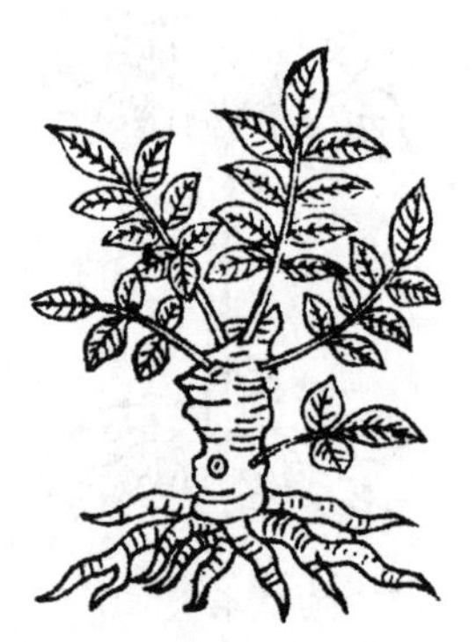

施州龍牙草

圖經曰：龍牙草生施州。株高二尺已來，春夏有苗葉，至秋冬而枯。其根味辛、澁，温，無毒。春夏採之，洗净揀擇，去蘆頭，焙乾，不計分兩，擣羅爲末，用米飲調服一錢匕，治赤白痢，無所忌。

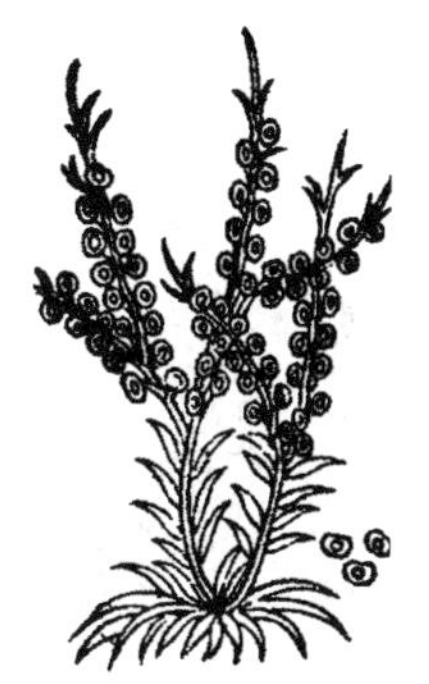

秦州苦芥子

圖經曰：苦芥子生秦州。苗長一尺已來，枝莖青色，葉如柳，開白花，似榆莢。其子黑色，味苦，大寒，無毒。明眼目，治血風煩躁。

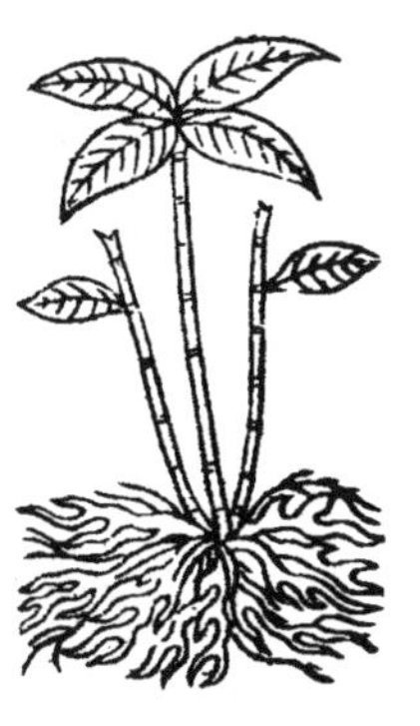

施州野蘭根

圖經曰：野蘭根出施州。叢生，高二尺已來，四時有葉，無花。其根味微苦，性温，無毒。採無時。彼土人取此，并半天回、雞翁藤、崖椶等四味，洗净，去麁皮，焙乾，等分，擣羅爲末，温酒調服二錢匕，療婦人血氣并五勞七傷。婦人服之忌雞、魚、濕麪、羊血，丈夫無所忌。

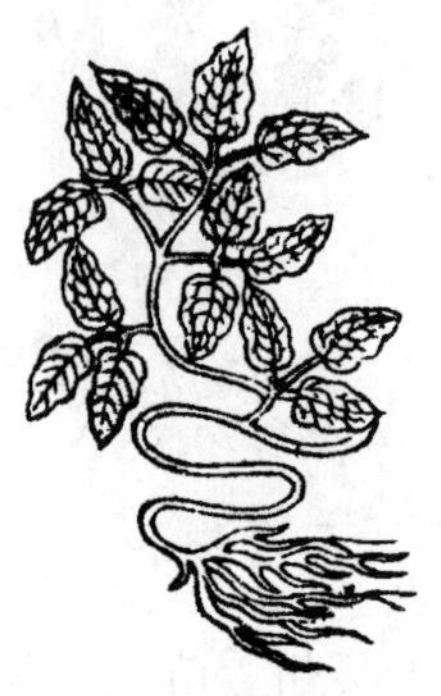

施州都管草

圖經曰：都管草生施州及宜州田野。味苦、辣，性寒。主風瘻腫毒，赤疣，以醋摩其根塗之。亦治喉咽腫痛，切片含之，立愈。其根似羌活頭，歲長一節，高一尺許，葉似土當歸，有重臺生。二月、八月採根，陰乾。施州生者作蔓，又名香毬，蔓長丈餘，赤色，秋結紅實，四時皆有。採其根枝，煎湯淋洗，去風毒瘡腫。

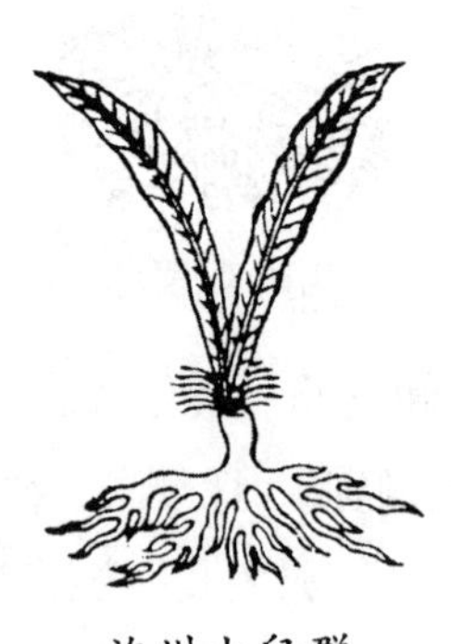

施州小兒群

圖經曰：小兒群生施州。叢高一尺已來，春夏生苗葉，無花，至冬而枯。其根味辛，性凉，無毒。採無時。彼土人取此并左纏草二味，洗净，焙乾，等分，擣羅爲末，每服一錢，温酒調下，療淋疾，無忌。左纏草乃旋花根也。

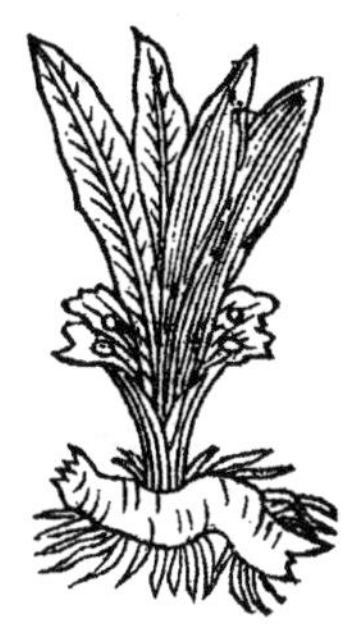

常州菩薩草

圖經曰：菩薩草生江浙州郡，近京亦有之。味苦，無毒。中諸藥食毒者，酒研服之。又治諸蟲蛇傷：飲其汁及研傅之，良。亦名尺二。主婦人妊娠咳嗽：擣篩，蜜丸服之，立效。此草凌冬不凋，秋中有花直出，赤子似蒻頭。冬月採根用。

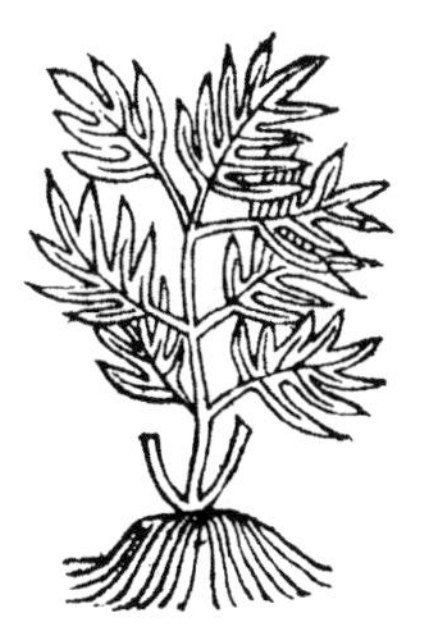

筠州仙人掌草

圖經曰：仙人掌草生台州、筠州。味微苦而澁，無毒。多於石壁上貼壁而生，如人掌，故以名之。葉細而長，春生，至冬猶青，無時採。彼土人與甘草浸酒服，治腸痔瀉血。不入衆使。

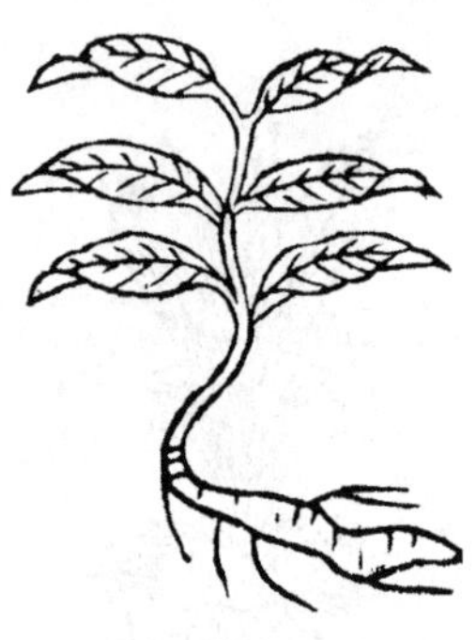

施州紫背金盤草

圖經曰：紫背金盤草生施州。苗高一尺已來，葉背紫，無花。根味辛、澁，性熱，無毒。採無時。土人單用此物，洗净，去麁皮，焙乾，擣羅，温酒調服半錢匕，治婦人血氣。能消胎氣，孕婦不可服。忌雞、魚、濕麪、羊血。

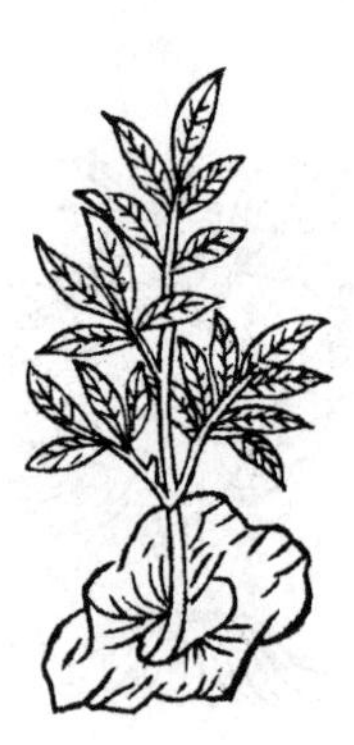

常州石逍遥草

圖經曰：石逍遥草生常州。味苦，微寒，無毒。療攤緩諸風，手足不遂。其草冬夏常有，無花實。生亦不多。採無時。俗用擣爲末，煉蜜丸如梧子大，酒服三十粒，日三服，百日差。久服益血，輕身。初服微有頭疼，無害。

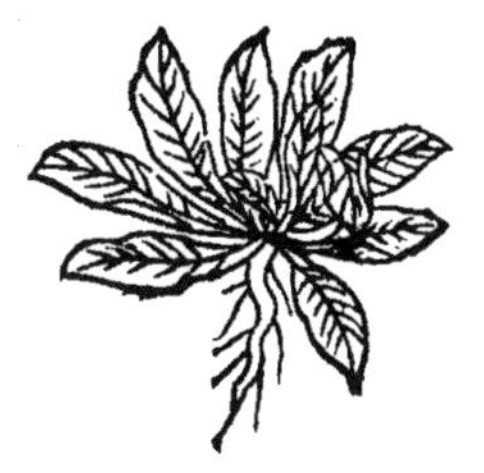

密州胡堇草

圖經曰：胡堇草生密州東武山田中。味辛，滑，無毒。主五臟、榮衛、肌肉、皮膚中瘀血，止疼痛，散血。絞汁塗金瘡。科葉似小堇菜，花紫色，似翹軺花。一科七葉，花出三兩莖。春採苗。使時擣篩。與松脂、乳香、花桑柴炭、亂髮灰同熬，如彈丸大。如有打撲損筋骨折傷，及惡癰癤腫破，以熱酒摩一彈丸服之，其疼痛立止。

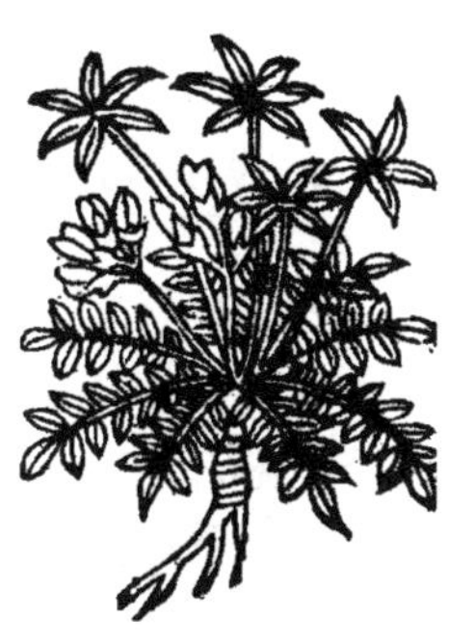

秦州無心草

圖經曰：無心草生商州及秦州。性温，無毒。主積血，逐氣塊，益筋節，補虚損，潤顔色，療澼洩腹痛。三月開花，五月結實，六七月採根、苗，陰乾用之。

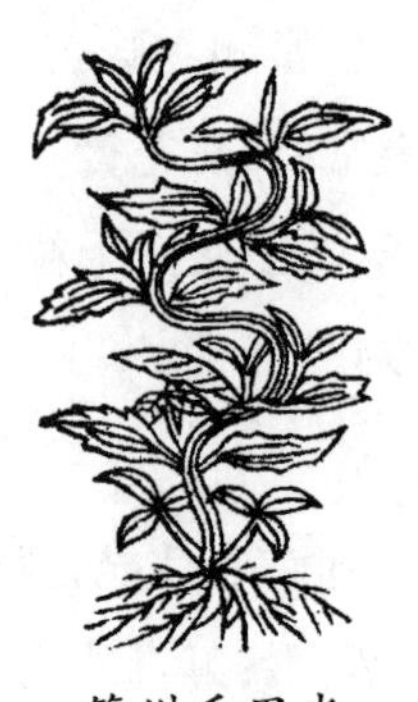

筠州千里光

圖經曰：千里光生筠州淺山及路傍。味苦、甘，寒，無毒。葉似菊葉而長，枝榦圓而青，背有毛。春生苗，秋生莖葉，有花黄色，不結實。花無用。彼土人多與甘草煮作飲服，退熱明目。不入衆藥用。

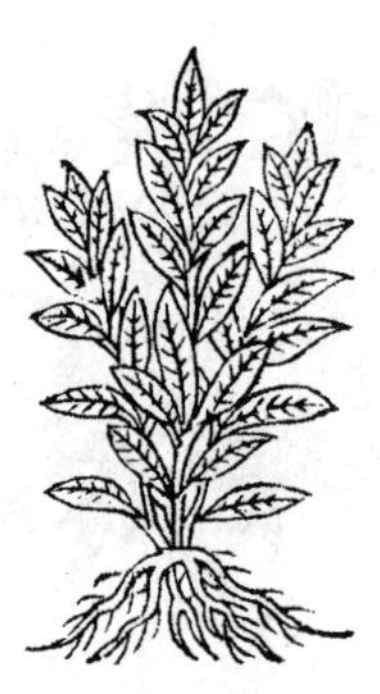

筠州九牛草

圖經曰：九牛草生筠州山崗上。味微苦，有小毒。解風勞，治身體痛。二月生苗，獨莖，高一尺。葉似艾葉，圓而長，背有白毛，面青。五月採。與甘草同煎服。不入衆用。

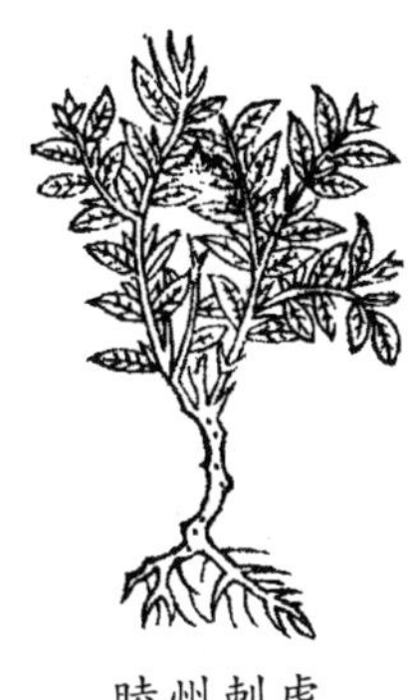

睦州刺虎

圖經曰：刺虎生睦州。味甘。其葉凌冬不凋[①]。採無時。彼土人以其根、葉、枝簳細剉，焙乾，擣羅爲末，煖酒調服一錢匕，理一切腫痛風疾。

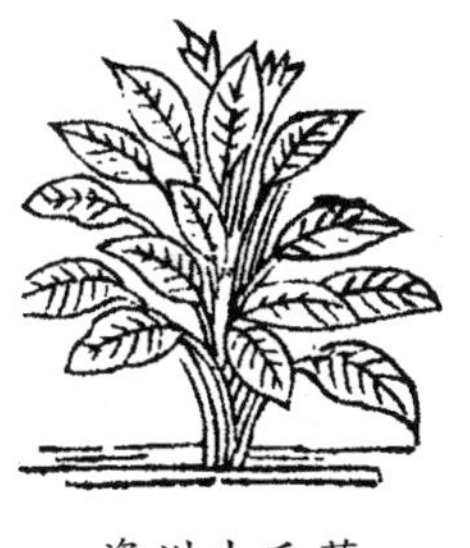

資州生瓜菜

圖經曰：生瓜菜生資州平田陰畦間。味甘，微寒，無毒。治走疰攻頭面四肢，及陽毒傷寒，壯熱頭痛，心神煩躁，利胸膈。俗用擣取自然汁飲之，及生擣貼腫毒。苗長三四寸，作叢生。葉

① 凋：底本作"周"，據文意改。

青圓似白莧菜。春生莖葉,夏開紫白花,結黑細實。其味作生瓜氣,故以爲名。花實無用。

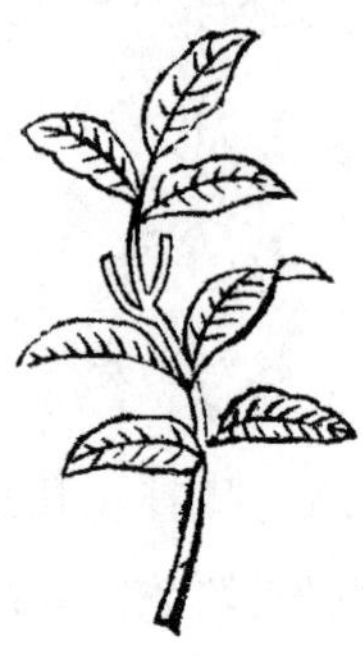

福州建水草

圖經曰:建水草生福州。其枝葉似桑,四時常有。彼土人取其葉,焙乾碾末,煖酒服,治走疰風。

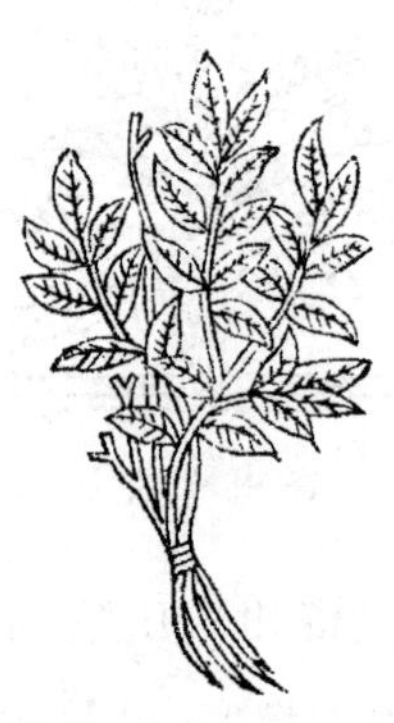

信州紫袍

圖經曰:紫袍生信州。春深發生,葉如苦益菜。至五月生花如金錢,紫色。彼方醫人用治咽喉口齒。

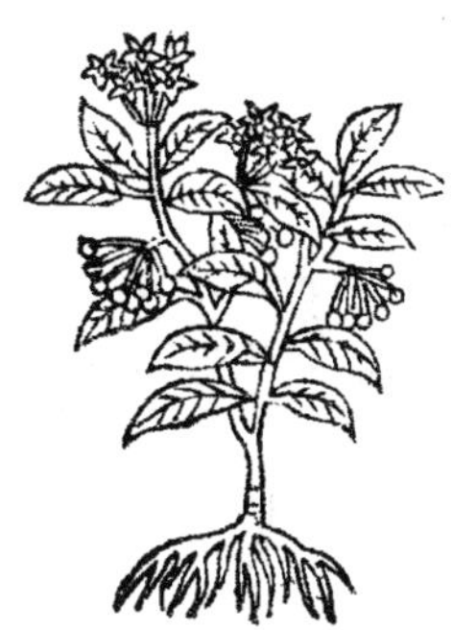

高郵軍老鵶眼睛草

圖經曰:老鵶眼睛草生江湖間。味甘,性温,無毒。治風,補益男子元氣,婦人敗血。七月採子。其葉入醋細研,治小兒火焰丹,消赤腫。其根與木通、胡荽煎湯服,通利小便。葉如茄子葉,故名天茄子。或云即漆姑草也。漆姑即蜀羊泉,已見本經,人亦不能決識之。

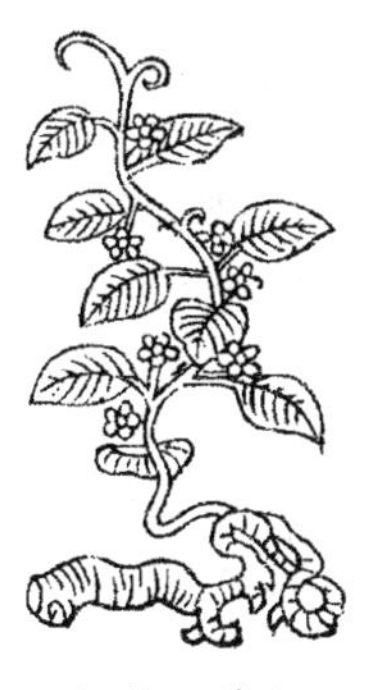

明州天花粉

圖經曰:天花粉生明州。味苦,寒,無毒。主痟渴,身熱,煩滿,大熱,補氣安中,續絶傷,除腸中固熱,八疸身面黄,脣乾口燥,短氣,通月水,止小便利。十一月、十二月採根用。

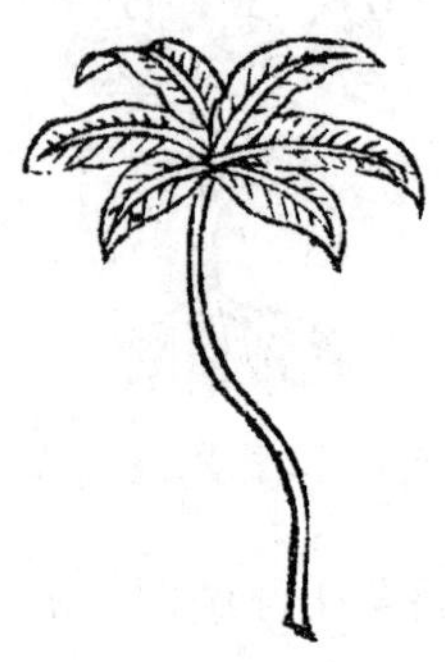

福州瓊田草

圖經曰:瓊田草生福州。春生苗葉,無花。三月採根、葉,焙乾。土人用治風。生擣羅,蜜丸服之。

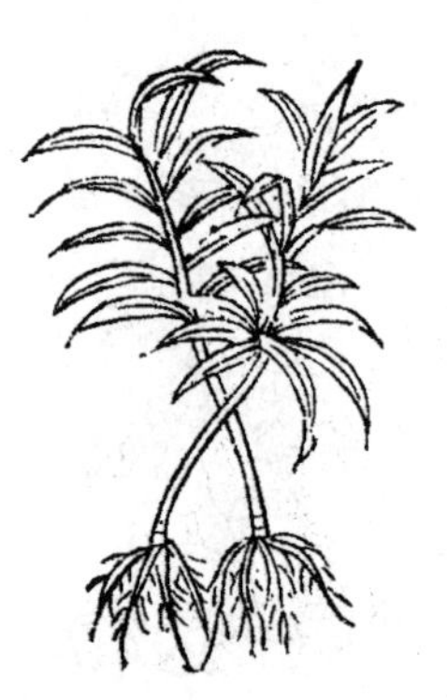

福州石垂

圖經曰:石垂生福州山中。三月有花,四月採子,焙乾。生擣羅,蜜丸。彼人用治蠱毒,甚佳。

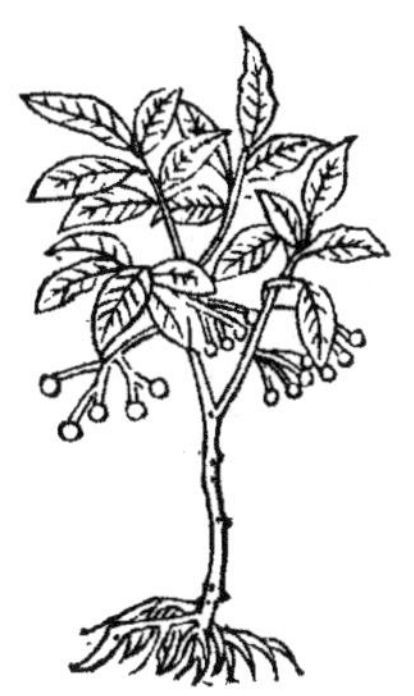

福州紫金牛

圖經曰:紫金牛生福州。味辛,葉如茶,上緑下紫,實圓,紅如丹朱,根微紫色。八月採,去心暴乾,頗似巴戟。主時疾膈氣,去風痰用之。

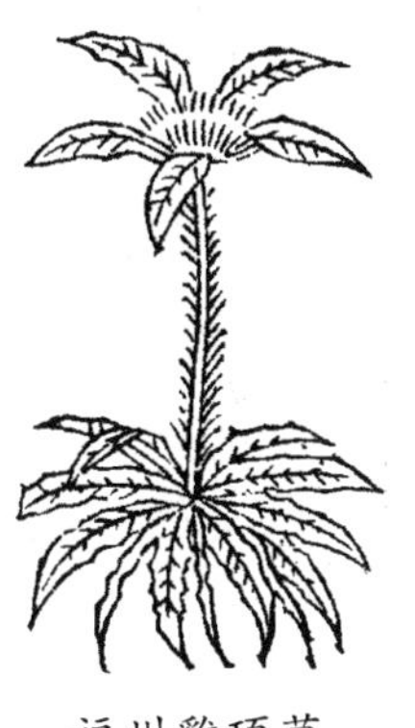

福州雞項草

圖經曰:雞項草生福州。葉如紅花,葉上有刺,青色,亦名千針草。根似小蘿蔔,枝條直上。三四月苗上生紫花。八月葉凋。十月採根,洗,焙乾,碾羅爲散服,治下血。

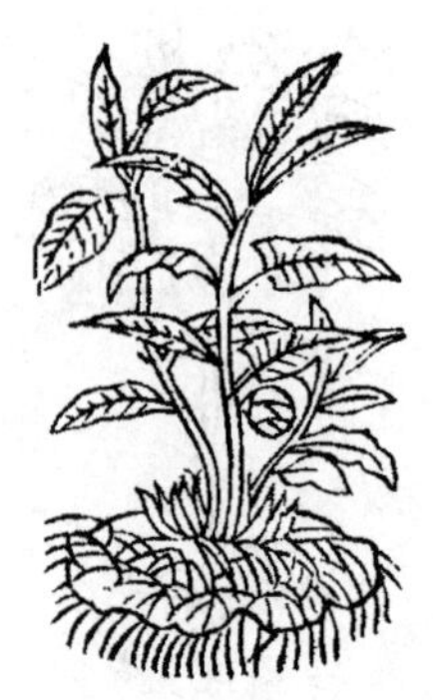

淄州拳參

圖經曰:拳參生淄州田野。葉如羊蹄,根似海鰕,黑色。五月採。彼土人擣末,淋煠腫氣。

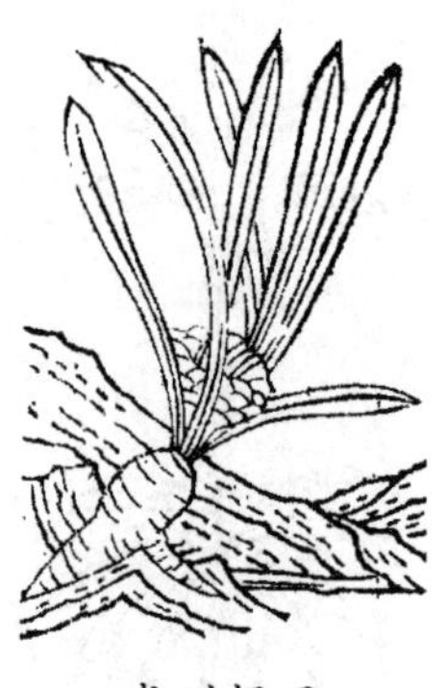

威州根子

圖經曰:根子生威州山中。味苦、辛,温。主心中結塊,久積氣攻臍下。根入藥用。採無時。其苗、葉、花、實並不入藥。

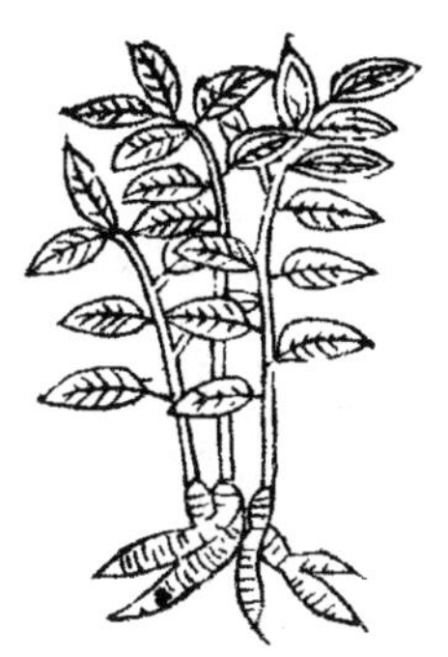

淄州杏參

圖經曰：杏參生淄州田野。主腹臓風壅，上氣欬嗽。根似小菜根。五月内採苗、葉。彼土人多用之。

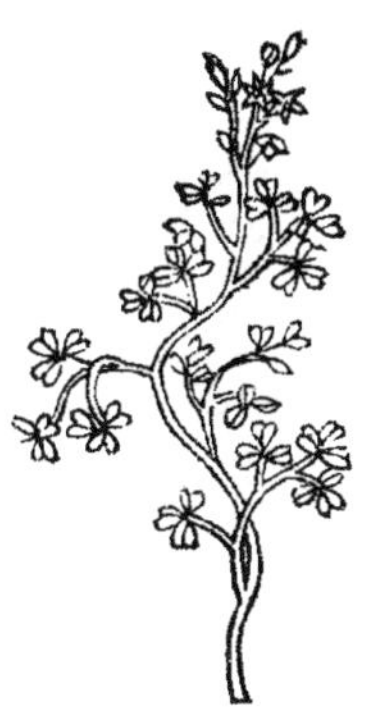

福州赤孫施

圖經曰：赤孫施生福州。葉如浮萍草。治婦人血結不通。四時常有，採無時。每用一手搦，净洗，細研，煖酒調服之。

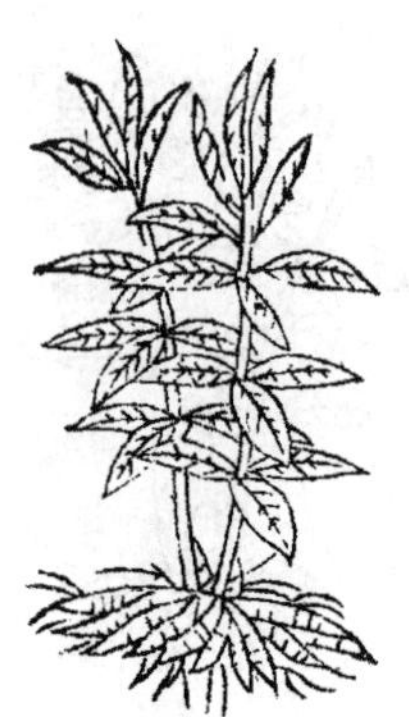

臨江軍田母草

圖經曰：田母草生臨江軍。性涼，無花實。二月採根用。主煩熱及小兒風熱，用之尤效。

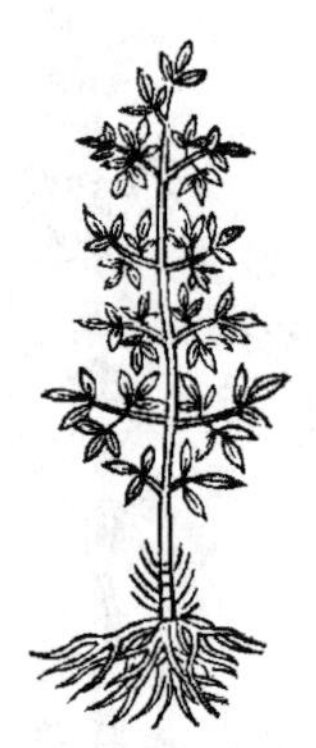

饒州鐵線

圖經曰：鐵線生饒州。味微苦，無毒。三月採根，陰乾。彼土人用療風，消腫毒，有効。

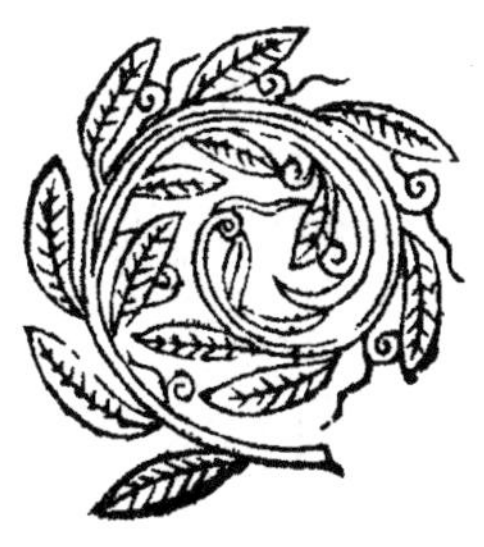

台州天壽根

圖經曰:天壽根出台州。每歲土貢。其性涼。甚治胸膈煩熱。彼土[1]常用有効。

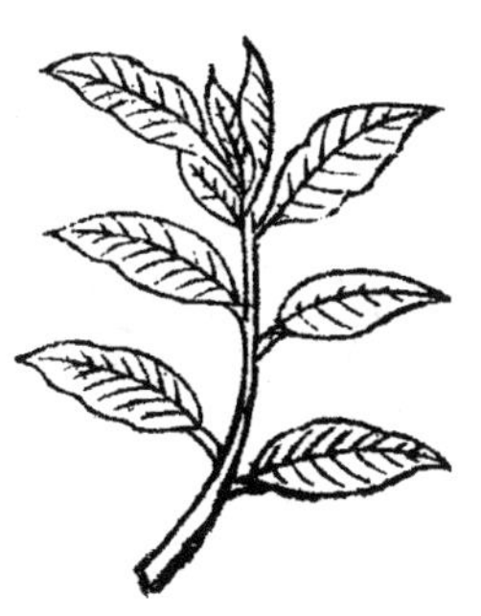

天台山百藥祖

圖經曰:百藥祖生天台山中。苗葉冬夏常青。彼土人冬採其葉入藥,治風有効。

① 據上下文例,"土"下應有"人"字。

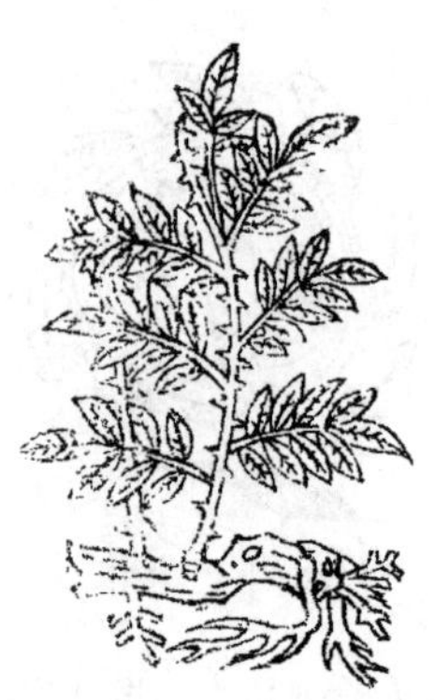

天台山黄寮郎

圖經曰:黄寮郎生天台山中。苗葉冬夏常青。彼土人採其根入藥,治風有効。

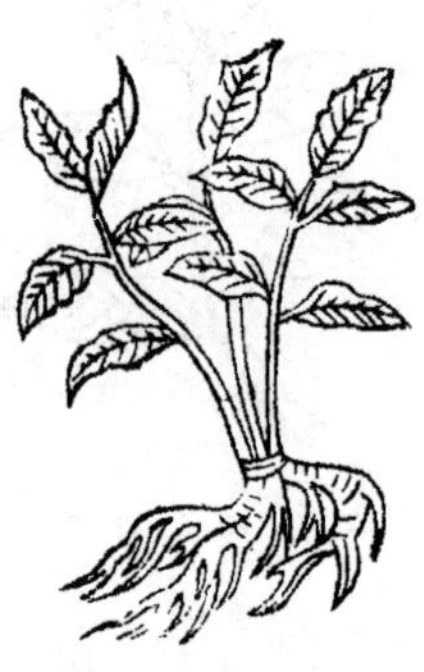

天台山催風使

圖經曰:催風使生天台山中。苗葉冬夏常青。彼土人秋採其葉入藥用,治風有効。

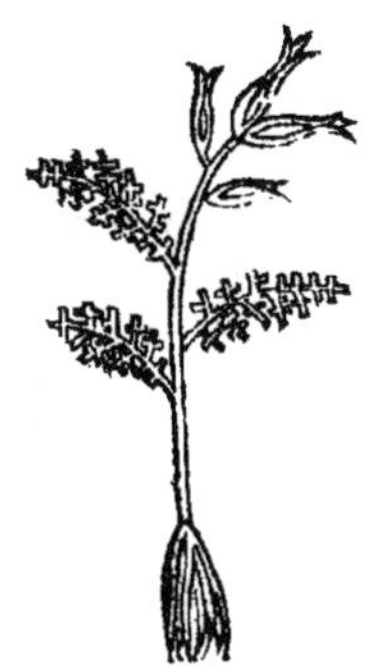

鄧州陰地厥

圖經曰:陰地厥生鄧州順陽縣内鄉山谷。味甘、苦,微寒,無毒。主療腫毒風熱。葉似青蒿,莖青紫色,花作小穗,微黄,根似細辛。七月採根、苗用。

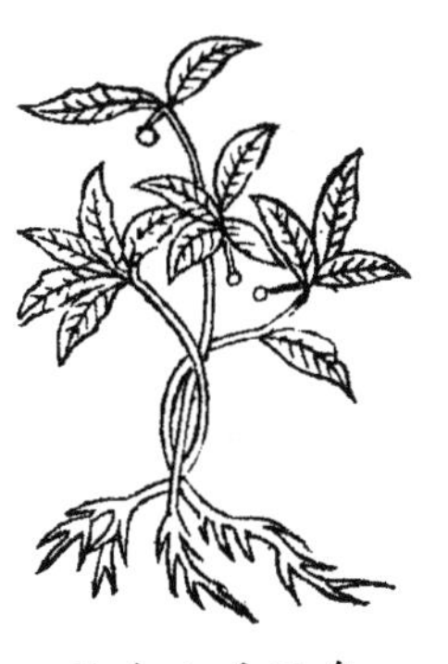

天台山千里急

圖經曰:千里急生天台山中。春生苗,秋有花。彼土人并其花、葉採入藥用,治眼有效。

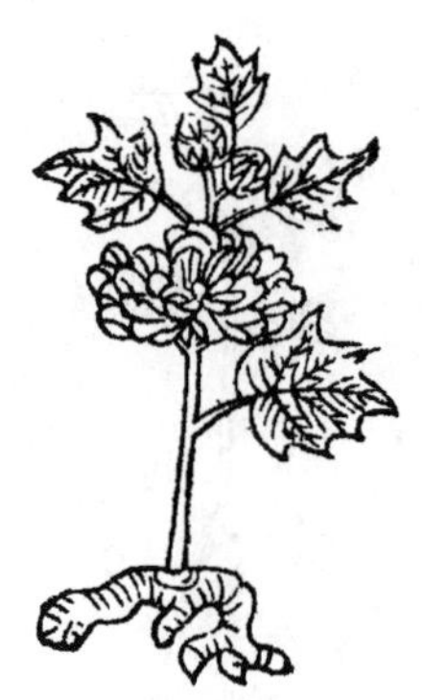

鼎州地芙蓉

圖經曰:地芙蓉生鼎州。味辛,平,無毒。花主惡瘡,葉以傅貼腫毒。九月採。

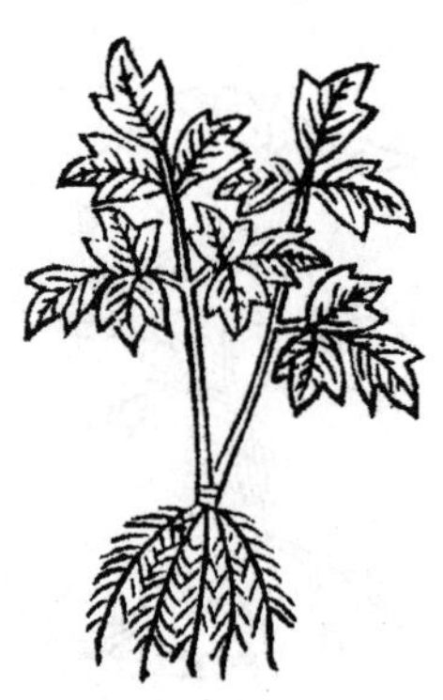

信州黄花了

圖經曰:黄花了生信州。春生青葉,至三月而有花,似辣菜花,黄色。至秋中結實。採無時。療咽喉口齒。

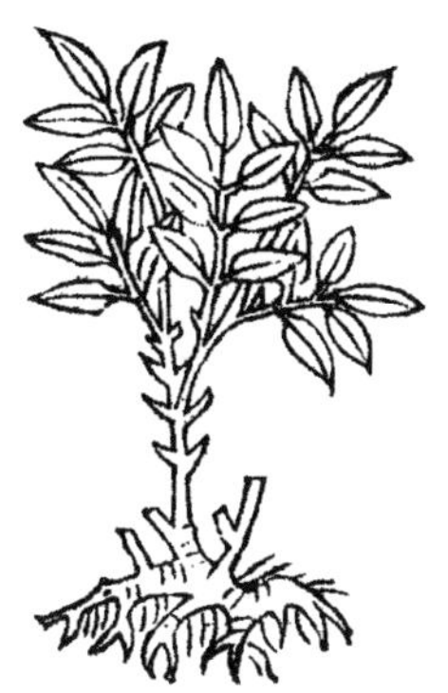

南恩州布里草

圖經曰：布里草生南恩州原野中。味苦，寒，有小毒。治皮膚瘡疥。莖高三四尺，葉似李而大，至夏不花而實，食之令人瀉。不拘時採根，割取皮，焙乾爲末，油和塗瘡疥，殺蟲。

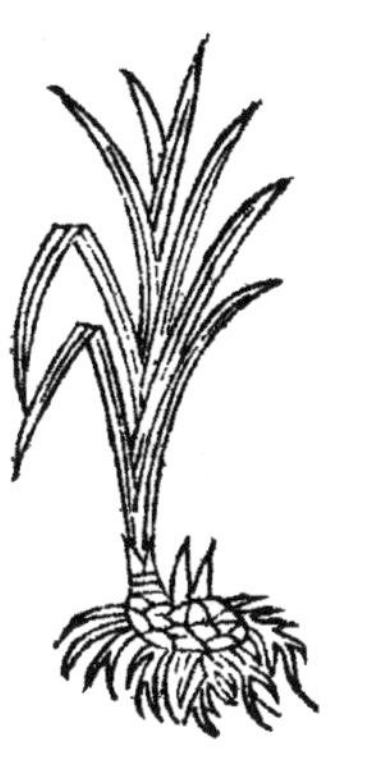

福州香麻

圖經曰：香麻生福州。四季常有苗葉而無花，不拘時月採之。彼土人以煎作浴湯，去風甚佳。

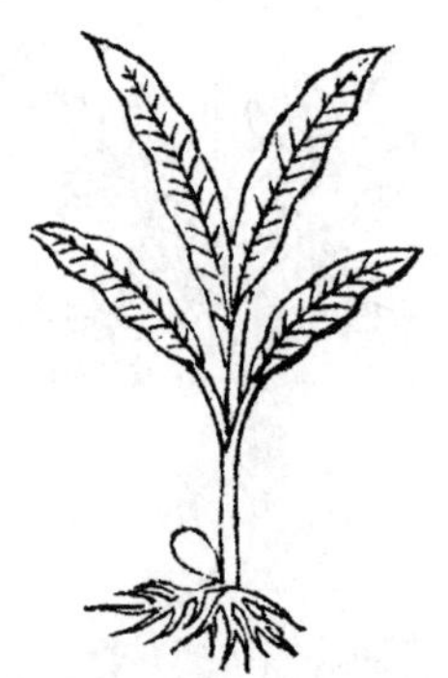

宜州半邊山

圖經曰：半邊山生宜州溪澗。味微苦、辛，性寒。主風熱上壅，喉咽腫痛，及項上風瘻。以酒摩服。二月、八月、九月採根，其根狀似白术而軟。葉似苦藚，厚而光。一名水苦藚，一名謝婆菜。

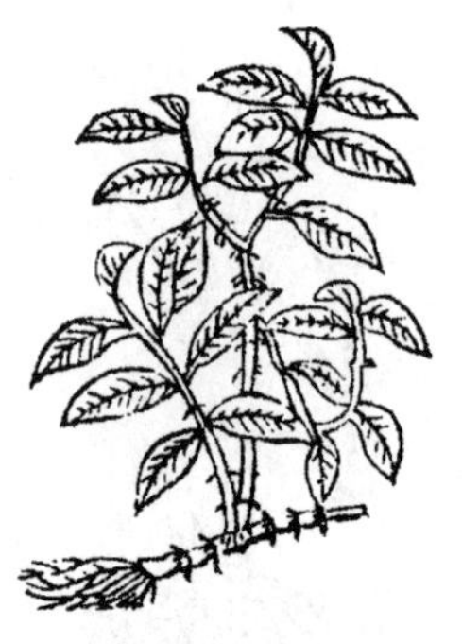

南恩州火炭母草

圖經曰：火炭母草生南恩州原野中。味酸，平，無毒。去皮膚風熱，流注骨節，癰腫疼痛。莖赤而柔似細蓼，葉端尖，近梗方。夏有白花。秋實如菽，青黑色，味甘可食。不拘時採葉，擣爛於埴器中,以鹽酒炒,傅腫痛處,經宿一易。

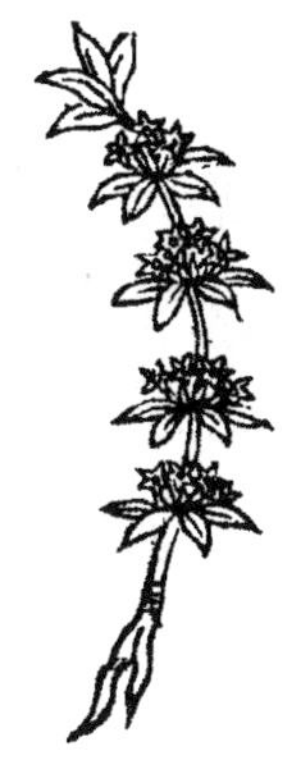

威勝軍亞麻子

圖經曰:亞麻子出兖州、威勝軍。味甘,微温,無毒。苗、葉俱青,花白色。八月上旬採其實用。又名鵶麻。治大風疾。

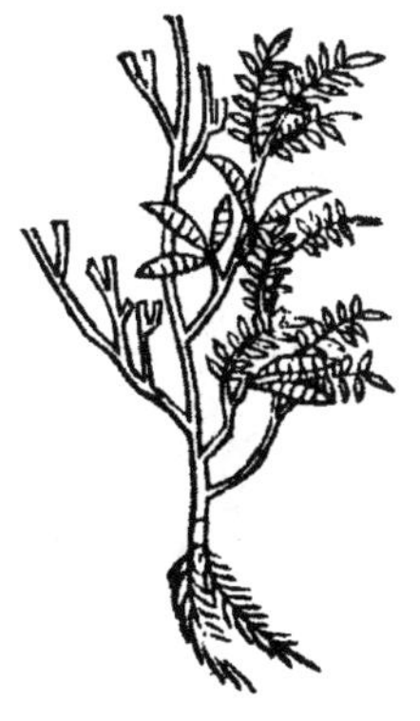

信州田麻

圖經曰:田麻生信州田野及溝澗傍。春夏生青葉。七月、八月中生小莢子。冬三月採葉,療瘰癧腫毒。

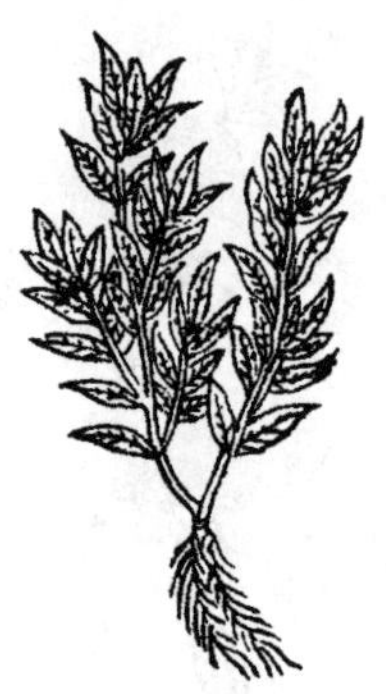

信州鵪鳥威

圖經曰:鵪鳥威生信州山野中。春生青葉,至九月而有花,如蓬蒿菜花,淡黄色,不結實。療瘰癧腫毒。採無時。

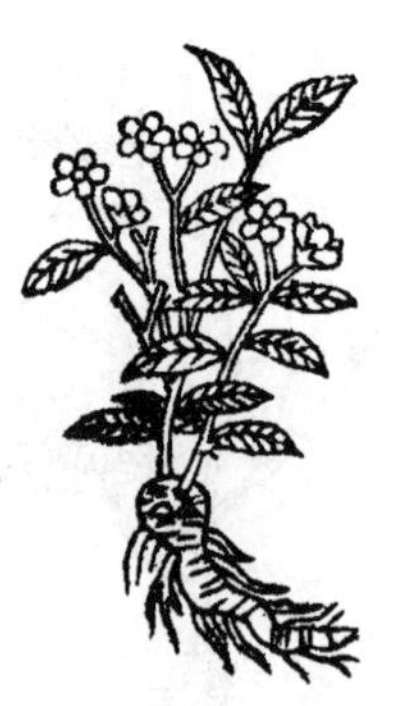

信州茆質汗

圖經曰:茆質汗生信州。葉青,花白。七月採。彼土人以治風腫,行血有效。

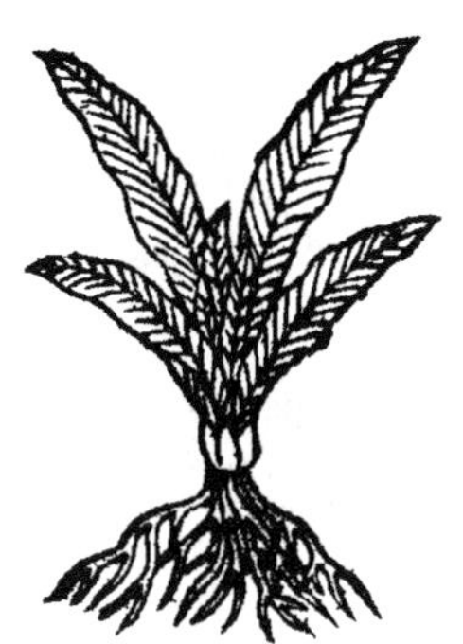

江寧府地蜈蚣

圖經曰:地蜈蚣出江寧府村落間。鄉人云水摩塗腫毒,醫方鮮用。

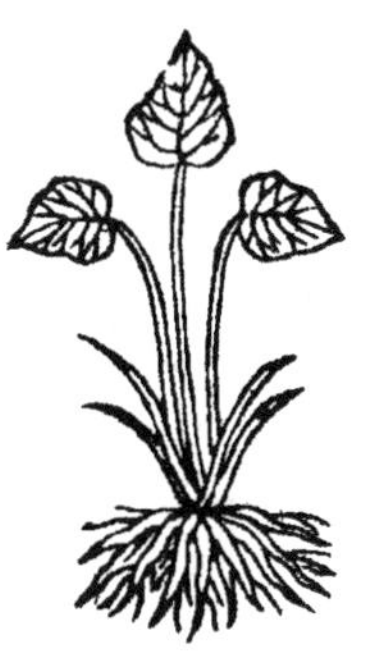

商州地茄子

圖經曰:地茄子生商州。味微辛,温,有小毒。主中風痰涎麻痺,下熱毒氣,破堅積,利膈,消癰腫瘡癤,散血墮胎。三月開花結實,五月、六月採,陰乾用。

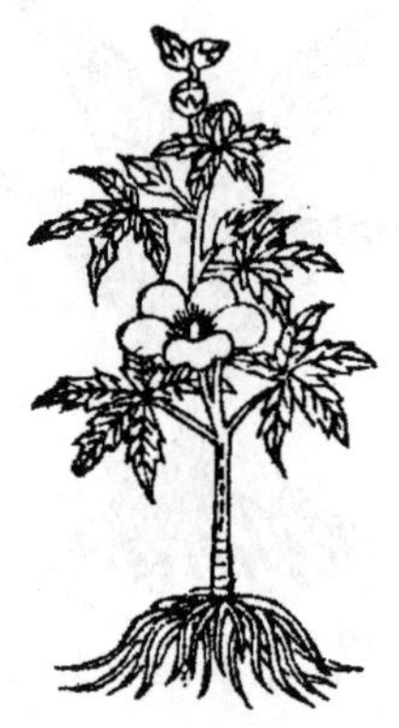

鼎州水麻

圖經曰：文附石蒜條下。

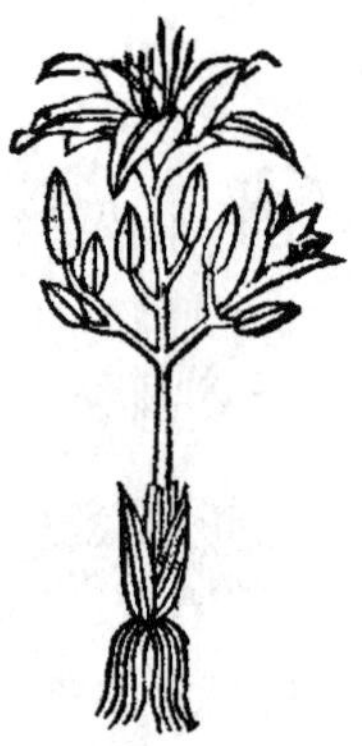

鼎州金燈

圖經曰：文附石蒜條下。

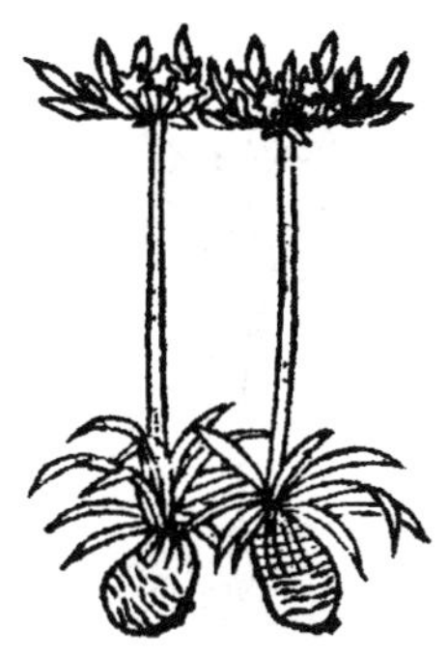

黔州石蒜

圖經曰：水麻生鼎州。味辛，温，有小毒。其根名石蒜。主傅貼腫毒。九月採。又，金燈花，其根亦名石蒜，或云即此類也。

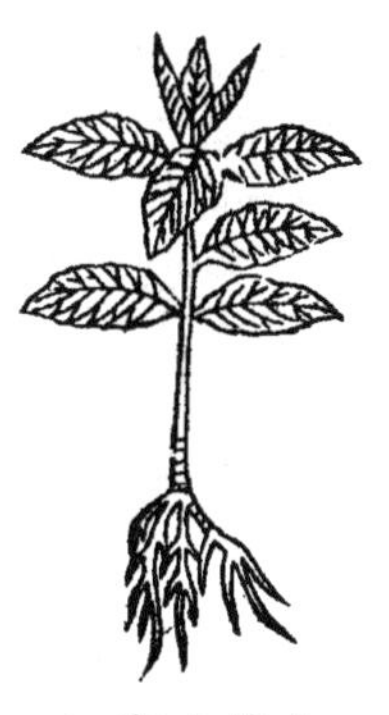

江寧府蕁麻

圖經曰：蕁麻生江寧府山野中。村民云療蛇毒，然有大毒，人誤服之，吐利不止。

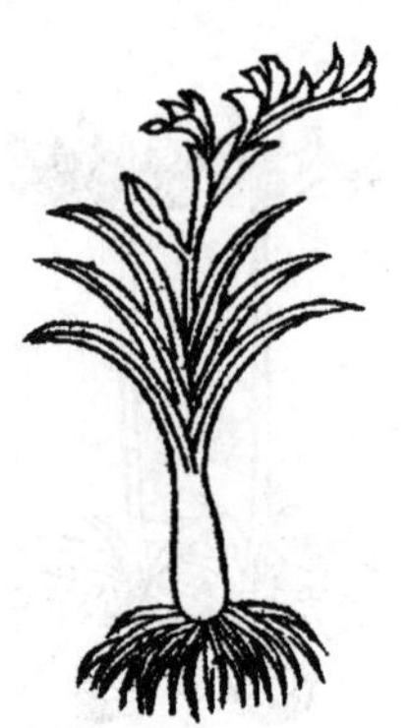

衛州山薑

圖經曰：山薑生衛州。味辛，平，有小毒。去皮間風熱，可作淋煠湯。又主暴冷及胃中逆冷，霍亂腹痛。開紫花，不結子。八月、九月採根用。

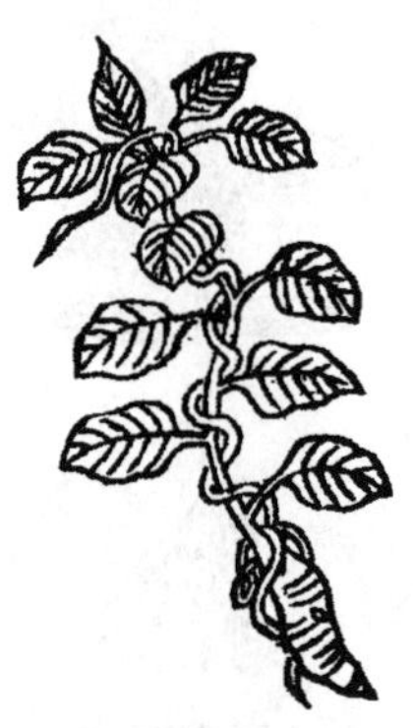

秦州馬腸根

圖經曰：馬腸根生秦州。味苦、辛，寒，有毒。主蠱毒，除風。五月、六月採根用。其葉似桑，性熱。三月採，以療瘡疥。

本草圖經本經外木蔓類二十五種

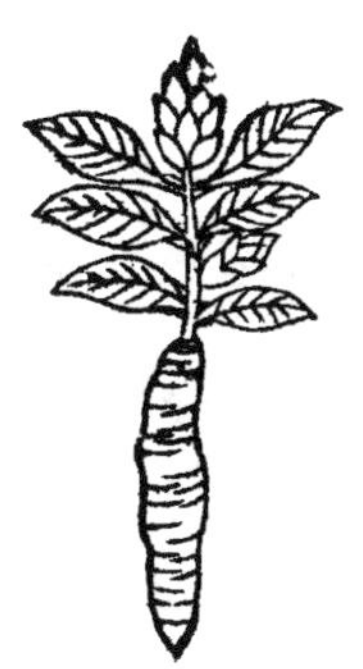

施州大木皮

圖經曰：大木皮生施州。其高下、大小不定，四時有葉，無花。其皮味苦、澀，性温，無毒。採無時。彼土人與苦桃皮、樱桃皮三味，各去麄皮，净洗焙乾，等分擣羅，酒調服一錢匕，療一切熱毒氣。服食無忌。

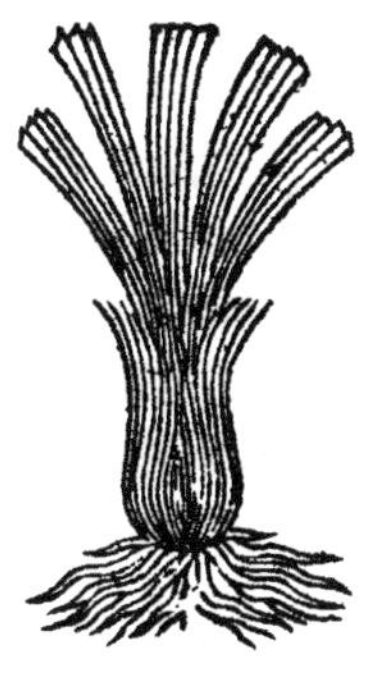

施州崖椶

圖經曰：崖椶生施州石崖上。味甘、辛，性温，無毒。苗高一尺已來,四季有葉,無花。彼土醫人採根,與半天迴、雞翁藤、野蘭根等四味,净洗焙乾,去麄皮,等分擣羅,温酒調服二錢匕。療婦人血氣并五勞七傷。婦人服忌雞、魚、濕麪,丈夫服無所忌。

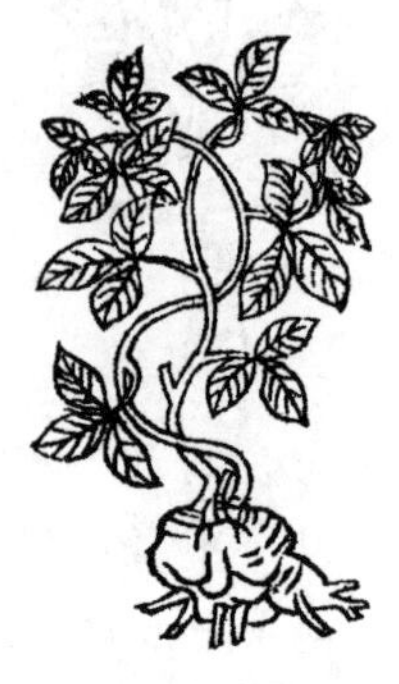

宜州鵝抱

圖經曰:鵝抱生宜州山洞中。味苦,性寒。主風熱上壅,咽喉腫痛及解蠻箭藥毒,篩末,以酒調服之,有效。亦消風熱結毒赤腫,用酒摩塗之,立愈。此種多生山林中,附石而生,作蔓,葉似大豆,根形似萊菔,大者如三升器,小者如拳。二月、八月採根切片,陰乾。

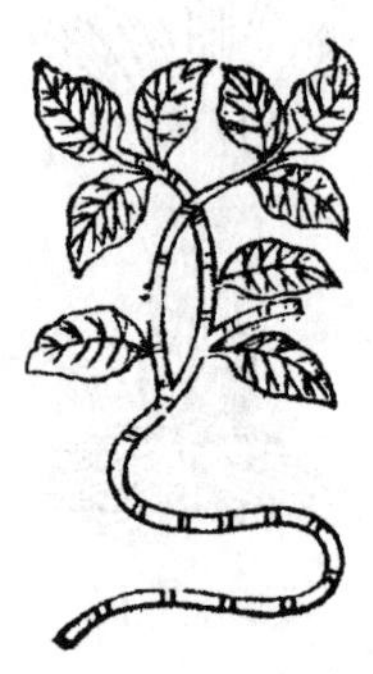

施州雞翁藤

圖經曰：雞翁藤出施州。其苗蔓延大木，有葉無花。味辛，性温，無毒。採無時。彼土人與半天迴、野蘭根、崖椶四味，浄洗去麁皮，焙乾，等分擣羅爲末，每服二錢，用温酒調下，療婦人血氣并五勞七傷。婦人服忌雞、魚、濕麪、羊血，丈夫無忌。

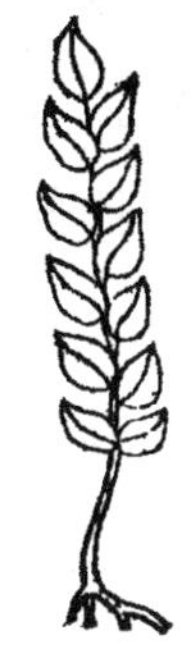

福州紫金藤

圖經曰：紫金藤生福州山中。春初單生葉，青色，至冬凋落。其藤似枯條，採其皮曬乾爲末，治丈夫腎氣。

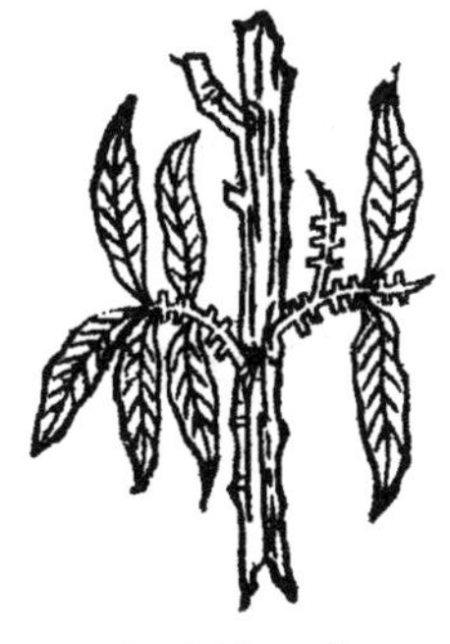

施州獨用藤

圖經曰：獨用藤生施州。四時有葉無花，葉上有倒刺。其皮味苦、辛，性熱，無毒。採無時。彼土人取此并小赤藥頭二味，洗净焙乾，各等分，擣羅爲末，温酒調一錢匕，療心氣痛。

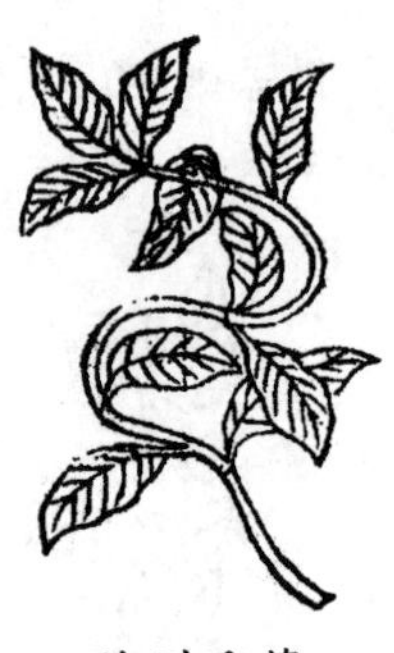

施州瓜藤

圖經曰：瓜藤生施州。四時有葉無花。其皮味甘，性凉，無毒。採無時。與刺猪零二味，洗净去麁皮，焙乾，等分擣羅。用甘草水調貼，治諸熱毒惡瘡。

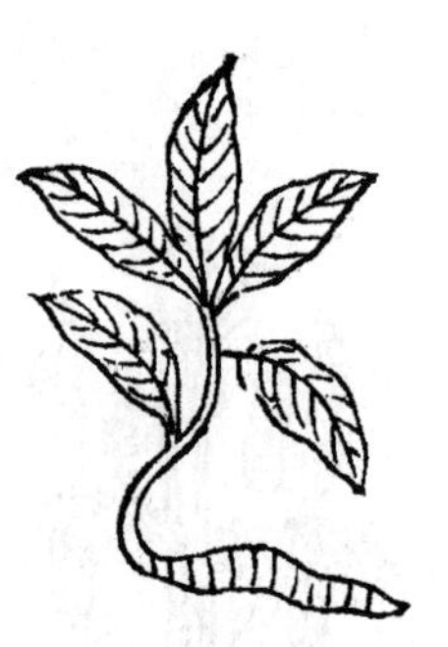

施州金稜藤

圖經曰：金稜藤生施州。四時有葉無花。其皮味辛，性温，無毒。採無時。與續筋、馬接脚三味，洗净去麁皮，焙乾，等分擣羅，温酒調服二錢匕，治筋骨疼痛，無所忌。

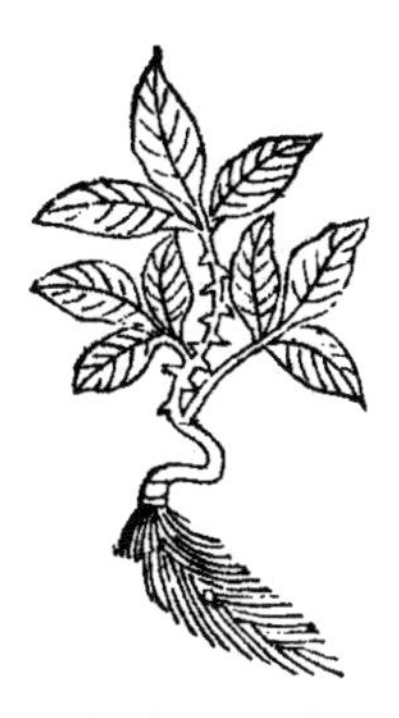

施州野猪尾

圖經曰：野猪尾生施州。其苗纏木作藤生，四時有葉無花。味苦、澀，性凉，無毒。採無時。彼土人取此并百藥頭二味，洗净去麄皮，焙乾，等分擣羅爲末，温酒調下一錢匕，療心氣痛，解熱毒。

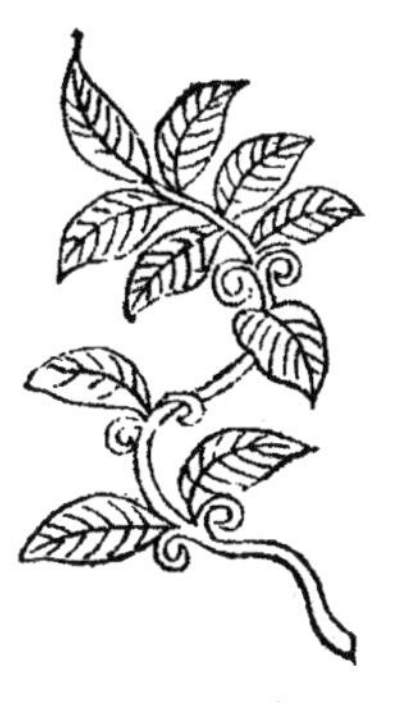

榮州烈節

圖經曰：烈節生榮州。多在林箐中生。味辛，温，無毒。主肢節風冷，筋脉急痛。春生蔓苗，莖、葉俱似丁公藤而纖細，無花實。九月採莖，暴乾，以作浴湯，佳。

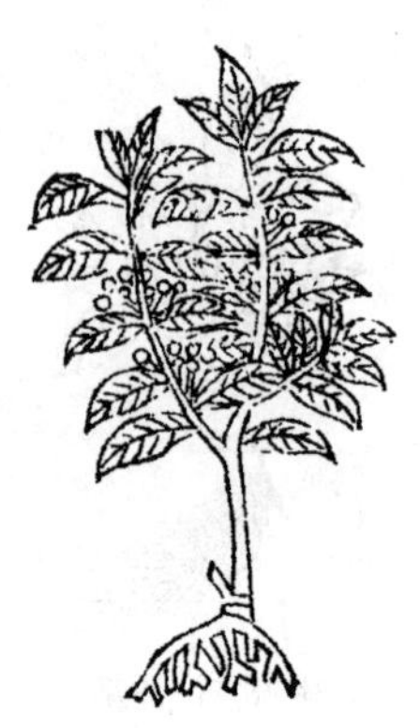

宜州杜莖山

圖經曰：杜莖山生宜州。味苦，性寒。主温瘴寒熱發歇不定，煩渴頭疼心躁。取其葉擣爛，以新酒浸，絞汁服之，吐出惡涎，甚效。其苗高四五尺，葉似苦蕒菜，秋有花，紫色，實如枸杞子，大而白。

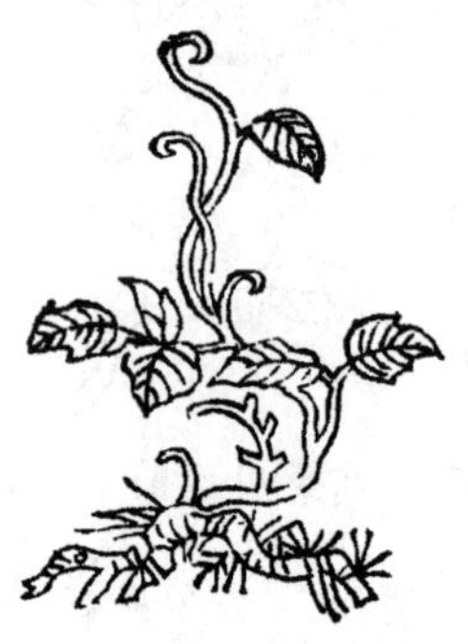

信州血藤

圖經曰：血藤生信州。葉如蔞蔄葉，根如大拇指，其色黄。五月採。攻血治氣塊，彼土人用之。

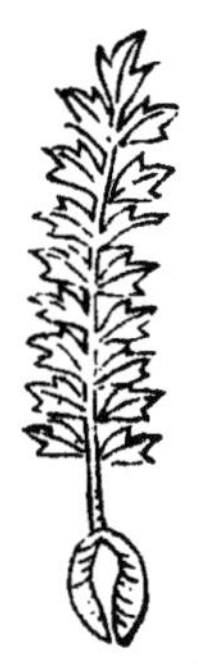

福州土紅山

圖經曰：土紅山生福州及南恩州山野中。味甘、苦，微寒，無毒。主骨節疼痛，治勞熱瘴瘧。大者高七八尺，葉似枇杷而小，無毛，秋生白花如粟粒，不實。用其葉擣爛，酒漬服之。採無時。福州生者作細藤，似芙蓉葉，其葉上青下白，根如葛頭，薄切，用米泔浸二宿，更用清水浸一宿，取出切，炒令黄色，擣末，每服一錢，水一盞，生薑一小片，同煎服，治勞瘴甚佳。

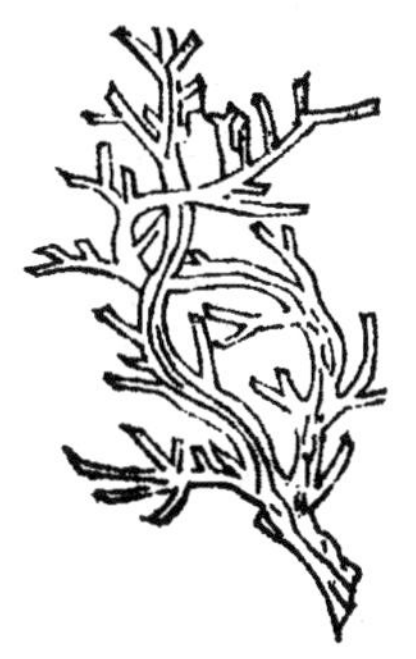

天台百稜藤

圖經曰：百稜藤生台州。春生苗，蔓延木上，無花葉。冬採皮入藥。治盜汗,彼土人用之有效。

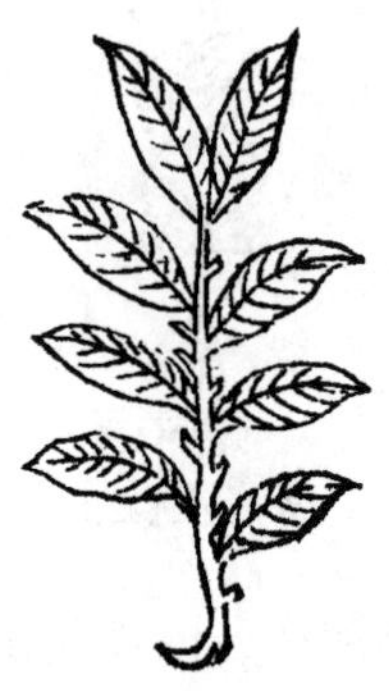

台州祁婆藤

圖經曰:祁婆藤生天台山中。其苗蔓延木上,四時常有。彼土人採其葉入藥,治風有效。

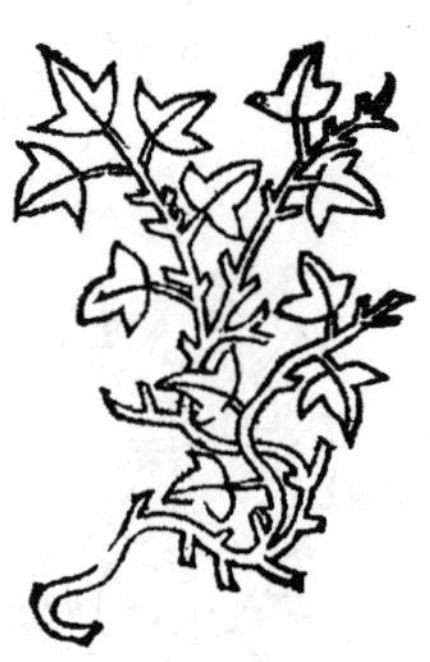

台州含春藤

圖經曰:含春藤生台州。其苗蔓延木上,冬夏常青。彼土人採其葉入藥,治風有效。

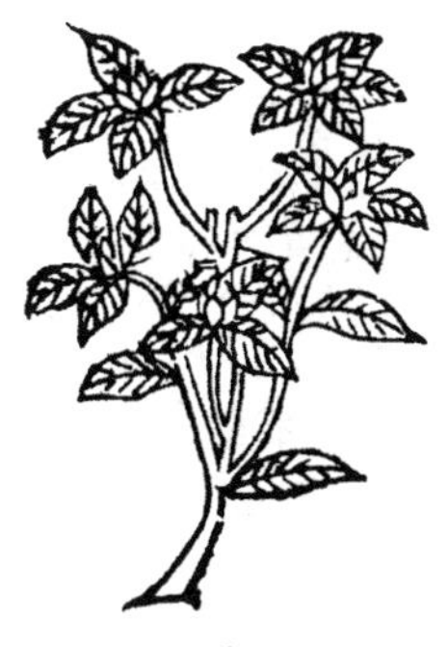

台州清風藤

圖經曰:清風藤生天台山中。其苗蔓延木上,四時常有。彼土人採其葉入藥,治風有效。

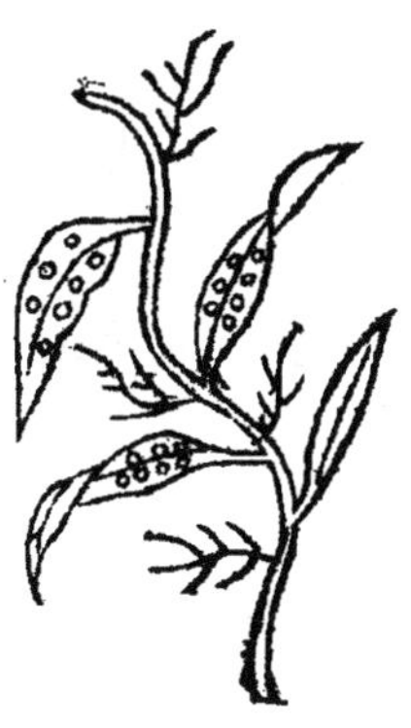

江州七星草

圖經曰:七星草生江州山谷石上。味微酸,葉如柳而長,作藤蔓延,長二三尺,其葉堅硬,背上有黄點如七星。採無時,入烏髭髮藥用之。

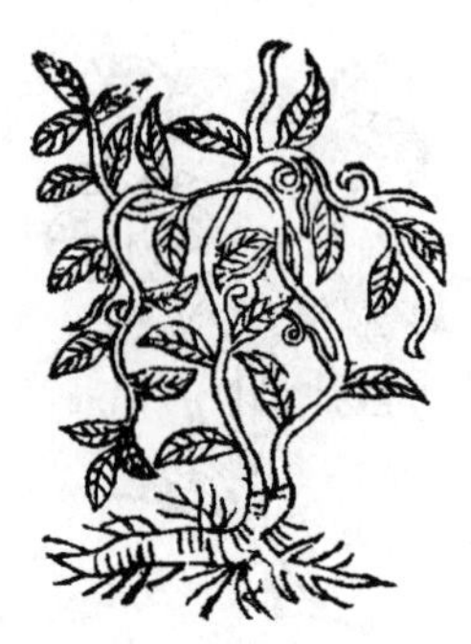

台州石南藤

圖經曰：石南藤生天台山中。其苗蔓延木上，四時不凋。彼土人採其葉入藥，治腰疼。

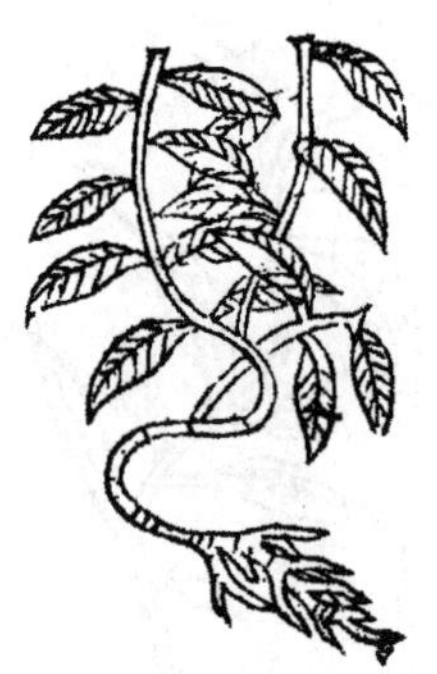

施州石合草

圖經曰：石合草生施州。其苗纏木作藤，四時有葉無花，其葉味甘，性凉，無毒。採無時。焙乾，擣羅爲末，温水調貼，治一切惡瘡腫及斂瘡口。

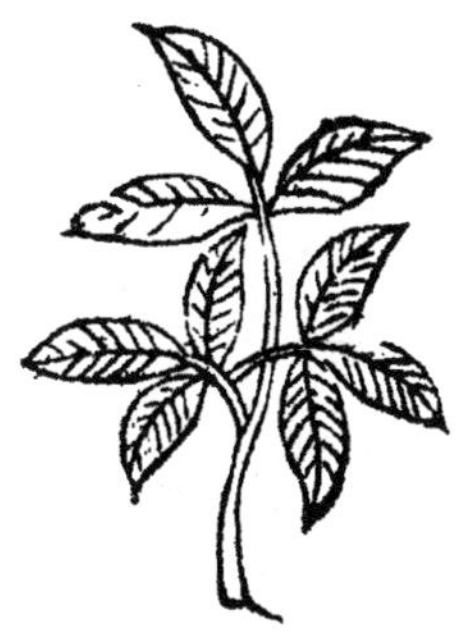

施州馬節脚

圖經曰：馬接[①]脚生施州。作株大小不常，四時有葉無花。其皮味甘，性温，無毒。採無時。彼土人取此并續筋、金稜藤三味，洗净去麤皮，焙乾，等分擣羅爲末，温酒調服一錢匕，治筋骨疼痛。續筋，即蒚旋根也。

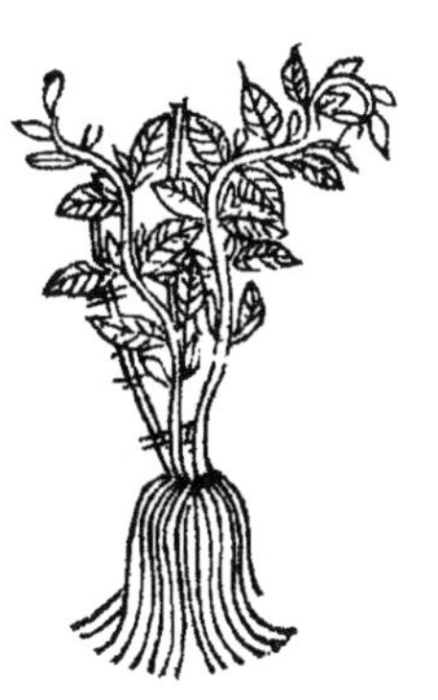

淄州芥心草

圖經曰：芥心草生淄州。初生似膉謨草，引蔓白色，根黄

① 接：疑當作“節”。

色。四月採苗葉。彼土人擣末,治瘡疥甚效。

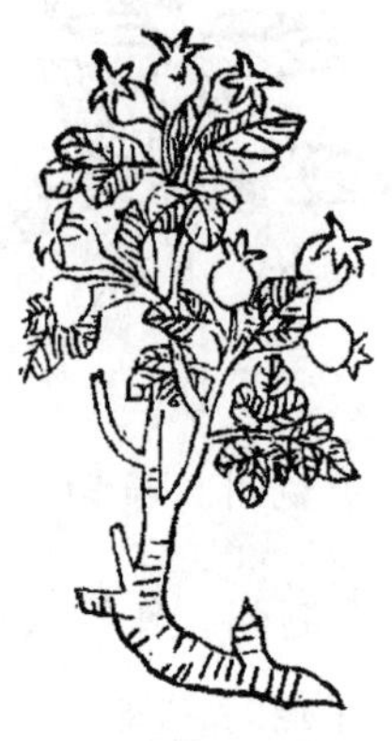

滁州棠毬子

圖經曰:棠毬子生滁州。三月開白花,隨便結實。有味酢而澁,採無時。彼土人用治痢疾及腰疼皆效。他處亦有,而不入藥用。

〔**箋釋**〕

《本草綱目》新立"山楂"條,校正項云:"《唐本草》木部赤爪木,宋《圖經》外類棠梂子,《丹溪補遺》山楂,皆一物也。今併於一,但以山楂標題。"《本草圖經》所繪滁州棠球子,應該就是薔薇科山楂屬植物。《救荒本草》有山裹果兒,一名山裹紅,有云:"生新鄭縣山野中。枝莖似初生桑條,上多小刺,葉似菊花葉稍團,又似花桑葉,亦團,開白花,結紅果,大如櫻桃,味甜。"根據分佈,應該是指北山楂 *Crataegus pinnatifida* 或其變種山裹紅 *Crataegus pinnatifida* var. *major* 之類。

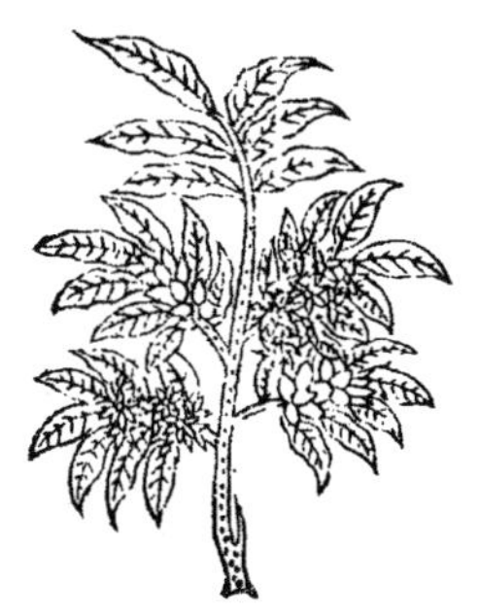

邛州醋林子

圖經曰：醋林子出邛州山野林箐中。其木高丈餘，枝條繁茂。三月開花色白，四出。九月、十月結子，纍纍數十枚成朵，生青熟赤，略類櫻桃而蔕短。味酸，性温，無毒。善療蚘咬[①]心痛及痔漏下血，并久痢不差。尤治小兒疳，蚘咬心，心腹脹滿，黄瘦，下寸白蟲。單擣爲末，酒調一錢匕，服之甚效。又，土人多以鹽醋收藏，以充果子食之，生津液，醒酒，止渴。不可多食，令人口舌麁拆。及熟採之，陰乾，和核同用。其葉味酸。夷獠人採得，入鹽和魚鱠食之，勝用醋也。

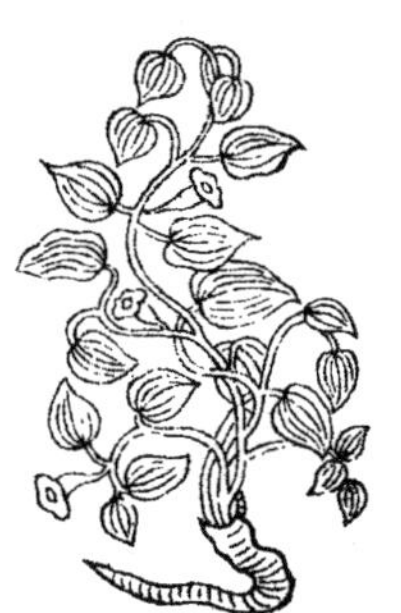

臨江軍天仙藤

① 咬：底本作"蛟"，據下文改。

圖經曰:天仙藤生江淮及浙東山中。味苦,温,微毒。解風勞。得麻黄則治傷寒發汗;與大黄同服,墮胎氣。春生苗,蔓延作藤,葉似葛葉,圓而小,有毛白色,四時不凋。根有鬚。夏月採取根、苗。南人用之最多。

有名未用總一百九十四種

二十六種玉石類

青玉　味甘,平,無毒。主婦人無子,輕身不老長年。一名瑴玉。生藍田。

陶隱居云:張華云:合玉漿用瑴玉,正縹白色,不夾石者,大如升,小者如雞子,取穴中者,非今作器物玉也。出襄鄉縣舊穴中。黄初中,詔征南將軍夏侯尚求之。

〔**箋釋**〕

《左傳·莊公十八年》"皆賜玉五瑴、馬三匹,非禮也",杜預注:"雙玉爲瑴。"《本草綱目》青玉條釋名項李時珍説:"二玉相合曰瑴,此玉常合生故也。"

白玉髓　味甘,平,無毒。主婦人無子,不老延年。生藍田玉石間。

玉英　味甘。主風瘙皮膚癢。一名石鏡,明白可作鏡。生山竅。十二月採。

璧玉　味甘，無毒。主明目，益氣，使人多精生子。

合玉石　味甘，無毒。主益氣，療消渴，輕身，辟穀。生常山中丘，如彘肪。

〔箋釋〕

《本草綱目》云："此即碾玉砂也，玉須此石碾之乃光。"

紫石華　味甘，平，無毒。主渴，去小腸熱。一名茈石華。生中牛山陰。採無時。

白石華　味辛，無毒。主癉，消渴，膀胱熱。生液北鄉北邑山。採無時。

黑石華　味甘，無毒。主陰痿，消渴，去熱，療月水不利。生弗其勞山陰石間。採無時。

黄石華　味甘，無毒。主陰痿，消渴，膈中熱，去百毒。生液北山，黄色。採無時。

厲石華　味甘，無毒。主益氣，養神，止渴，除熱，强陰。生江南，如石花。採無時。

石肺　味辛，無毒。主癘欬寒，久痿，益氣，明目。生水中，狀如肺，黑澤有赤文，出水即乾。

陶隱居云：今浮石亦療欬，似肺而不黑澤，恐非是。

石肝　味酸，無毒。主身癢，令人色美。生常山，色如肝。

石脾　味甘，無毒。主胃寒熱，益氣，令人有子。一名胃石，一名膏石，一名消石。生隱蕃山谷石間，黑如大豆，有赤文，色微黄，而輕薄如碁子。採無時。

石腎　味鹹，無毒。主洩痢。色如白珠。

〔箋釋〕

石肺、石肝、石脾、石腎，藥味分别辛、酸、甘、鹹，仍隱含五行關係，故推測還應該有"石心"，只是在陶弘景整理《本草經集注》時條文已經遺落。

封石　味甘，無毒。主消渴，熱中，女子疸蝕。生常山及少室。採無時。

陵石　味甘，無毒。主益氣，耐寒，輕身，長年。生華山，其形薄澤。

碧石青　味甘，無毒。主明目，益精，去白瘲，音癖。延年。

遂石　味甘，無毒。主消渴，傷中，益氣。生太山陰。採無時。

白肌石　味辛，無毒。主强筋骨，止渴，不飢，陰熱不足。一名肌石，一名洞石。生廣焦國卷音權。山青石間。

龍石膏　無毒。主消渴，益壽。生杜陵，如鐵脂中黄。

五羽石　主輕身，長年。一名金黄。生海水中蓬葭山上倉中，黄如金。

石流青　味酸，無毒。主療洩，益肝氣，明目，輕身長年。生武都山石間，青白色。

石流赤　味苦，無毒。主婦人帶下，止血，輕身長年。理如石耆，生山石間。

陶隱居云：芝品中有石流丹，又有石中黄子。

石耆　味甘，無毒。主欬逆氣。生石間，色赤如鐵脂。四月採。

紫加石　味酸。主痺血氣。一名赤英，一名石血。赤無理。生邯鄲山，如爵茈。二月採。

陶隱居云：《三十六水方》呼爲紫賀石。

〔箋釋〕

《正統道藏·三十六水法》紫賀石水條云："以紫賀石一斤、麻汁一升合溞，納銅器中，十日成水。"

終石　味辛，無毒。主陰痿痺，小便難，益精氣。生陵陰。採無時。

一百三十二種草木類

玉伯　味酸，温，無毒。主輕身，益氣，止渴。一名玉遂。生石上，如松，高五六寸，紫花，用莖葉。

臣禹錫等謹按，陳藏器云：今之石松，生石上，高一二尺。山人取根、莖浸酒，去風血，除風瘙，宜老。"伯"應是"柏"字，傳寫有誤。

文石　味甘。主寒熱，心煩。一名黍石。生東郡山澤中水下。五色，有汁，潤澤。

曼諸石　味甘。主益五藏氣,輕身長年。一名陰精。六月、七月出石上,青黄色,夜有光。

山慈石　味苦,平,無毒。主女子帶下。一名爰茈。生山之陽,正月生葉如藜蘆,莖有衣。

石濡　主明目,益精氣,令人不飢渴,輕身長年。一名石芥。

臣禹錫等謹按,陳藏器云:生石之陰,如屋遊、垣衣之類,得雨即展,故名石濡。早春青翠,端開四葉,山人名石芥,性冷,明目,不飢渴。

石芸　味甘,無毒。主目痛,淋露,寒熱,溢血。一名螫烈,一名顧啄。三月、五月採莖葉,陰乾。

臣禹錫等謹按,爾雅云:茢,勃茢。郭注云:一名石芸。

石劇　味甘,無毒。主渴,消中。

路石　味甘、酸,無毒。主心腹,止汗,生肌,酒痂,益氣,耐寒,實骨髓。一名陵石。生草石上,天雨獨乾,日出獨濡。花黄,莖赤黑。三歲一實,赤如麻子。五月、十月採莖葉,陰乾。

曠石　味甘，平，無毒。主益氣養神，除熱，止渴。生江南，如石草。

敗石　味苦，無毒。主渴痺。

越砥音旨。　味甘，無毒。主目盲，止痛，除熱瘙。

陶隱居云：今細礪石出臨平者。臣禹錫等謹按，蜀本注云：今據此在草木類中，恐非細礪石也。

金莖　味苦，平，無毒。主金瘡，内漏。一名葉金草。生澤中高處。

夏臺　味甘。主百疾，濟絶氣。

陶隱居云：此藥乃爾神奇，而不復識用，可恨也。

柒紫　味苦。主小腹痛，利小腹，破積聚，長肌肉。久服輕身長年。生寃句。二月、七月採。

鬼目　味酸，平，無毒。主明目。一名來甘。實赤如五味。十月採。

陶隱居云：俗人今呼白草子亦爲鬼目，此乃相似也。臣禹錫等謹按，陳藏器云：一名排風，一名白幕。《爾雅》云"符，鬼目"，注云："葉似葛，子如耳鐺，赤色。"

鬼蓋　味甘，平，無毒。主小兒寒熱癇。一名地蓋。生垣牆下，叢生，赤，旦生暮死。

陶隱居云：一名朝生，疑是今鬼繖也。臣禹錫等謹按，陳藏器云：鬼蓋，名爲鬼屋。如菌，生陰濕處，蓋黑莖赤。和醋傅腫毒，馬脊腫，人惡瘡。杜正倫云：鬼繖，夏日得雨，聚生糞堆，見日消黑。此物有小毒。

馬顛　味甘，有毒。療浮腫，不可多食。

馬唐　味甘，寒。主調中，明耳目。一名羊麻，一名羊粟。生下濕地，莖有節生根。五月採。

臣禹錫等謹按，陳藏器云：生南土廢稻田中，節節有根，著土如結縷草，堪飼馬。云馬食如糖，故曰馬唐。煎取汁，明目，潤肺。《爾雅》云："馬唐，馬飯也。"

馬逢　味辛，無毒。主癬蟲。

牛舌實　味鹹，温，無毒。主輕身益氣。一名彖尸。生水中澤傍，實大，葉長尺。五月採。

臣禹錫等謹按，陳藏器云：今東人呼田水中大葉如牛耳，亦呼爲牛耳菜。

羊乳　味甘，温，無毒。主頭眩痛，益氣，長肌肉。

一名地黄。三月採,立夏後母死。

臣禹錫等謹按,陳藏器云:羊乳,根似薺苨而圓,大小如拳,上有角節,剖之有白汁,人取根當薺苨。三月採。苗作蔓,折有白汁。

羊實　味苦,寒。主頭禿惡瘡,疥瘙痂癬。音癬。生蜀郡。

犀洛　味甘,無毒。主癃。一名星洛,一名泥洛。

鹿良　味鹹,臭。主小兒驚癇,賁豚,瘲瘲,大人痓。五月採。

菟棗　味酸,無毒。主輕身益氣。生丹陽陵地,高尺許,實如棗。

雀梅　味酸,寒,有毒。主蝕惡瘡。一名千雀。生海水石谷間。

陶隱居云:葉與實俱如麥李。

雀翹　味鹹。主益氣,明目。一名去母,一名更生。生藍中,葉細黄,莖赤有刺。四月實兑,音鋭。黄中黑。五月採,陰乾。

雞涅　味甘，平，無毒。主明目，目中寒風，諸不足，水腫，邪氣，補中，止洩痢，療女子白沃。一名陰洛。生雞山，採無時。

相烏　味苦。主陰痿。一名烏葵。如蘭香，赤莖，生山陽。五月十五日採，陰乾。

鼠耳　味酸，無毒。主痺寒，寒熱，止欬。一名無心。生田中下地，厚葉，肥莖。

蛇舌　味酸，平，無毒。主除留血，驚氣，蛇癇。生大水之陽。四月採花，八月採根。

龍常草　味鹹，温，無毒。主輕身，益陰氣，療痺寒濕。生河水傍，如龍芻，冬夏生。

離樓草　味鹹，平，無毒。主益氣力，多子，輕身長年。生常山。七月、八月採實。

神護草　可使獨守，叱咄人，寇盜不敢入門。生常山北。八月採。

陶隱居云：此亦奇草，計彼人猶應識用之。

〔箋釋〕

《初學記》引《神農本草》"常山有草名神護，置之門上，每夜叱人"，當即此條。此亦是陶弘景所見各種版本《本草經》之一。

黄護草　無毒。主痺，益氣，令人嗜食。生隴西。

吴唐草　味甘，平，無毒。主輕身，益氣，長年。生故稻田中，日夜有光，草中有膏。

天雄草　味甘，温，無毒。主益氣，陰痿。生山澤中，狀如蘭，實如大豆，赤色。

雀醫草　味苦，無毒。主輕身，益氣，洗浴爛瘡，療風水。一名白氣。春生，秋花白，冬實黑。

木甘草　主療癰腫盛熱，煑洗之。生木間。三月生，大葉如蛇狀，四四相值，但折枝種之便生。五月花白，實核赤。三月三日採。

益決草　味辛，温，無毒。主欬逆，肺傷。生山陰，根如細辛。

九熟草　味甘，溫，無毒。主出汗，止洩，療悶。一名烏粟，一名雀粟。生人家庭中，葉如棗。一歲九熟。七月採。

陶隱居云：今不見有此。

兑草　味酸，平，無毒。主輕身，益氣，長年。生蔓草木上，葉黄有毛，冬生。

酸草　主輕身延年。生名山醴泉上陰居。莖有五葉，青澤，根赤黄。可以消玉。一名醜草。

陶隱居云：李云是今酸箕，布地生者。今處處有，然恐非也。

異草　味甘，無毒。主痿痺寒熱，去黑子。生籬木上，葉如葵，莖傍有角，汁白。

灌草　葉主癰腫。一名鼠肝。葉滑，青白。

茝音起。草　味辛，無毒。主傷金瘡。

莘草　味甘，無毒。主盛傷痺腫。生山澤，如蒲黄，葉如芥。

勒草　味甘，無毒。主瘀血，止精溢盛氣。一名黑

草。生山谷，如栝樓。

陶隱居云：疑此猶是薰草，兩字皆相似，一誤爾，而栝樓爲殊矣。

英草華　味辛，平，無毒。主痺氣，强陰，療面勞疽，解煩，堅筋骨，療風頭。可作沐藥。生蔓木上。一名鹿英。九月採，陰乾。

吴葵華　味鹹，無毒。主理心，心氣不足。

封華　味甘，有毒。主疥瘡，養肌，去惡肉。夏至日採。

腆他典切。**華　味甘，無毒。主上氣，解煩，堅筋骨。**

棑華　味苦。主水氣，去赤蟲，令人好色。不可久服。春生乃採。

臣禹錫等謹按，陳藏器云：棑音斐。樹似杉，子如檳榔，食之肥美。主痔，殺蟲。春華，並與本經相會。本經蟲部云彼子，蘇注云："彼字合從木。"《爾雅》云彼，一名棑，陶復於果部重出棑，此即是其華也。

節華　味苦，無毒。主傷中，痿痺，溢腫。皮，主脾

中客熱氣。一名山節,一名達節,一名通漆。十月採,暴乾。

徐李　主益氣,輕身長年。生太山陰。如李小形,實青色,無核,熟採食之。

新雉木　味苦、香,温,無毒。主風眩痛,可作沐藥。七月採,陰乾。實如桃。

〔箋釋〕

揚雄《甘泉賦》"平原唐其壇曼兮,列新雉於林薄",李善注引服虔曰:"新雉,香草也。雉、夷聲相近,新雉,新夷也。"顔師古注:"新雉即辛夷耳,爲樹甚大,非香草也。其木枝葉皆芳,一名新矧。"《本草經》辛夷一名辛矧,一名侯桃,一名房木,此係重出;所謂"實如桃",恐指未開的花蕾。

合新木　味辛,平,無毒。解心煩,止瘡痛。生遼東。

俳蒲木　味甘,平,無毒。主少氣,止煩。生陵谷。葉如柰,實赤,三核。

遂陽木　味甘,無毒。主益氣。生山中,如白楊葉,三月實,十月熟赤,可食。

學木核　味甘，寒，無毒。主脅下留飲，胃氣不平，除熱。如蕤核。五月採，陰乾。

木核　療腸澼。

〇華　療不足。

〇子　療傷中。

〇根　療心腹逆氣，止渴。十月採。

栒音荀。核　味苦。療水，身面癰腫。五月採。

荻皮　味苦。止消渴。去白蟲，益氣。生江南。如松葉有别刺，實赤黄。十月採。

桑莖實　味酸，温，無毒。主字乳餘疾，輕身益氣。一名草王。葉如荏，方莖大葉，生園中。十月採。

滿陰實　味酸，平，無毒。主益氣，除熱，止渴，利小便，輕身，長年。生深山谷及園中。莖如芥，葉小，實如櫻桃，七月成。

可聚實　味甘，温，無毒。主輕身益氣，明目。一名長壽。生山野道中。穗如麥，葉如艾。五月採。

讓實　味酸。主喉痺，止洩痢。十月採，陰乾。

蕙實　味辛。主明目，補中。

〇根莖中涕　療傷寒，寒熱，出汗，中風，面腫，消渴，熱中，逐水。生魯山平澤。

臣禹錫等謹按，陳藏器云：五月收。味辛，香，明目，正應是蘭蕙之蕙。

青雌　味苦。主惡瘡，禿敗瘡，火氣，殺三蟲。一名蟲損，一名孟推。生方山山谷。

白背　味苦，平，無毒。主寒熱，洗浴疥，惡瘡。生山陵。根似紫葳，葉如燕盧。採無時。

白女腸　味辛，温，無毒。主洩痢腸澼，療心痛，破疝瘕。生深山谷中。葉如藍，實赤。赤女腸亦同。

白扇根　味苦，寒，無毒。主瘧，皮膚寒熱，出汗，令人變。

白給　味辛，平，無毒。主伏蟲，白瘲，音癖。腫痛。生山谷。如藜蘆，根白相連。九月採。

白并　味苦，無毒。主肺欬上氣，行五藏，令百病不起。一名玉簫，一名箭悍。葉如小竹，根黄皮白。生山陵。三月、四月採根，暴乾。

白辛　味辛，有毒。主寒熱。一名脱尾，一名羊草。生楚山。三月採根，白而香。

白昌　味甘，無毒。主食諸蟲。一名水昌，一名水宿，一名莖蒲。十月採。

臣禹錫等謹按，陳藏器云：白昌，即今之溪蓀也。一名昌陽，生水畔，人亦呼爲昌蒲，與石上昌蒲都别。大而臭者是。亦名水昌蒲，根色正白，去蚤蝨。

〔箋釋〕

白昌即水菖蒲，《本草綱目》釋名項李時珍説："此即今池澤所生菖蒲，葉無劍脊，根肥白而節疎慢，故謂之白昌。古人以根爲菹食，謂之昌本，亦曰昌歜，文王好食之。其生溪澗者，名溪蓀。"此即天南星科水菖蒲 *Acorus calamus* 及同屬近緣植物。

赤舉　味甘，無毒。主腹痛。一名羊飴，一名陵渴。生山陰。二月花兑音鋭。蔓草上。五月實黑，中有核。三月三日採葉，陰乾。

赤涅　味甘，無毒。主疰，崩中，止血，益氣。生蜀郡山石陰地濕處。採無時。

黄秫　味苦，無毒。主心煩，止汗出。生如桐根。

徐黄　味辛，平，無毒。主心腹積瘕。莖，主惡瘡。生澤中，大莖細葉，香如藁本。

黄白支　生山陵。三月、四月採根，暴乾。

紫藍　味鹹，無毒。主食肉得毒，能消除之。

紫給　味鹹。主毒風頭洩注。一名野葵。生高陵下地。三月三日採根，根如烏頭。

天蓼　味辛，有毒。主惡瘡，去痺氣。一名石龍。生水中。

臣禹錫等謹按，陳藏器云：即今之水葒，一名遊龍，亦名大蓼。

地朕　味苦，平，無毒。主心氣，女子陰疝，血結。一名承夜，一名夜光。三月採。

臣禹錫等謹按，陳藏器云：地朕，一名地錦，一名地噤。葉光净，露下有光，蔓生，節節著地。

地芩　味苦，無毒。主小兒癇，除邪，養胎，風痺，洗洗寒熱，目中青瞖，女子帶下。生腐木積草處，如朝生，天雨生蓋，黄白色。四月採。

地筋　味甘，平，無毒。主益氣，止渴，除熱在腹臍，利筋。一名菅根，一名土筋。生澤中，根有毛。三月生，四月實白，三月三日採根。

陶隱居云：疑此猶是白茅而小異也。臣禹錫等謹按，陳藏器云：地筋，如地黄，根葉並相似，而細，多毛。生平澤。功用亦同地黄。李邕方用之。

地耳　味甘，無毒。主明目，益氣，令人有子。生丘陵，如碧石青。

土齒　味甘，平，無毒。主輕身，益氣，長年。生山陵地中，狀如馬牙。

燕齒　主小兒癇，寒熱。五月五日採。

酸惡　主惡瘡，去白蟲。生水傍，狀如澤瀉。

酸赭　味酸。主内漏，止血，不足。生昌陽山。採無時。

巴棘　味苦，有毒。主惡疥瘡，出蟲。一名女木。生高地，葉白有刺，根連數十枚。

巴朱　味甘，無毒。主寒，止血，帶下。生雒陽。

蜀格　味苦，平，無毒。主寒熱，痿痺，女子帶下，癰腫。生山陽，如藿菌，有刺。

纍根　主緩筋，令不痛。

臣禹錫等謹按，陳藏器云：苗如豆，《爾雅》云"攝，虎纍"，注云："江東呼虆爲藤，似葛而麤大。"今武豆也，莢有毛。一名巨荒，千歲虆是也。

苗根　味鹹，平，無毒。主痺及熱中，傷跌折。生山陰谷中蔓草木上。莖有刺，實如椒。

臣禹錫等謹按，陳藏器云：茜字從西，與苗字相似，人寫誤爲苗，此即茜也。

參果根　味苦，有毒。主鼠瘻。一名百連，一名烏蓼，一名鼠莖，一名鹿蒲。生百餘根，根有衣裹莖。三月三日採根。

黄辯　味甘，平，無毒。主心腹疝瘕，口瘡，臍傷。一名經辯。

良達　主齒痛，止渴，輕身。生山陰，莖蔓延，大如葵，子滑小。

對廬　味苦，寒，無毒。主疥，諸久瘡不瘳，生死肌，除大熱，煮洗之。八月採，似菴蕳。

糞藍　味苦。主身癢瘡，白禿，漆瘡，洗之。生房陵。

委音威。蛇音貽。　味甘，平，無毒。主消渴，少氣，令人耐寒。生人家園中，大枝長鬚，多葉而兩兩相值，子如芥子。

麻伯　味酸，無毒。主益氣，出汗。一名君莒，一名衍草，一名道止，一名自死。生平陵，如蘭，葉黑厚白裏，莖、實赤黑。九月採根。

王明　味苦。主身熱，邪氣。小兒身熱，以浴之。生山谷。一名王草。

類鼻　味酸，温，無毒。主痿痺。一名類重。生田中高地，葉如天名精，美根。五月採。

臣禹錫等謹按，蜀本云：可煮[1]以洗病。

師系　味甘，無毒。主癰腫惡瘡，煮洗之。一名臣堯，一名臣骨，一名鬼芭。生平澤。八月採。

逐折　殺鼠，益氣明目。一名百合。厚實，生木間，莖黄，七月實黑如大豆。

陶隱居云：又杜仲子亦名逐析。

并苦　主欬逆上氣，益肺氣，安五藏。一名蜮音或。薫，一名玉荆。三月採，陰乾。

父陛根　味辛，有毒。以熨癰腫，膚脹。一名膏魚，一名梓藻。

索干　味苦，無毒。主易耳。一名馬耳。

① 煮：底本作"者"，據文意改。

荆莖　**療灼爛。八月、十月採，陰乾。**

臣禹錫等謹按，陳藏器云：即今之荆樹也。煑汁堪染。其洗灼瘡及熱焱瘡，有效。

鬼麗音麗。　**生石上。挼**奴和切。**之，日柔爲沐。**

竹付　**味甘，無毒。主止痛，除血。**

秘惡　**味酸，無毒。主療肝邪氣。一名杜逢。**

唐夷　**味苦，無毒。主療踒折。**

知杖　**味甘，無毒。療疝。**

垄音地。**松**　**味辛，無毒。主眩痺。**

河煎　**味酸。主結氣，癰在喉頸者。生海中。八月、九月採。**

區余　**味辛，無毒。主心腹熱瘙。**臣禹錫等謹按，蜀本作瘙。

三葉　**味辛。主寒熱，蛇、蜂螫人。一名起莫，**臣禹錫等謹按，蜀本一名赴魚。一名三石，一名當田。生田中。莖小，黑白，高三尺，根黑。三月採，陰乾。

五母麻　味苦，有毒。主痿痺不便，下痢。一名鹿麻，一名歸澤麻，一名天麻，一名若一草。臣禹錫等謹按，蜀本無"一"字。生田野。五月採。

疥拍腹　味辛，温，無毒。主輕身，療痺。五月採，陰乾。

常吏之生臣禹錫等謹按，蜀本云：常更之生。　味苦，平，無毒。主明目。實有刺，大如稻米。

救赦人者　味甘，有毒。主疝痺，通氣，諸不足。生人家宫室。五月、十月採，暴乾。

丁公寄　味甘。主金瘡痛，延年。一名丁父。生石間，蔓延木上。葉細，大枝，赤莖，母大如磧黄，有汁。七月七日採。

臣禹錫等謹按，陳藏器云：丁公寄，即丁公藤也。

城裏赤柱　味辛，平，療婦人漏血，白沃，陰蝕，濕痺，邪氣，補中益氣。生晉平陽。

城東腐木　味鹹，温。主心腹痛，止洩，便膿血。

臣禹錫等謹按，陳藏器云：城東腐木，即今之城東古木。木在土中。一名地至。主心腹痛，鬼氣。城東者，猶取東牆之土也。杜正倫方云：古城住[①]木煮湯服，主難産，此即其類也。

芥　味苦，寒，無毒。主消渴，止血，婦人疾，除痺。一名梨。葉如大青。

載　味酸，無毒。主諸惡氣。

慶　味苦，無毒。主欬嗽。

腂户瓦切。　味甘，無毒。主益氣，延年。生山谷中，白順理。十月採。

一十五種蟲類

雄黄蟲　主明目，辟兵不祥，益氣力。狀如蠮螉。

天社蟲　味甘，無毒。主絶孕，益氣。如蜂，大腰，食草木葉。三月採。

---

① 住：《政和本草》作“任”，《普濟方》作“桂”。

桑蠹蟲　味甘，無毒。主心暴痛，金瘡，肉生不足。

臣禹錫等謹按，陳藏器云：桑蠹去氣，桃蠹辟鬼，皆隨所出而各有功。又主小兒乳霍。

石蠹蟲　主石癃，小便不利。生石中。

臣禹錫等謹按，陳藏器云：伊洛間水底石下，有蟲如蠶，解放絲連綴小石如繭，春夏羽化作小蛾，水上飛。一名石下新婦。

行夜　療腹痛，寒熱，利血。一名負盤。

陶隱居云：今小兒呼䗪音屁。盤，或曰䗪螿音頻。蟲者也。臣禹錫等謹按，陳藏器云：䗪盤蟲，一名負盤，一名夜行蜚蠊，又名負盤。雖則相似，終非一物。戎人食之，味極辛辣。䗪盤蟲有短翅，飛不遠，好夜中出行，觸之氣出也。

蝸籬　味甘，無毒。主燭館，明目。生江夏。

臣禹錫等謹按，陳藏器云：一名師螺。小於田螺，上有稜，生溪水中。寒，汁主明目，下水。亦呼爲螺。

麋魚　味甘，無毒。主痺，止血。

丹戩　味辛。主心腹積血。一名飛龍。生蜀都，如鼠負，青股蜚，頭赤。七月七日採。

扁前　味甘，有毒。主鼠瘻瘙，利水道。生山陵，如牛虻，翼赤。五月、八月採。

蚖類　療痺，内漏。一名蚖短，土色而文。

蜚厲　主婦人寒熱。

梗雞　味甘，無毒。療痺。

益符　療閉。一名無舌。

地防　令人不飢不渴。生黄陵，如濡，居土中。

黄蟲　味苦。療寒熱。生地上，赤頭，長足，有角，群居。七月七日採。

唐本退二十種六種《神農本經》，一十四種《名醫别録》。

薰草　味甘，平，無毒。主明目，止淚，療洩精，去臭惡氣，傷寒頭痛，上氣，腰痛。一名蕙草。生下濕地。三月採，陰乾，脱節者良。

陶隱居云：俗人呼鷰草，狀如茅而香者爲薰草，人家頗種之。《藥録》云：葉如麻，兩兩相對。《山海經》云：薰草，麻葉而方莖，赤花而黑實,氣如靡蕪,可以已厲。今市人皆用鷰草,此則非。今詩書家多用蕙語,而竟不知是何草。尚其名而迷其實,皆此類也。臣禹錫等謹按,藥性論云:薰草,亦可單用。味苦,無毒。能治鼻中息肉,鼻齆,主泄精。陳藏器云:薰,即蕙根,此即是零陵香。一名燕草。

〔箋釋〕

《本草綱目》將薰草與《開寶本草》之零陵香合併,釋名項説:"古者燒香草以降神,故曰熏、曰蕙。熏者熏也,蕙者和也。《漢書》云'熏以香自燒'是矣。或云,古人祓除,以此草熏之,故謂之熏。亦通。范成大《虞衡志》言,零陵即今永州,不出此香,惟融、宜等州甚多,土人以編席薦,性煖宜人。謹按,零陵舊治在今全州。全乃湘水之源,多生此香,今人呼爲廣零陵香者,乃真熏草也。若永州、道州、武岡州,皆零陵屬地也。今鎮江、丹陽皆蒔而刈之,以酒灑製貨之,芬香更烈,謂之香草,與蘭草同稱。《楚辭》云'既滋蘭之九畹,又樹蕙之百畝',則古人皆栽之矣。張揖《廣雅》云:'鹵,熏也,其葉謂之蕙。'而黄山谷言'一幹數花者爲蕙',蓋因不識蘭草、熏草,强以蘭花爲分别也。鄭樵修本草,言蘭即蕙,蕙即零陵香,亦是臆見,殊欠分明。但蘭草、蕙草,乃一類二種耳。"則薰草即是唇形科植物羅勒 *Ocimum basilicum* 之類,其説可參。

姑活　味甘,温,無毒。主大風邪氣,濕痺寒痛。久服輕身,益壽耐老。一名冬葵子。生河東。

陶隱居云：方藥亦無用此者，乃有固活丸，即是野葛一名爾。此又名冬葵子，非葵菜之冬葵子，療體乖異。唐本注云：《别録》一名雞精也。

别羇　味苦，微温，無毒。主風寒濕痺，身重，四肢疼酸，寒邪歷節痛。一名别枝，一名别騎，一名鼈羇。生藍田川谷。二月、八月採。

陶隱居云：方家時有用處，今俗亦絶爾。

牡蒿　味苦，温，無毒。主充肌膚，益氣，令人暴肥，不可久服，血脉滿盛。生田野。五月、八月採。

陶隱居云：方藥不復用。唐本注云：齊頭蒿也，所在有之。葉似防風，細薄無光澤。

石下長卿　味鹹，平，有毒。主鬼疰，精物，邪惡氣，殺百精，蠱毒，老魅注易，亡走，啼哭，悲傷，恍惚。一名徐長卿。生隴西池澤山谷。

陶隱居云：此又名徐長卿，恐是誤爾。方家無用，此處俗中皆不復識也。

麕俱倫切。**舌　味辛，微温，無毒。主霍亂，腹痛，吐逆，心煩。生水中。五月採。**

陶隱居云：生小小水中。今人五月五日採，乾，以療霍亂良也。

練石草　味苦，寒，無毒。主五癃，破石淋，膀胱中結氣，利水道小便。生南陽川澤。

陶隱居云：一名爛石草。又云即馬矢蒿。

弋共　味苦，寒，無毒。主驚氣，傷寒，腹痛羸瘦，皮中有邪氣，手足寒無色。生益州山谷。惡玉札、蜚蠊。

蕈音譚。草　味鹹，平，無毒。主養心氣，除心温温辛痛，浸淫身熱。可作鹽。生淮南平澤。七月採。礬石爲之使。

臣禹錫等謹按，藥性論云：蕈草，亦可單用。味苦，無毒。主遍生風瘡，壯熱。理石爲之使。

五色符　味苦，微温。主欬逆，五藏邪氣，調中益氣，明目，殺蝨。青符、白符、赤符、黑符、黄符，各隨色補其藏。白符一名女木。生巴郡山谷。

陶隱居云：方藥皆不復用，今人並無識者。臣禹錫等謹按，吴氏云：五色石脂，一名青、赤、黄、白、黑符。

蘘音襄。草　味甘、苦，寒，無毒。主温瘧寒熱，酸嘶邪氣，辟不祥。生淮南山谷。

藴根　味甘，寒、平，有小毒。主下熱氣，益陰精，令人面悦好，明目。久服輕身，耐老。以作蒸飲酒病人。生嵩高平澤。二月、八月採。

陶隱居云：方藥不復用，俗無識者。

鼠姑　味苦，平、寒，無毒。主欬逆上氣，寒熱，鼠瘻，惡瘡，邪氣。一名䶉。音雪。生丹水。

陶隱居云：今人不識此鼠姑，乃牡丹又名鼠姑，罔知孰是。

舩虹　味酸，無毒。主下氣，止煩滿。可作浴湯藥，色黄。生蜀郡，立秋取。

陶隱居云：方藥不用，俗人無識者。

屈草　味苦，微寒，無毒。主胸脅下痛，邪氣，腸間寒熱，陰痺。久服輕身益氣，耐老。生漢中川澤。五月採。

陶隱居云：方藥不復用，俗無識者。

赤赫　味苦，寒，有毒。主痂瘍，惡敗瘡，除三蟲，邪氣。生益州川谷。二月、八月採。

淮木　味苦，平，無毒。主久欬上氣，傷中虚羸，補中益氣，女子陰蝕，漏下，赤白沃。一名百歲城中木。生晉陽平澤。

陶隱居云：方藥亦不復用。

占斯　味苦，温，無毒。主邪氣濕痺，寒熱疽瘡，除水堅積血癥，月閉無子，小兒躄不能行，諸惡瘡癰腫，止腹痛，令女人有子。一名炭皮。生太山山谷。採無時。

陶隱居云：解狼毒毒。李云是樟樹上寄生，樹大銜枝在肌肉。今人皆以胡桃皮當之，非是真也。按，《桐君録》云：生上洛，是木皮，狀如厚朴，色似桂白，其理一縱一横。今市人皆削，乃似厚朴，而無正縱横理，不知此復是何物，莫測真假，何者爲是也。臣禹錫等謹按，藥性論云①：占斯，臣。味辛，平，無毒。能治血癥，通利月水，主脾熱。茱萸爲之使。主洗手足水爛瘡。

〔箋釋〕

此即《博物志》引《神農經》謂"狼毒(之毒)，占斯解之"者，故陶弘景注："解狼毒毒。"

嬰桃　味辛，平，無毒。主止洩腸澼，除熱，調中，益脾氣，令人好色美志。一名牛桃，一名英豆。實大如麥，多毛。四月採，陰乾。

陶隱居云：此非今果實櫻桃，形乃相似，而實乖異，山間乃時有，方藥亦不復用爾。

鴆直蔭切。**鳥毛　有大毒。入五藏爛，殺人。其口，**

① 云：底本作"木"，據文意改。

主殺蝮蛇毒。一名䲹音運。**日。生南海。**

陶隱居云:此乃是兩種:鴆鳥,狀如孔雀,五色雜斑,高大,黑頸,赤喙,出交、廣深山中。䲹日鳥,狀如黑傖雞,其共禁大朽樹,令反覓蛇吞之,作聲似云"同力",故江東人呼爲同力鳥,並噉蛇。人誤食其肉,立即死。鴆毛羽不可近人,而並療蛇毒;帶鴆喙亦辟蛇。昔時皆用鴆毛爲毒酒,故名鴆酒,頃來不復爾。又云有物赤色,狀如龍,名海薑,生海中,亦大有毒,甚於鴆羽也。唐本注云:此鳥商州以南、江嶺間大有,人皆諳識。其肉腥,有毒,亦不堪噉。云羽畫酒殺人,此是浪證。按,《玉篇》引郭璞云:鴆鳥大如鵰,長頸,赤喙,食蛇。又《說文》《廣雅》《淮南子》皆一名運日。䲹、運同也。問交、廣人,並云,䲹日,一名鴆鳥,一名同力。䲹日鳥外,更無如孔雀者。陶云如孔雀者,交、愛人誑也。

〔箋釋〕

《博物志》引《神農經》説:"藥物有大毒,不可入口鼻耳目者,入即殺人,一曰鉤吻,二曰鴟,三曰陰命,四曰内童,五曰鴆,六曰蝺蟒。"鴆的毒性排位雖不在第一,却因爲"飲鴆止渴"的成語膾炙人口。此語出自《後漢書·霍諝傳》:"譬猶療飢於附子,止渴於酖毒,未入腸胃,已絶咽喉,豈可爲哉?"據注釋家的意見,"酖"本義是飲酒爲樂,此處假借爲"鴆";我意寫作"酖",可能還有一層意思,鴆毒幾乎都是酒劑,如前引《國語》"寘鴆於酒",所以"酖"可能就是"鴆酒"二字合體會意。翻檢史書,飲鴆的記載不絶如縷。

《漢書·齊悼惠王劉肥傳》説:"太后怒,乃令人酌兩巵鴆酒置前,令齊王爲壽。"顔師古注引應劭云:"鴆鳥黑身赤目,食蝮蛇、野葛。以其羽畫酒中,飲之立死。"喫毒藥所以自己也有毒,這是古人的簡單思維,不必當真。《離騷》"吾令鴆爲媒兮,鴆告余以不好",王逸注:"鴆,運日也,羽有毒,可殺人,以喻讒佞賊害人也。"洪興祖補注引《廣志》云:"其鳥大如鴞,紫緑色,有毒,食蛇蝮。雄名運日,雌名陰諧。以其毛歷飲巵,則殺人。"此關於鴆鳥的描述與本草基本相同。

因爲羽毛含有劇毒的禽鳥,在今天爲罕見,故從形狀似鷹鴞且能食蛇來看,將其推定爲鷹科猛禽蛇雕 *Spilornis cheela*;或許古人驚異於鳥能食蛇,於是給這種鳥附會了若干神秘元素。但近年在巴布亞新幾内亞發現一類冠林鵙鶲 *Ornorectes cristatus*,皮膚和一身漂亮的羽毛中,竟含有一種類似於箭毒蛙的劇毒毒素。這類鵙鶲的形狀與文獻描述的鴆鳥相似,毒性特徵也相似,或許就是鴆鳥。但這類鵙鶲究竟是中國原有,後來滅絶,或是一直就是外來,尚需進一步考察。《新修本草》説"羽畫酒殺人,此是浪證",則是少見多怪了。

今新退一種

彼子　味甘,温,有毒。主腹中邪氣,去三蟲,蛇螫,蠱毒,鬼疰,伏尸。生永昌山谷。

陶隱居云:方家從來無用此者,古今諸醫及藥家了不復識。

又一名羆子,不知其形何類也。**唐本注**云:此"彼"字,當木傍作皮。柀,仍音彼,木實也,誤入蟲部。《爾雅》云"柀,一名杉"。葉似杉,木如栢,肌軟,子名榧子。陶於木部出之,此條宜在果部中也。**今注**:陶隱居不識,唐本注以爲榧實。今據木部下品,自有榧實一條。而彼子又在蟲魚部中,雖同出永昌,而主療稍别。古今未辨,兩注不明。今移入於此卷末,以俟識者。

〔箋釋〕

彼子原在蟲部,陶弘景不識其物,《新修本草》懷疑"彼"字是"柀"字之訛,故本條注釋云云,榧實條注釋也説:"此物是蟲部中彼子也。《爾雅》云'柀,杉也',其樹大連抱,高數仞,葉似杉,其木如柏,作松理,肌細軟,堪爲器用也。"此可備一説。《開寶本草》則將彼子退入有名未用中。

補注本草奏敕

嘉祐二年八月三日詔：朝廷累頒方書，委諸郡收掌，以備軍民醫疾。訪聞貧下之家難於檢用，亦不能修合，未副矜存之意。今除在京已係逐年散藥外，其三京并諸路，自今每年京府節鎮及益、并、慶、渭四州，各賜錢二百貫，餘州軍監賜錢一百貫，委長吏選差官屬，監勒醫人，體度時令，按方合藥，候有軍民請領，畫時給付。所有《神農本草》《靈樞》《太素》《甲乙經》《素問》之類，及《廣濟》《千金》《外臺秘要》等方，仍差太常少卿直集賢院掌禹錫、職方員外郎秘閣校理林億、殿中丞秘閣校理張洞、殿中丞館閣校勘蘇頌同共校正，聞奏。

臣禹錫等尋奏：置局刊校，并乞差醫官三兩人同共詳定。

其年十月，差醫學秦宗古、朱有章赴局祗應。

三年十月，臣禹錫、臣億、臣頌、臣洞又奏：本草舊本經注中，載述藥性功狀，甚多疎略不備處，已將諸家本草及書史中，應係該説藥品功狀者，採拾補注，漸有次第。及見唐顯慶中詔修本草，當時修定注釋本經外，又取諸般藥品繪畫成圖及別撰圖經等，辨别諸藥，最爲詳備。後來失傳，罕有完本。欲下諸路州縣應係産藥去處，並令識别人子細辨認根莖苗葉花實，形色大小，并蟲魚、鳥獸、玉石等，堪入藥用者，逐件畫圖，並一一開説著花結實、收採時月、所用功効；其番夷所産藥，即令詢問榷場、市舶、商客，亦依此供析，并取逐味各一二兩或一二枚封角，因入京人差賫送當所投納，以憑照證。畫成本草圖，并别撰圖經，所冀與今本草經並行，使後人用藥知所依據。

奏可。

至四年九月，又准勑差太子中舍陳檢同校正。

五年八月，補注本草成書，先上之。

十一月十五日，准勑差光禄寺丞高保衡同共覆校。

至六年十二月，繕寫成。版樣依舊，并目録二十一卷，仍賜名曰"嘉祐補注神農本草"。

嘉祐五年八月十二日進。

圖經本草奏勅

嘉祐三年十月，校正醫書所奏：竊見唐顯慶中詔修本草，當時修定注釋本經外，又取諸藥品繪畫成圖，別撰圖經，辨别諸藥，最爲詳備。後來失傳，罕有完本。欲望下應係産藥去處，令識别人子細詳認根莖苗葉花實，形色大小，并蟲魚、鳥獸、玉石等，堪入藥用者，逐件畫圖，并一一開説著花結實、收採時月及所用功効；其番夷所産，即令詢問榷場、市舶、商客，亦依此供析，并取逐味一二兩或一二枚封角，因入京人差齎送當所投納，以憑照證。畫成本草圖，并别撰圖經，與今本草經並行，使後人用藥有所依據。

奉詔旨：宜令諸路轉運司指揮轄下州府軍監差、逐處通判、職官專切管句，依應供申校正醫書所。

至六年五月又奏：《本草圖經》係太常博士集賢校理蘇頌分定編撰，將欲了當，奉勅差知潁州，所有圖經文字，欲令本官一面編撰了當。詔可。其年十月，編撰成書，送本局修寫。至七年十二月一日進呈，奉勅鏤板施行。

證類本草校勘官叙

政和六年七月二十九日奉敕校勘

同校勘官太醫學内舍生編類聖濟經所點對方書官臣龔璧

同校勘官登仕郎編類聖濟經所點對方書官臣丁阜

同校勘官登仕郎編類聖濟經所點對方書官臣許堪

同校勘官登仕郎編類聖濟經所點對方書官臣杜潤夫

同校勘官翰林醫候入内内宿編類聖濟經所點對方書官臣朱永弼

同校勘官翰林醫官編類聖濟經所點對方書官臣謝惇

同校勘官奉議郎太醫學博士編類聖濟經所檢閲官臣劉植

校勘官中衛大夫康州防禦使句當龍德宫總轄修建明堂所醫藥提舉入内醫官編類聖濟經提舉太醫學臣曹孝忠

翰林學士宇文公書證類本草後

唐慎微字審元,成都華陽人。皃寢陋,舉措語言樸訥,而中極明敏。其治病百不失一,語證候不過數言,再問之,輒怒不應。其於人不以貴賤,有所召必往,寒暑雨雪不避也。其爲士人療病,不取一錢,但以名方秘録爲請。以此士人尤喜之,每於經史諸書中得一藥名、一方論,必録以告,遂集爲此書。尚書左丞蒲公傳正,欲以執政恩例奏與一官,拒而不受。其二子五十一、五十四偶忘其名。及壻張宗説字巖老皆傳其藝,爲成都名醫。元祐間,虛中爲兒童時,先人感風毒之病,審元療之如神。又手緘一書,約曰:某年月日即啓封。至期,舊恙復作,取所封開視之,則所録三方:第一療風毒再作;第二療風毒攻注作瘡瘍;第三療風毒上攻,氣促欲作喘嗽。如其言,以次第餌之,半月良愈,其神妙若此。皇統三年九月望,成都宇文虛中書。

余讀沈明遠《寓簡》稱:“范文正公微時,嘗慷慨語其友曰:吾讀書學道要爲宰輔,得時行道,可以活天下之命；時不我與，則當讀黄帝書，深究醫家奥旨，是亦可以活人也。”未嘗不三復其言，而大其有濟世志。又讀蘇眉山《題東皋子傳後》云：“人之至樂，莫若身無病而心無憂。我則無是二者。然人之有是者，接於予前，則予安得全其樂乎？故所至常蓄善藥，有求者則與之，而尤喜釀酒以飲客。或曰：子無病而多蓄藥，不飲而多釀酒，勞己以爲人，何哉？予笑曰：病者得藥，吾爲之體輕；飲者得酒，吾爲之酣適，豈專以自爲也。”亦未嘗不三復其言而仁其用心。嗟乎，古之大人君子之量，何其弘也。蓋士之生世，惟當以濟人利物爲事。達則有達而濟人利物之事，所謂執朝廷大政，進賢退邪，興利除害，以澤天下是也；窮則有窮而濟人利物之事，所謂居閭里間，傳道授學，急難救疾，化一鄉一邑是也。要爲有補於世、有益於民者，庶幾乎兼善之義。顧豈以未得志也，未得位也，遽泛然忘斯世而棄斯民哉？若夫醫者，爲切身一大事，且有及物之功。語曰“人而無恒，不可以作巫醫”。又曰“子之所慎：齊、戰、疾”。“康子饋藥，子曰：丘未達，不敢嘗”。余嘗論之，是術也，在吾道中雖名爲方伎，非聖人賢者所專精，然捨而不學，則於仁義忠孝有所缺。蓋許世子止不先嘗藥，《春秋》書以弑君。故曰“爲人子者，不可不知醫”，懼其忽於親之疾也。况乎此身，受氣於天地，受形於父母，自幼及老，將以率其本然之性，充其固有之心，如或遇時行道，使萬物皆得其所，措六合於太和中，以畢其爲人之事；而一旦有疾，懵不知所以療之，伏枕呻吟，付之庸醫手，而生死一聽焉，亦未可以言智也。故自神農、黄帝、雷公、岐伯以來，名卿才大夫往往究心於醫，若漢之淳于意、張仲景，晉之葛洪、殷浩，齊之褚澄，梁之陶弘景，皆精焉。唐陸贄斥忠州，纂集方書，而蘇、沈二公良方至今傳世。是則吾儕以從正講學餘隙而於此乎蒐研，亦不爲無用也。

余自幼多病，數與醫者語，故於醫家書頗嘗涉獵。在淮陽時，嘗手節本草一帙，辨藥性大綱，以爲是書通天地間玉石、草木、禽獸、蟲魚萬物性味，在儒者不可不知；又飲食服餌禁忌，尤不可不察，亦窮理之一事也。後居大梁，得閑閑趙公家《素問》善本，其上有公標注，夤緣一讀，深有所得。喪亂以來，舊學蕪廢，二書亦失去。嘗謂他日安居，講學論著外，當留意攝生。今歲游平水，會郡人張存惠魏卿介吾友弋君唐佐來，言其家重刊《證類本草》已出，及增入宋人寇宗奭《衍義》，完焉新書，求爲序引，因爲書其後。己酉中秋日，雲中劉祁云。

泰和甲子下己酉歲小寒初日辛卯刊畢。

藥名筆畫索引

四畫

五畫

六畫

七畫

八畫

十畫

十一畫

十二畫

十三畫

十四畫

十五畫

十六畫

十七畫

十八畫

十九畫

二十畫

二十八畫

音序索引

説明：藥名索引，音序比筆畫易檢，慮及部分藥名古代讀音或“正確”讀音，與今天習慣讀音存在差異，表列出來不免顧此失彼，故製此筆畫檢字表之音序索引，以便讀者。所有字皆取今習慣讀音，多音者取字母順序較前者。舉例：she 射 2564，指凡“射”字頭藥名在筆畫索引第 2564 頁，不計較“射干”字正讀 ye 音。gan 乾 2566，不計較該藥物讀 gan 或 qian 音。

證類本草箋釋

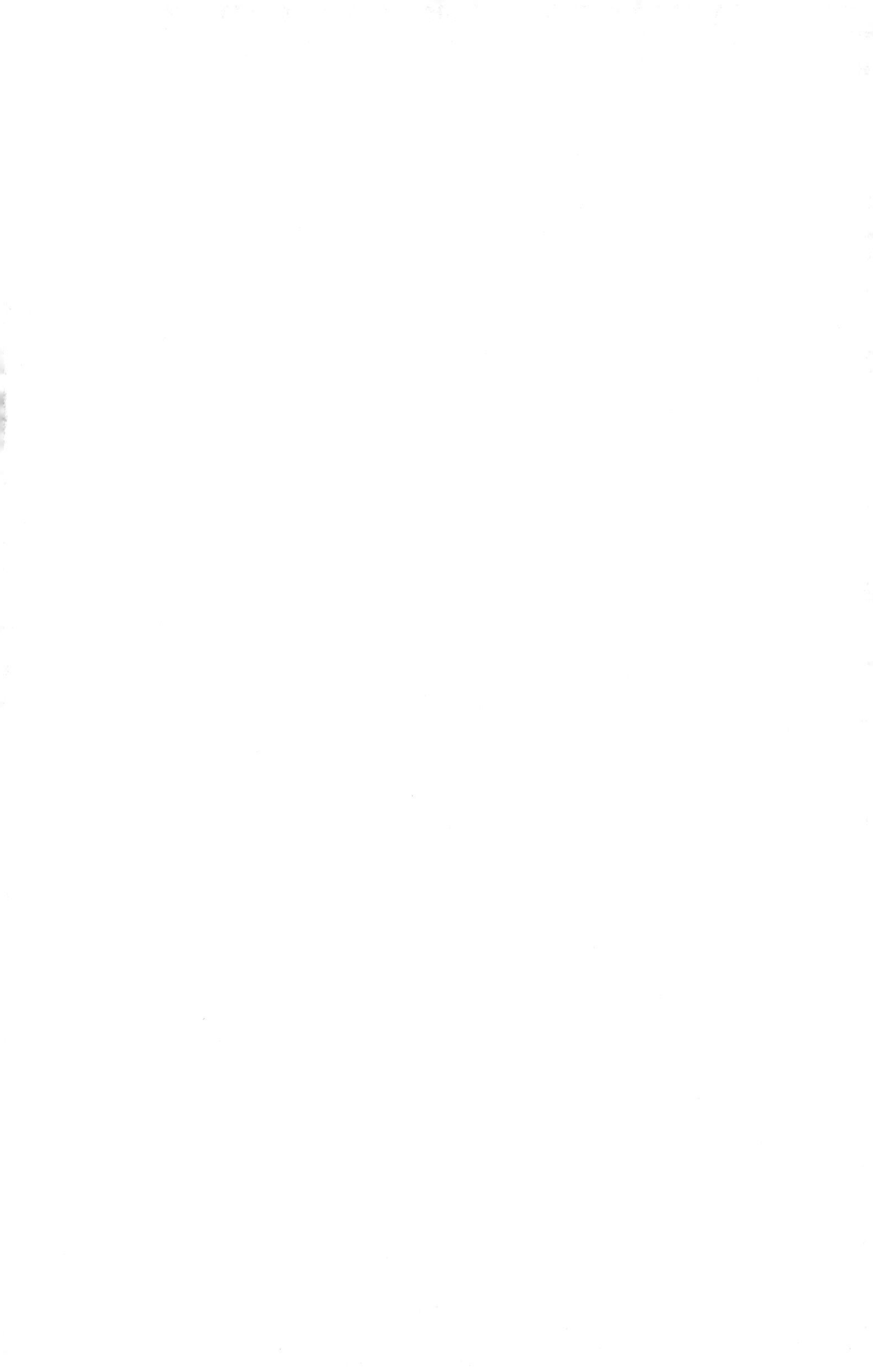